Demenz kompakt

Demenz kompakt

Shibley Rahman, Rob Howard

Shibley Rahman
Rob Howard

Demenz kompakt

Kurzlehrbuch zur Pflege und Versorgung von Menschen mit Demenz

Aus dem Englischen von Elisabeth Brock

Mit Geleitworten von Karen Harrison Dening und Kate Swaffer

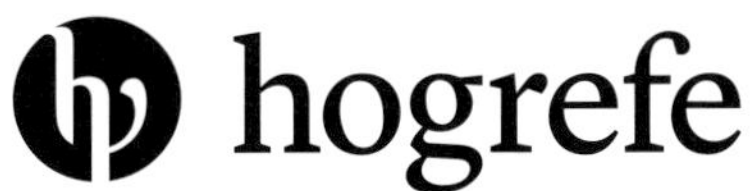

Shibley Rahman, Dr. med. Neurowissenschaftler und Mediziner, Cambridge University, UK
Rob Howard, Dr. med. Prof. für Gerontopsychiatrie und Psychopathologie, King's College London

Bibliografische Information der Deutschen Nationalbibliothek
Die Deutsche Nationalbibliothek verzeichnet diese Publikation in der Deutschen Nationalbibliografie; detaillierte bibliografische Daten sind im Internet über http://www.dnb.de abrufbar.

Anregungen und Zuschriften bitte an:
Hogrefe AG
Lektorat Pflege
z.Hd.: Jürgen Georg
Länggass-Strasse 76
3012 Bern
Schweiz
Tel. +41 31 300 45 00
verlag@hogrefe.ch
www.hogrefe.ch

Lektorat: Jürgen Georg, Loriana Zeltner
Herstellung: René Tschirren
Umschlagabbildung: Getty Images, CasarsaGurn
Umschlag: Claude Borer, Riehen
Satz: Claudia Wild, Konstanz
Druck und buchbinderische Verarbeitung: AZ Druck und Datentechnik GmbH, Kempten
Printed in Germany

Das vorliegende Buch ist eine Übersetzung aus dem Englischen. Der Originaltitel lautet „Essentials of Dementia" von Shibley Rahman und Rob Howard.

1. Auflage 2019

(E-Book-ISBN_PDF 978-3-456-95934-4)
(E-Book-ISBN_EPUB 978-3-456-75934-0)
ISBN 978-3-456-85934-7
http://doi.org/10.1024/85934-000

Inhalt

Danksagung

Wir danken allen Menschen, die dieses Manuskript gelesen haben. Wir haben versucht, Eure Verbesserungsvorschläge aufzunehmen.

Geleitwort zur englischsprachigen Ausgabe von Karen Harrison Dening

Es freut mich, dass ich gebeten wurde, ein Geleitwort für dieses Buch zu schreiben. Ich habe länger als ich zugeben mag im Bereich der Demenzpflege gearbeitet, wäre auf die Arbeit mit demenzbetroffenen Familien allerdings besser vorbereitet gewesen, wenn mir von Anfang an Literatur von dieser Qualität zur Verfügung gestanden hätte.

Um demenzbetroffene Familien wirklich kompetent unterstützen zu können, mussten wir demenzbezogene Allgemeinplätze hinter uns lassen und uns profunde Kenntnisse und umfangreiches Fachwissen aneignen. Es wurde viel darüber diskutiert, wie Kompetenz in der Demenzpflege aussieht, welcher Wissensstand und welche Fertigkeiten von Fachkräften in den verschiedenen Settings verlangt werden und welche Inhalte das Curriculum vermitteln soll, um den verschiedenen Stufen der Hierarchie und der Verantwortung gerecht zu werden.

Dass sich die einzelnen Abschnitte unmittelbar auf die jeweiligen *National Occupational Standards* (NOS, Nationale Berufsstandards) beziehen, ist ein neuer Ansatz und eine echte Stärke des vorliegenden Werks. Die *National Occupational Standards* beschreiben die besten Methoden und Verfahren in der Gesundheitsversorgung und der Sozialen Arbeit, indem sie die für eine bestimmte Aufgabe – in unserem Fall die Erfüllung der Bedürfnisse demenzbetroffener Familien – erforderlichen Fertigkeiten, das dafür notwendige Wissen und deren Wertgrundlagen bündeln.[1] Es gibt über 200 einzelne NOS, die in Gruppen eingeteilt werden können, und dann sämtliche Rollen sowie die verschiedenen Grade der Verantwortung abdecken. In diesem Buch werden die relevanten NOS auf geschickte Weise miteinander verknüpft, damit die Leserinnen und Leser ihre Kenntnisse erweitern, ihre Fertigkeiten verbessern und schließlich die geforderten Standards erfüllen können.

Während Lehrbücher oft recht trocken geschrieben sind, präsentiert dieses Werk die Informationen in lebendiger Form und bietet die Inhalte in mundgerechten Teilen an, was sie zugänglicher und praxisbezogener macht. Jedes Kapitel ist eine in sich geschlossene Abhandlung wichtiger Aspekte der Demenzpflege, wobei sich mir einige besonders gut eingeprägt haben. Kapitel 2 beispielsweise, in dem es um Demenz und ihre Untertypen geht, mag ich besonders gern. Die Autoren gehen über die weitgehend bekannten Demenzbeschreibungen hinaus und bieten uns etwas mehr Wissenschaft – nicht zu viel und nicht zu wenig; genug, um die Sache interessanter zu machen, ohne den Verständnishorizont der Leserschaft zu überfordern.

Die beiden hervorragenden Autoren sind zu beglückwünschen, weil es ihnen gelingt, die Elemente des Grundwissens der NOS zusammenzufassen und diese mit den Kenntnissen und Informationen zu verbinden, die angehende und bereits praktizierende Fachkräfte in der Gesundheitsversorgung und der Sozialen Arbeit brauchen, um diesen Standards entsprechen zu können.

Der vorliegende Text gehört in die Bibliothek jeder Ausbildungseinrichtung für Heil-, Pflege- und Sozialberufe, aber auch, was noch wichtiger ist, ins Bücherregal jeder Fachkraft im Gesundheitswesen und in der Sozialen Arbeit, die auf dem Gebiet der Demenzpflege tätig ist. Ich wünschte, dieses Buch wäre bereits in der Zeit meiner eigenen Ausbildung verfügbar gewesen!

Karen Harrison Dening
Head of Research and Publications, Dementia UK

Anmerkungen und Literatur

1. www.skillsforcare.org.uk/Standard-legislation/National Occupational-Standards

Geleitwort zur englischsprachigen Ausgabe von Kate Swaffer

Als Pflegefachfrau im Ruhestand, die zusammen mit anderen Pflegepersonen drei Menschen mit Demenz betreut hat, und als eines der acht Gründungsmitglieder von *Dementia Alliance International*, einer Interessensvertretung und Unterstützungsgruppe von und für Menschen mit Demenz, ist es mir eine Ehre, dieses Werk vorzustellen. Viele Fachkräfte im Bereich der Gesundheitsversorgung, auch Allgemeinmediziner, professionelle Pflegekräfte und Dienstleister, sind über Demenzen nicht so gut informiert wie über andere Leiden, etwa über Herzkrankheiten oder Krebserkrankungen. Dieses Buch hilft, diese Lücke zu füllen.

Die Weltgesundheitsorganisation (WHO) definiert Demenz folgendermaßen: „Demenz ist ein Syndrom, bei dem die Gedächtnisleistung, die Denkfunktionen, das Verhalten sowie die Fähigkeiten zur Lösung von Alltagsproblemen beeinträchtigt sind".[1] John Sandblom, der *Dementia Alliance International* mitgegründet hat, hat einen völlig anderen Blick auf Demenz: „Wir verändern uns einfach nur auf eine Art, wie sich Menschen wie Sie nicht verändern, unsere Behinderungen nehmen zu und je früher wir uns diese Sichtweise aneignen, anstatt auf die Stigmata und Missverständnisse zu blicken, umso besser für uns, die wir mit Demenz leben. Was wir dringend brauchen, sind Menschen, die uns befähigen, anstatt uns noch mehr zu behindern!" Für mich ist „Demenz": „eine Gruppe von Erkrankungen oder Zuständen, deren Symptome als eingeschränkte kognitive Fähigkeiten (*disAbilities* im engl. Original) betrachtet werden müssen, weshalb alle Menschen mit Demenz ein Menschenrecht auf pro-aktive Unterstützung, auch ein Recht auf körperliche und kognitive Rehabilitation haben"[2]. Die WHO bezeichnet die Symptome inzwischen offiziell ebenfalls als kognitive *disAbilities*.

Das vorliegende Werk bietet Auszubildenden und Studierenden einen einzigartigen und umfassenden medizinischen Überblick über Demenz und die wichtigsten Betreuungsgrundsätze. Im Kapitel 3, das von personzentrierter Pflege handelt, wird auch das „VIPS-Rahmenmodell" vorgestellt, um den Leserinnen und Lesern bei der praktischen Umsetzung dieses Modells zu helfen. Ich bin überzeugt, dass sämtliche Pflegeinterventionen und -strategien vor allem sicherstellen sollen, dass Menschen mit Demenz, ob zu Hause bei ihren Familien oder im Pflegeheim wohnend, ein gutes Leben haben.

Was mir an diesem Buch besonders gefällt, ist, dass es Themen abdeckt wie die bauliche und gestaltete Umgebung und darauf verweist, wie wichtig sie für die Unabhängigkeit und Würde von Menschen mit Demenz ist. Auch die Diskussion über die kulturelle Angemessenheit der Versorgung ist ziemlich ungewöhnlich für ein Lehrbuch dieser Art und wertvoll für alle, die in diesem Bereich tätig sind. Kapitel 5 ist ebenfalls etwas Besonderes, da in der Fachliteratur sonst kaum über den hohen Stellenwert von

Kommunikationsfertigkeiten diskutiert wird, insbesondere im Hinblick auf die Ursachen veränderter Reaktionen oder Verhaltensweisen.

Das Werk beschäftigt sich mit pharmakologischen Interventionen, auch mit dem Einsatz von Antipsychotika, und stellt unmissverständlich klar, dass diese nur mit größter Zurückhaltung verschrieben werden dürfen und regelmäßig fachärztlich überprüft werden müssen. Es stellt auch die zahlreichen nicht-pharmakologischen Interventionen und Behandlungsansätze dar, um Menschen mit Demenz und unbefriedigten Bedürfnisse besser beistehen zu können, und betont, dass auf dem Gebiet noch sehr viel intensiver geforscht werden muss.

Das Buch ist seiner Zeit voraus, passt jedoch gut zu einigen der sieben themenübergreifenden Prinzipien des „Globalen Aktionsplans für Maßnahmen des öffentlichen Gesundheitswesens gegen Demenzerkrankungen“[3], der erst jüngst, nämlich im Mai 2017 von der WHO-Vollversammlung verabschiedet wurde. Hier die sieben grundsätzlichen Forderungen:

1. Menschenrechte für Menschen mit Demenz
2. Empowerment und Beteiligung von Menschen mit Demenz und ihren Pflegekräften
3. Evidenzbasierte Praxis zur Reduzierung des Demenzrisikos und für evidenzbasierte Pflege
4. Ressortübergreifende Zusammenarbeit im öffentlichen Gesundheitswesen gegen Demenzerkrankungen
5. Umfassender Versicherungsschutz für alle demenzbedingten Gesundheitskosten und alle Kosten der Sozialfürsorge
6. Chancengleichheit
7. Angemessene Beachtung von Demenzprävention, Demenzbehandlung und Demenzpflege.

Deshalb hoffe ich, dass alle Fachleute, die nationale oder regionale Demenzpläne und Demenzstrategien entwickeln, auch dieses Buch konsultieren. Kapitel 8 mit dem Titel „Gut leben mit Demenz“ ist ein wichtiger Beitrag zum globalen Aktionsplan und zu den nationalen und regionalen Strategien und Konzepten, aber auch für die Bewegung „Demenzfreundliche Kommunen“ relevant.

Was dieses Buch über Demenz von anderen einschlägigen Lehrbüchern so wohltuend unterscheidet, ist, dass es Dinge lehrt, die über die medizinische Definition hinausgehen, dass es uns weiterbildet und Strategien aufzeigt, die helfen mit Demenz zu leben, anstatt resigniert nach Hause zu gehen und an Demenz zu sterben.

Vielen herzlichen Dank, Dr. Rahman und Prof. Howard! Als eine von weltweit schätzungsweise 50 Millionen Personen, die mit Demenz leben, ist die Arbeit der Autoren für mich persönlich, aber auch für alle Menschen mit Demenz und ihre Familien ungeheuer wichtig.

Kate Swaffer
Autorin und Aktivistin, Vorsitzende, CEO und Gründungsmitglied von Dementia Alliance International, Mitglied des World Dementia Council, Mitglied im Aufsichtsrat von Alzheimer's Disease International, Doktorandin an der University of Wollogong

Anmerkungen und Literatur

1. www.who.int/mediacentre/factsheets/fs362/en
2. https://www.dementiaallianceinternational.org
3. https://www.alz.co.uk/media/170529

Swaffer, K. (2017). *„Was zum Teufel geschieht in meinem Hirn?“. Ein Leben jenseits der Demenz*. Bern: Hogrefe.

Vorwort

Eine gute Demenzpflegekraft ist gebildet, geschult und hat sich die nötigen Fertigkeiten angeeignet.

Demenz gehört zu den größten Gesundheitsproblemen, mit denen die heutige Gesellschaft weltweit konfrontiert ist. An den vorgeschlagenen Pflegepfaden wirken viele Disziplinen und Sektoren des Gesundheitswesens mit, wobei die kontinuierliche Fort- und Weiterbildung der mit der Versorgung von Menschen mit Demenz betrauten Fachkräfte Priorität hat.[1] Das heißt, dass ausnahmslos alle Beteiligten „Demenzbewusstsein" entwickeln müssen.

Wir wollen die professionellen Pflegekräfte und alle anderen Pflegenden unterstützen, damit sie die Bedürfnisse demenzkranker Menschen eher wahrnehmen und ihre Fertigkeiten und Expertise verbessern, um so einen immer höheren Beitrag zum Wohlbefinden der Menschen mit Demenz, ihrer Pflegepersonen und ihrer Familien leisten zu können.

In England leiden rund 676000 Personen, in Großbritannien insgesamt 850000 Personen an einer Demenz.[2]

Die mit der Versorgung von Menschen mit Demenz betrauten Arbeitskräfte sind für diese Aufgabe nicht ausreichend gerüstet: Das ist der Kern des Problems. Die wichtigsten Akteure und Interessensgruppen sind inzwischen dabei, auf diese Herausforderung zu reagieren.

Die Alzheimer-Gesellschaft hat vor einiger Zeit festgestellt, dass Menschen mit Demenz länger im Krankenhaus liegen als andere Kranke, was ihrem geistigen Zustand und ihrer körperlichen Verfassung erheblich schadet[3]. Fast gleichzeitig veröffentlichte das *Department of Health* (DoH, die staatliche Gesundheitsbehörde) für England den Aktionsplan *Living well with dementia: A National Dementia Strategy*, der als wichtigste Voraussetzung für dessen Umsetzung dazu verpflichtet, für gut ausgebildetes und leistungsfähiges Personal zu sorgen.[4]

Menschen mit Demenz können bekanntlich nur wirksam unterstützt werden und ein gutes Leben führen, wenn wir nicht nachlassen, über dieses Leiden aufzuklären und für mehr Verständnis zu werben, damit die Gesellschaft schließlich umdenkt und anders mit Demenz und Demenzbetroffenen umgeht. Jede Organisation und jede Einzelperson spielt dabei eine Rolle, trägt Verantwortung und muss handeln, um das zu erreichen.

In allen Sparten des Gesundheitswesens besteht ein ausgeprägtes Interesse und ein echter Bedarf an Wissen, Richtlinien und Informationen, angefangen bei der Prävention bis hin zur End-of-Life Care.

Dementia Core Skills Education and Training Framework

Das *Dementia Core Skills Education and Training Framework* (das Schulungs- und Ausbildungsprogramm für Demenzpflegekräfte) ist eine außerordentlich hilfreiche Quelle, weil es alle zentral wichtigen Fertigkeiten und alle notwendigen Informationen enthält, die im gesamten Spektrum des Gesundheits- und Sozialwesens benötigt werden.[5]

Das Projekt wurde vom *Department of Health* in Auftrag gegeben und finanziert und zusammen mit den Institutionen *Skills for Health*, *Health Education England*, *Skills for Care* sowie einer beratenden Expertengruppe entwickelt, was sicherstellte, dass viele verschiedene Organisationen, Akteure und Interessensgruppen eingebunden waren. Es wurde im Oktober 2015 lanciert und ist ein umfassendes Hilfsmittel für sämtliche Gesundheitspflegesettings sowie alle Bereiche der Sozialen Arbeit. Es soll die Organisationen bei folgenden Aufgaben unterstützen:

- Standardisierung der Inhalte von Demenzausbildung und Demenzschulung
- Fokussierung der Ausbildung und des Unterrichts auf die wichtigsten Lernergebnisse
- Sicherung der Relevanz des vermittelten Demenzwissens
- Verbesserung der Qualität und Konsistenz der Ausbildungs- und Schulungsbedingungen.

Das Programm nennt die erforderlichen Ausbildungsstandards, zu denen auch die Aufklärung über Demenz sowie die Förderung des Wissens und der Fertigkeiten derjenigen gehört, die regelmäßig Kontakt mit demenzbetroffenen Menschen haben, und die Weiterbildung aller Führungskräfte.

Aufklärung und „soziales Handeln“

Inzwischen ist es gelungen, die Wirtschaft, lokale Behörden, den ganzen öffentlichen Sektor sowie die Zivilgesellschaft zur Zusammenarbeit zu bewegen und durch ihr Engagement für demenzfreundliche Kommunen der Diskriminierung von Menschen mit Demenz entgegenzuwirken.

Über zwei Millionen Menschen sind „Demenzfreunde“ geworden und haben sich einem Programm der *Alzheimer's Society* (und *Public Health England*)[6] angeschlossen – ein phänomenaler Erfolg der Aufklärungskampagne und des Aufrufs zu sozialem Handeln. Dass inzwischen weitere 400000 „Demenzfreunde“ gewonnen werden konnten und ihnen auch Informationsmaterial über den Umgang mit ethnischen Minderheiten zur Verfügung steht, ist eine sehr gute Entwicklung.

Die fünf wichtigsten Botschaften des erfolgreichen Programms der „Demenzfreunde“ lauten:

1. Demenz ist keine normale Alterserscheinung.
2. Demenz ist die Folge einer Hirnerkrankung.
3. Demenz bedeutet nicht nur Gedächtnisverlust.
4. Auch mit Demenz ist ein gutes Leben möglich.
5. Der Mensch ist immer mehr als seine Demenz.

Heute sind über zwei Drittel der Patienten und Patientinnen in Akutkrankenhäusern über 65 Jahre alt und davon werden zunehmend mehr an einer Demenz leiden.[7] Bei vielen Menschen wird, wenn sie aus einem anderen Grund im Krankenhaus liegen, dort erstmals eine Demenz diagnostiziert. Deshalb müssen alle Krankenhausärztinnen und Krankenhausärzte, in der Lage sein, sämtliche Aspekte der Versorgung ihrer demenzbetroffenen Klientel zu managen.

Alle an der Versorgung von Menschen mit Demenz Beteiligten müssen informiert und qualifiziert sein und ausreichend Zeit für diese Aufgabe haben. Sie sind vollständig in das „soziale Handeln“, d.h. den Veränderungsprozess einzubinden. Hier einige Beispiele:

- Alle Pflegefachkräfte und Pflegehilfskräfte brauchen eine gute Ausbildung und Schulung. Das Angebot muss niedrigschwellig und praxisorientiert sein, der Schwerpunkt soll auf ihrer inneren Haltung, der Kontaktaufnahme und der Kommunikation mit Menschen mit Demenz liegen.
- Sprech- und Sprachtherapie soll auch Menschen mit Demenz zur Verfügung stehen, um Kommunikations- und Schluckstörungen zu behandeln. Entscheidend ist, die therapeutischen Interventionen früh zu beginnen, damit die Bedürfnisse der Betroffenen und ihrer Pflegenden rechtzeitig erfüllt werden.
- Soziale Arbeit ist das Herzstück, wenn es darum geht, demenzkranke Menschen zu ermächtigen, ihnen die Risikoscheu zu nehmen und sicherzustellen, dass ihre Rechte gewahrt und gestärkt werden.[8] Im Sozialdienst tätige Fachkräfte sollen gute Beziehungen zwischen Menschen mit Demenz und ihren pflegenden Angehörigen herstellen und dafür sorgen, dass diese im Zentrum sämtlicher Entscheidungen stehen und in ihrem Interesse entschieden wird.
- Ergotherapeutinnen und Ergotherapeuten evaluieren Menschen mit Demenz, um ihre Stärken und Beeinträchtigungen zu ermitteln und festzustellen, in welchen Leistungsbereichen interveniert werden muss.[9]
- Physiotherapeutinnen und Physiotherapeuten können ermitteln, welche Probleme die körperlichen Aktivitäten einer Person einschränken und Wege aufzeigen, die ihr die Teilnahme am Alltagsleben ermöglichen. Sie arbeiten mit der demenzkranken Person und den Angehörigen und ermutigen sie, körperlich aktiver zu werden, damit die gepflegte Person mobil und möglichst lang unabhängig bleibt.

Demenzwissen und Risikoreduktion

Über den Informationsstand der Gesellschaft in Sachen Gehirn-Fitness und deren Einfluss auf das Demenzrisiko ist bislang nicht viel geforscht worden. In Australien beispielsweise fand 2005 eine landesweite Umfrage statt, die ergab, dass die weit verbreiteten Ansichten über Demenzrisiken dem Stand der wissenschaftlichen Erkenntnisse nur sehr eingeschränkt entsprachen und über die Verbindung zwischen Demenz und kardiovaskulären Faktoren fast nichts bekannt war.[10] Dazu kommt, dass, selbst wenn diese Zusammenhänge erkannt werden, entsprechende Verhaltensänderungen nicht immer einfach sind.[11]

Das Bewusstsein der Öffentlichkeit für die Tatsache zu schärfen, dass ein gesunder Lebensstil das persönliche Demenzrisiko reduzieren kann, hat deshalb hohe Priorität. Der *NHS-Health Check* (National Health Service) nennt als eine seiner Pflichtaufgaben die Aufklärung der über 65-Jährigen über Demenz. Um diese Veränderung in Gang zu setzen, genügt es allerdings nicht, lediglich die in Heil- und Pflegeberufen tätigen Fachkräfte in Kursen über die neuesten Forschungsergebnisse zu informieren[12].

Neue spannende Entwicklungen

Die Verantwortlichen in der Gesundheitsversorgung und der Sozialen Arbeit müssen besser informiert werden und wissen, welche Pflege- und Unterstützungsangebote im Anschluss an die Demenzdiagnose tatsächlich wirksam sind.

Die Rechte von Menschen mit Demenz, die wegen ihrer eingeschränkten geistigen Leistungsfähigkeit nicht mehr eigenständig entscheiden können, sind im *Mental Capacity Act* (MCA, Patientenverfügungsgesetz) von 2005 gesetzlich verankert. Das Gesetz trat im Jahr 2007 in Kraft, erlaubt Planungen und

Entscheidungen im Namen anderer und wird sich vermutlich im klinischen Alltag etablieren.

Jill Manthorpe und ihr Team haben mit 15 ambulanten Demenzpflegekräften qualitative Follow-up-Interviews geführt, um festzustellen, ob und inwiefern der MCA die Ansichten und Praktiken verändert hat.[13] Auffallend war, dass sich einige Teilnehmende besorgt über das fehlende Verständnis anderer Fachkräfte äußerten und die mangelhafte öffentliche Aufklärung beklagten.

Alle Anbieter von Pflegeleistungen müssen angehalten werden, ihrem Personal entsprechendes Informationsmaterial zur Verfügung zu stellen.

Der *World Dementia Council* wurde umgestaltet, hat inzwischen einen neuen Vorstand und stellvertretenden Vorstand, neue Mitwirkende und Zielvorgaben sowie ein modernisiertes handlungsorientierteres Arbeitsmodell. Ziel ist es, die Öffentlichkeit besser über Demenz zu informieren, Risikominderung und Prävention stärker in den Fokus zu rücken, der Stigmatisierung Demenzbetroffener entgegenzuwirken und Vorurteile abzubauen.[14]

Über dieses Buch

Dieses Werk will kein ultimativer Ratgeber sein. Wir ermuntern alle Leserinnen und Leser, sich noch gründlicher über die hier behandelten Themen zu informieren und sich dann eine eigene Meinung zu bilden.

Um Menschen mit Demenz kompetent versorgen und eine hohe Pflegequalität sicherstellen zu können, brauchen wir Fachkräfte, die nicht nur über Demenzwissen verfügen, sondern auch praktisches Geschick aufweisen und sich der Wichtigkeit guter Pflege bewusst sind. Auffallend ist, dass es den zuständigen Behörden nicht nur in Großbritannien schwerfiel, die Arbeitskräfte entsprechend zu schulen und ausreichend über Demenzerkrankungen zu informieren.

Wir hoffen, dass Sie dieses Buch interessant und informativ finden und dass es Ihren Bedürfnissen entspricht, was immer Ihr persönlicher oder beruflicher Hintergrund sein mag und wie viel oder wenig Sie über Demenz wissen.

Bitte teilen Sie uns mit, was Sie von unserem Werk halten, und wie Sie damit zurechtkommen.

Dr. Shibley Rahman (Twitter@dr_shibley)
Prof. Rob Howard (Twitter@profrobhoward)
London, September 2017

Anmerkungen und Literatur

1. World Health Organization. (2012). *Dementia: A Public Health Priority*. Geneva, Switzerland: WHO Press. Retrieved from https://www.who.int/mental_health/publications/dementia_report_2012/en [31.08.2017]
2. NHS England. *Dementia*. Retrieved from https://www.england.nhs.uk/mental-health/dementia
3. Alzheimer's Society. (2009). *Counting the Cost: Caring for People with Dementia on Hospital Wards*. London: Alzheimer's Society. Retrieved from https://www.alzheimers.org.uk/download/downloads/id/787/counting_the_cost.pdf [31.08.2017]
4. Department of Health. (2009). *Living well with dementia: A National Dementia Strategy*. Retrieved from https://www.gov.uk/government/publications/living-well-with-dementia-a-national-dementia-strategy [31.08.2017]
5. Dementia Core Skills Education and Training Framework. Retrieved from https://www.skillsforhealth.org.uk/services/item/176-dementia-core-skills-education-and-training-framework [02.10.2017]
6. Dementia Friends. https://www.dementiafriends.org.uk.
7. *Hospitals on the edge? The time for action. A report by the Royal College of Physicians*. (2012). Retrieved from https://www.rcplondon.ac.uk/guidelines-policy/hospitals-edge-time-action [07.10.2017]
8. Department of Health. (2014). *A manual for good social work practice: Supporting adults who have dementia*. Retrieved from https://www.gov.uk/

government/publications/learning-resource-for-social-work-with-adults-who-have-dementia

9. See, for example, Schaber, P. & Lieberman, D. (2010). *Occupational Therapy Practice Guidelines for Adults with Alzheimer's Disease and Related Disorders*. Bethesda, MD: AOTA Press.
10. Smith, B.J., Ali, S. & Quach, H. (2015). The motivation and actions of Australians concerning brain health and dementia risk reduction. *Health Promotion Journal of Australia* 26(2), 115–121.
11. O'Donnell, C.A., Browne, S., Pierce, M., McConnachie, A., Deckers, K., van Boxtel, M., ... Irving, K. (2015). Reducing dementia risk by targeting modifiable risk factors in mid-life: Study protocol for the Innovative Midlife Intervention for Dementia Deterrence (In-MINDD) randomised controlled feasibility trial. *Pilot and Feasibility Studies* 40(1). https://doi.org/10.1186/s40814-015-0035-x
12. Goodenough, B., Fleming, R., Young, M., Burns, K., Jones, C. & Forbes, F. (2016). Raising awareness of research evidence among health professionals delivering dementia care: Are knowledge translation workshops useful? *Gerontology and Geriatrics Education* 38(4), 392–406.
13. Manthorpe, J., Samsi, K. & Rapaport, J. (2014). ‚Dementia nurses' experience of the Mental Capacity Act 2005: A follow-up study. *Dementia (London)* 13(1), 131–143.
14. World Dementia Council. (2017). *Our Vision and Mission*. Retrieved from https://worlddementiacouncil.org/our-work/our-vision-and-mission

1 Demenz verstehen

Im Jahr 2015 lebten weltweit etwa 46,8 Millionen Menschen mit einer Demenz, und diese Zahl wird bis 2017 voraussichtlich auf 50 Millionen steigen.[1]

Die Kennzeichen von Demenz sind komplex interagierende kognitive, funktionale, verhaltensbezogene und psychologische Symptome, die die Lebensqualität der erkrankten Person, aber auch die ihrer Pflegenden beeinträchtigen.

Die Öffentlichkeit und alle an der Versorgung von Menschen mit Demenz beteiligten Fachleute müssen über Demenzerkrankungen bestens informiert sein – das ist der entscheidende Punkt. Bei hospitalisierten Menschen mit Demenz ist die Erkrankung in der Regel weiter fortgeschritten, als bei Demenzbetroffenen, die zu Hause versorgt werden.

Eine nüchterne Bewertung aus jüngerer Zeit hat allerdings ergeben, dass Strategien, wie Aufklärung und Bewusstseinsbildung allein, die Demenzpflege und das Leben Demenzbetroffener nicht verbessern. Für bessere Pflegepraktiken entscheidend ist vielmehr, wie und ob das Pflegepersonal von erfahrenen Demenzexpertinnen und Demenzexperten bei der Umsetzung des Gelernten unterstützt wird.[2]

Demenzerkrankungen werden heute gern mit dem Bild eines „Schirms" veranschaulicht (s. **Abb. 1-1**).

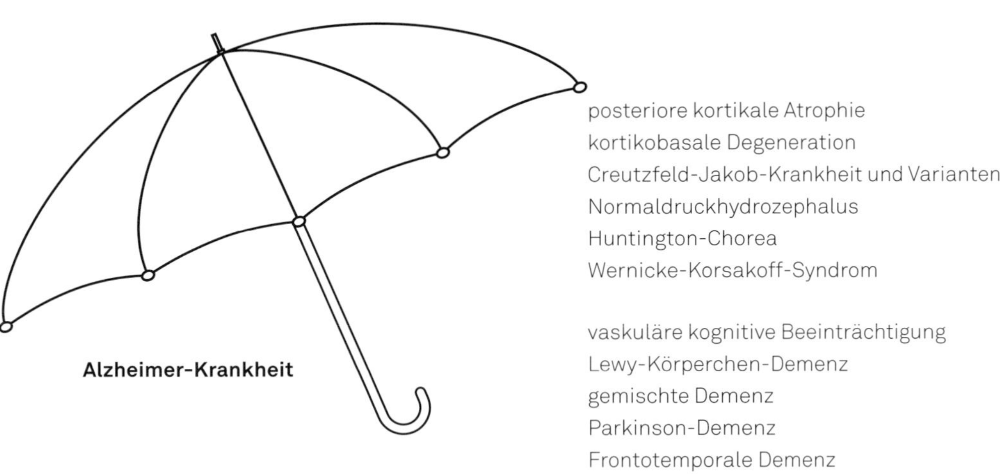

Abbildung 1-1: Der Demenzschirm

1.1
Was ist Demenz?

„Demenz“ ist der Oberbegriff für eine Gruppe von Symptomen, die auftreten, wenn die Gehirnzellen nicht mehr arbeiten oder absterben. Sie wird definiert als erworbener und progressiver Verlust einer Reihe kognitiver Funktionen, der so schwerwiegend ist, dass er den Lebensalltag der betroffenen Person signifikant beeinträchtigt. Unter den Begriff Demenz fallen über hundert verschiedene Erkrankungen, wobei einige sehr selten, andere, wie die Alzheimer-Krankheit, überaus häufig sind.

Man kann auch an mehr als einer Demenzform gleichzeitig leiden. Die Alzheimer-Krankheit gilt als eine Mischung aus vaskulärer Demenz und Lewy-Körperchen-Demenz. Man könnte also von einer „gemischten Demenz“ sprechen.

Nach der Alzheimer-Krankheit sind die vaskuläre Demenz, die Lewy-Körperchen-Demenz und die Frontotemporale Demenz die häufigsten Demenzursachen. Zu den selteneren Auslösern gehören die posteriore kortikale Atrophie, das Wernicke-Korsakoff-Syndrom, die Creutzfeld-Jakob-Krankheit sowie HIV/AIDS.

Die Demenz entwickelt sich meist schleichend und ist in den frühen Stadien nicht immer erkennbar. Manche Demenzen schreiten allerdings sehr schnell fort.

Demenz bedeutet nicht einfach nur Gedächtnisverlust, auch die verschiedenen kognitiven Bereiche verschlechtern sich.

Die Alzheimer-Gesellschaft hat dazu eine hervorragende Informationsbroschüre herausgegeben.[3]

1.2
Demenzprävalenz

In einem umfangreichen Bericht wurden die in der ersten Ausgabe von *Dementia UK*[4] genannten Zahlen aktualisiert. Er wurde von Wissenschaftlerinnen und Wissenschaftlern des *King's College London* und der *London School of Economics* im Sommer 2014 erstellt[5]. Hier die wichtigsten Ergebnisse:

- Die absolute Demenzprävalenz in der Gesamtbevölkerung über 65 Jahren beträgt 7,1 % (basierend auf Einwohnerdaten).
- Der geschätzten Prävalenzrate nach wird es 2015 in Großbritannien 850 000 Menschen mit Demenz geben.
- Die Gesamtzahl der Menschen mit Demenz in Großbritannien wird bis zum Jahr 2025 voraussichtlich auf über eine Million steigen und auf über zwei Millionen bis zum Jahr 2051, sofern die altersspezifische Prävalenz stabil bleibt und der Anstieg von der demographischen Alterung allein verursacht wird.

Diese Ergebnisse sind ein wesentlicher Grund, weshalb alle in Gesundheitsberufen tätigen Fachkräfte über Demenz informiert und für Demenz sensibilisiert sein müssen – einfach, weil es so viele Betroffene gibt. Demenz geht alle an!

1.3
Demenzsymptome

Da jeder Mensch einmalig ist, wirken sich Demenzen ganz unterschiedlich aus – es gibt keine zwei Personen, deren Symptome sich genau gleich äußern und genau gleich entwickeln. Die Persönlichkeit, der gesundheitliche Allgemeinzustand und die soziale Situation eines Menschen sind wichtige Faktoren, die bestimmen, wie sich die Demenzerkrankung jeweils auswirkt und ausdrückt.

Die Symptome der Alzheimer-Krankheit und die anderer Demenztypen unterscheiden sich zwar voneinander, haben aber auch einige typübergreifende Gemeinsamkeiten.

Jede Person mit Demenz wird kognitive Symptome aufweisen, die die Denkfähigkeit oder das Gedächtnis betreffen. Oft sind einige der folgenden Bereiche betroffen:

- **Alltagsgedächtnis** – z. B. Schwierigkeiten, sich an Ereignisse oder Gespräche zu erinnern, die in jüngster Vergangenheit stattgefunden haben
- **Konzentration, Planungs- oder Organisationsvermögen** – z. B. Schwierigkeiten, eine Entscheidung zu treffen, Probleme zu lösen oder eine Abfolge von Aufgaben zu bewältigen (etwa eine Mahlzeit zubereiten oder sich ankleiden)
- **Sprache und Sprechvermögen** – z. B. beeinträchtigter Sprachfluss, Schwierigkeiten, einem Gespräch zu folgen oder Wortfindungsstörungen
- **räumlich-visuelle Fertigkeiten** – z. B. Schwierigkeiten, die Tiefe oder Entfernungen einzuschätzen (etwa die von Treppenstufen), Probleme mit der Mustererkennung oder dem dreidimensionalen Sehen, etwa dem Erkennen von Gegenständen oder Kleidungsstücken
- **Orientierungsfähigkeit** – z. B. den Tag, den Monat oder gar das Jahr aus den Augen verlieren oder den Aufenthaltsort nicht mehr erkennen.

Auch die Stimmung und die Gefühle demenzkranker Personen können sich verändern. Manche werden z. B. frustriert oder reizbar, apathisch oder verschlossen, ängstlich, leicht erregbar oder ungewöhnlich traurig. Bei manchen Demenztypen werden nicht real vorhandene Dinge gesehen (visuelle Halluzinationen) oder Dinge geglaubt, die nicht real sind (Wahnvorstellungen).

Gut möglich ist, dass die Person mit Demenz ihre Symptome selbst kaum wahrnimmt, obwohl ihre Mitmenschen eine ausgeprägte Persönlichkeits- und Verhaltensveränderung feststellen. In manchen Fällen wirken die Denkfunktionen – das Gedächtnis eingeschlossen – relativ intakt.

Demenz verläuft progressiv, was bedeutet, dass sich die Symptome in Laufe der Zeit verstärken. Wie schnell die Verschlechterung eintritt, variiert von Fall zu Fall sehr stark.

Mit fortschreitender Demenz entwickeln manche Betroffene Verhaltensweisen, die ungewöhnlich oder untypisch wirken. Dazu gehören ständig wiederholte Fragen, ungezieltes Umhergehen, Ruhelosigkeit und Agitation, ja sogar persönlichkeitsfremde Aggressionen. Sie können die erkrankte Person belasten oder verstören und für die Menschen in ihrer engen Umgebung schwer erträglich sein.

Demenzen verlaufen in „Stadien". Man kann auch von Schweregraden sprechen und damit ausdrücken, wie groß der vom Krankheitsprozess ausgelöste Funktionsverlust und wie stark der Leistungsabfall ist. Es wäre jedoch völlig falsch, bei jedem demenzkranken Menschen eine lineare oder völlig vorhersehbare Symptomverschlechterung zu erwarten. Der Verlauf variiert und spiegelt die komplexen genetischen Determinanten sowie die sozialen Einflüsse auf die Gesundheit wieder.

Kasten 1-1 enthält eine umfassende Liste der Symptome der vier häufigsten Demenzformen.

Kasten 1-1: Die Symptome der häufigsten Demenzformen

Alzheimer-Krankheit

Typische Frühsymptome sind:

- das regelmäßige Vergessen kurz zurückliegender Ereignisse, von Namen und Gesichtern
- repetitive Fragen (die Fragen werden nach kürzester Zeit wiederholt)
- Datum oder Tageszeit verwechseln
- Desorientiertheit, besonders in einer fremden Umgebung
- Wortfindungsstörungen
- Stimmungsschwankungen oder Verhaltensauffälligkeiten wie Apathie, Reizbarkeit oder Vertrauensverlust.

Vaskuläre Demenz

Die Frühzeichen sind oft die gleichen wie die der Alzheimer-Krankheit. Es können aber auch, je nach betroffenem Hirnareal, mehrere verschiedene Symptome auftreten.
Die ersten Symptome entwickeln sich meist langsam, können aber, je nach ihrer Ursache, auch ganz plötzlich auftreten. Folgende Symptome sind möglich:

- Gedächtnisprobleme
- Desorientiertheit und Konzentrationsschwierigkeiten
- Kommunikationsprobleme
- verlangsamtes Denken
- Veränderungen der Stimmung, des Verhaltens und der Persönlichkeit.

Lewy-Körperchen-Demenz

In Großbritannien sind vermutlich bis zu 125 000 Personen von der Lewy-Körperchen-Demenz (auch Lewy-Körperchen-Erkrankung genannt) betroffen.[6]

Sie kann mit folgenden Symptomen verbunden sein:

- fluktuierende Aufmerksamkeit, Wachheit und Verwirrtheit. Die Schwankungen sind manchmal sehr auffällig. Der Zustand kann sich von Tag zu Tag, ja von Stunde zu Stunde verändern.
- Parkinson-ähnliche Anzeichen wie verlangsamter Gang, Gehprobleme, gekrümmte Körperhaltung, steife Muskulatur, manchmal auch Tremor
- Ohnmachtsanfälle und Stürze
- Wahnvorstellungen
- visuelle Halluzinationen und Täuschungen. Dabei werden nicht real vorhandene Personen oder Tiere gesehen oder Muster und Schatten als Gesichter oder Objekte fehlinterpretiert.
- heftige Schlafbewegungen und lebhafte Träume
- Symptome der Alzheimer-Krankheit, wie Gedächtnisverlust und Desorientiertheit.

Frontotemporale Demenz

Unter einer frontotemporalen Demenz (FTD) versteht man mehrere Krankheitszustände. Es gibt eine Form mit überwiegenden Verhaltenssymptomen, eine mit progressiver Aphasie und eine mit gestörtem Sprechfluss und Wortfindungsstörungen. Die FTD ist ziemlich selten und tritt meist im Alter zwischen 45 und 60 Jahren auf.
Sie kann mit folgenden Symptomen verbunden sein:

- Persönlichkeitsveränderungen – z.B. unangemessene Gefühlsäußerungen oder fehlende Rücksicht auf die Gefühle anderer
- fehlende oder mangelhafte Selbsteinschätzung
- verändertes Sozialverhalten
- Esssucht oder Veränderungen der Ernährungsweise (z.B. eine plötzliche Vorliebe für Süßspeisen oder süße Getränke)
- Verhaltensveränderungen, z.B. die Entwicklung seltsamer Überzeugungen, Zwangshandlungen oder Zwangsgedanken
- Schwierigkeiten mit einfachen Planungsvorgängen und Entscheidungen
- abnehmendes Sprechvermögen – z.B. Schwierigkeiten mit dem Wortverständnis, die häufige Verwendung von Floskeln und Standardsätzen oder Verkennung von Wortbedeutungen.

Demenz wird in der Regel von einem Facharzt oder einer Fachärztin diagnostiziert, etwa auf dem Gebiet der:

- **Psychiatrie** – Lehre von den psychischen und geistigen Störungen
- **Geriatrie** – Altersheilkunde
- **Neurologie** – Lehre vom Nervensystem und von den Nervenerkrankungen.

Gelegentlich stellt auch ein Allgemeinmediziner oder eine Allgemeinmedizinerin, eine Pflegeexpertin oder ein Pflegeexperte die Diagnose, je nach Erfahrung und Ausbildung.

Einen bestimmten, unfehlbaren „Demenztest“ gibt es nicht. Die Diagnose beruht meist auf einer Kombination mehrerer Untersuchungen:

- **Anamnese** – der Arzt/die Ärztin spricht mit der Person und (sehr wichtig) mit einem Menschen, der sie sehr gut kennt. Er fragt nach, wie sich die Probleme entwickelt haben und wie die Schwierigkeiten inzwischen den Lebensalltag beeinträchtigen.
- **körperliche Untersuchung und Tests** (z. B. Blutuntersuchungen) – um andere mögliche Gründe für die Symptome auszuschließen
- **Prüfung der kognitiven neuropsychologischen Funktionen** (z. B. des Gedächtnisses, des Denkvermögens und der Wahrnehmungen der höheren Ordnung). Einfachere Untersuchen werden von einer Pflegefachkraft oder einem Arzt/einer Ärztin durchgeführt, speziellere Tests von einem Psychologen/einer Psychologin.
- **Computertomografie des Gehirns** – falls für die Diagnosestellung nötig oder hilfreich.

In der Regel führt der Hausarzt oder die Hausärztin die Erstuntersuchung durch und überweist die Person dann an eine Gedächtnissprechstunde oder eine andere Fachstelle zur weiteren Abklärung. Dort hat man mehr Erfahrung mit Demenzerkrankungen, kann differenziertere Tests durchführen und, falls erforderlich, das Gehirn mit bildgebenden Verfahren untersuchen lassen.

Die Diagnose soll der Person selbst und meist auch den nahen Angehörigen klar und unmissverständlich mitgeteilt werden. Anschließend soll auch ein Gespräch über die nächsten Schritte stattfinden.

1.4 Was tun, um das eigene Demenzrisiko zu reduzieren oder den Beginn der Alzheimer-Krankheit hinauszuzögern?

Ob geistige, gesellschaftliche und körperliche Aktivitäten die kognitive Leistungsfähigkeit tatsächlich verbessern und vor Demenz schützen, ist bis heute unsicher. Ebenso ungesichert ist, ob hochintelligente Menschen mit bestens funktionierendem Gehirn kraft ihrer „kognitiven Reserve“ gegen die Entwicklung einer Demenz gewappnet sind.

Ein höherer Bildungsgrad galt bislang als Schutz gegen altersbedingte kognitive Verluste und Demenz, was den Mechanismen der kognitiven Reserve zugeschrieben wurde. Paradoxerweise haben Studien ergeben, dass der kognitive Niedergang bei an Alzheimer erkrankten, hochgebildeten Personen schneller abläuft. Die kognitive Reserve mag zwar gegen frühe Symptompräsentationen schützen, sie verliert jedoch ihre Schutzwirkung, wenn die Krankheit fortgeschritten ist, weil eine hohe kognitive Reserve die Folgen eines massenhaften Untergangs von Gehirnzellen womöglich verschleiert hat.

Ein Faktor, der den Krankheitsverlauf offenbar tatsächlich beschleunigt, ist das Vorkommen der Alzheimer-Krankheit in der Familienanamnese. Die sporadische Alzheimer-Krankheit unterscheidet sich von der familiären Form, deren genetische Ursachen bekannt sind. Inzwischen mehren sich jedoch die Hinweise auf mögliche genetische Zusammenhänge auch bei der sporadischen Form. Wer ersten Grades mit einer Person mit sporadischer Alzheimer-Krankheit verwandt ist, hat ein etwa doppelt so hohes eigenes Erkrankungsrisiko.

In mehreren Studien wurde der Zusammenhang zwischen Bluthochdruck im mittleren Lebensalter (zwischen 40–64 Jahren) und dem Beginn einer Demenz und der Alzheimer-Krankheit im höheren Alter sehr gründlich untersucht. Bluthochdruck in der Lebensmitte ist mit einem erhöhten Demenzrisiko verbunden. Nun könnte man annehmen, dass die Behandlung von Bluthochdruck im mittleren Lebensalter das Demenzrisiko senkt, genau wie sie auch das Schlaganfallrisiko senkt. Wie ein hoher Blutdruck im Alter die Entwicklung einer Demenz beeinflusst, ist bislang nicht eindeutig geklärt.[7]

Die Ernährungsweise kann sich auf die Entwicklung und das Fortschreiten der Alzheimer-Krankheit positiv oder negativ auswirken. Eine Ernährung mit Tans-Fettsäuren, Industriezucker, mit wenig mehrfach ungesättigten Fettsäuren und wenig anderen essenziellen Nährstoffen kann gesundheitsschädlich sein, weil sie viele Organsysteme und Endorgane beeinträchtigt; z. B. ist Adipositas im mittleren Lebensalter nachweislich ein Risikofaktor für die Alzheimer-Krankheit. Dagegen ist eine ausgewogene Ernährung, mit angemessenen Mengen an Vitaminen, Proteinen, mehrfach ungesättigten Fettsäuren und Ballaststoffen der Gesundheit im Alter sicher zuträglich.

Die sog. „Mittelmeerdiät" wird mit einem verringerten Risiko, die Alzheimer-Krankheit zu entwickeln, in Verbindung gebracht. Kennzeichen dieser Ernährungsweise sind geringe Mengen gesättigter Fettsäuren und Zucker sowie moderate Mengen mono- und polyungesättigter Fettsäuren in Öl, Gemüse und Fisch.

1.5 Was können Demenzbetroffene für ein gutes Leben nach der Diagnose tun?

Es gibt vielerlei Hilfen und Informationen, die Menschen mit Demenz, aber auch ihrem Freundeskreis, ihren Angehörigen und Betreuungspersonen zur Verfügung gestellt werden sollen.

Demenzspezifische Unterstützungsangebote sind beispielsweise:

- Informationen über häusliche Hilfen und die Mobilität, etwa Hinweise auf Sozialdienste, Tageskliniken und Verhinderungs- und Kurzzeitpflege, auf ambulante psychiatrische Behandlungsteams, auf Fachleute für Logopädie, Ernährungsberatung und Ergotherapie
- Ratschläge für den Umgang mit den Finanzen und die Zukunftsplanung
- Beratungen über Sozialleistungen (wie Mobilitätszuschüsse und Leistungen aus der Pflegeversicherung)
- Beratung zum Autofahren
- Ratschläge zu einer Vorsorgevollmacht und Unterstützung beim Abfassen einer Patientenverfügung, falls die Demenz progressiv ist, damit sich die Person, solange sie noch dazu in der Lage ist, an Gesprächen über ihre Zukunft beteiligen kann
- Informationen über Selbsthilfegruppen (auch über örtliche Selbsthilfegruppen für Angehörige von Demenzkranken).

1.6 Jede Person mit Demenz als Individuum anerkennen

Ein Mensch, der an einer Demenz leidet und dessen Geisteskräfte nachlassen, wird sich verletzbar fühlen und deshalb Beruhigung, Zuspruch und Unterstützung brauchen. Wichtig ist, dass sich alle Menschen, die der demenzbetroffenen Person nahestehen, bemühen, zum Erhalt ihres Identitätsgefühls beizutragen und ihr helfen, bei guter Stimmung und motiviert zu bleiben.

Die Angehörigen und alle anderen Betreuungspersonen (*care partners*) sollen stets bedenken, dass

- jeder Mensch mit Demenz einzigartig ist und eine ganz individuelle Lebensgeschichte, spezifische Bedürfnisse, Gefühle, Vorlieben und Abneigungen hat.
- sich die Demenz bei jedem Menschen anders auswirkt.

- jeder Mensch auf die Demenzerkrankung anders reagiert – das Leben mit einer Demenz bedeutet nicht für alle Betroffenen das Gleiche.

Alle an der Versorgung von Menschen mit Demenz beteiligten Personen müssen den aktuellen Fähigkeiten, Interessen und Vorlieben der Betroffenen Rechnung tragen und sich der Tatsache bewusst sein, dass sich diese Dinge mit fortschreitender Demenz vermutlich verändern. Sie sollen sich darauf einstellen und dann flexibel und einfühlsam reagieren.

1.7 Die Auswirkungen von Demenz auf Betroffene, Familien und Gesellschaft

Von einer Demenzdiagnose ist niemand nur allein betroffen – eine Demenzdiagnose betrifft auch den engeren Freundeskreis und die Familie der erkrankten Person.

Demenzerkrankungen haben immense gesellschaftliche Auswirkungen, entscheidend ist jedoch der Wert des Lebens jedes einzelnen Menschen mit Demenz.

Inzwischen gibt es eine schnell wachsende Bewegung, die sich speziell für die Bürger- und Menschenrechte Demenzkranker einsetzt. Die Auswirkungen der Demenz auf die Möglichkeiten von Menschen, am alltäglichen gesellschaftlichen Leben teilzunehmen, und der Zusammenhang zwischen diesen Möglichkeiten einerseits und Gesundheit und Wohlbefinden andererseits ist bislang tendenziell übersehen oder unterschätzt worden.

Die Angehörigen und Pflegenden eines Menschen mit Demenz entwickeln nicht selten Schuld- und Verlustgefühle und viele sind traurig oder wütend. Der Verlauf des Trauerprozesses ist schwer vorhersagbar; manche Pflegende trauern bereits, bevor der geliebte Mensch stirbt.

Während es ganz normal ist, einen schweren Verlust zu betrauern, kann die Trauer pflegender Angehöriger kompliziert werden und sehr lange andauern. Manche sind nach dem Verlusterlebnis kognitiv, verhaltensbezogen und emotional so stark belastet, dass sie sich dem gesellschaftlichen Leben nicht mehr gewachsen fühlen und sich zurückziehen.

1.8 Mit demenzkranken Menschen wirksam und einfühlsam kommunizieren

Eine Person mit Demenz darf keinesfalls in Verlegenheit gebracht werden, indem man ihr vorhält, das habe sie „doch schon vor ein paar Minuten gesagt“ oder indem man sie über jüngste Ereignisse ausfragt.

Für alle in Heil- und Pflegeberufen Tätige bedeutet Einfühlsamkeit, hinter dem Patienten oder der Patientin stets *die Person* zu sehen und möglichst in allen Situationen mitfühlend und geduldig zu sein.

1.9 Das Verhalten demenzkranker Menschen kann eine Belastung anzeigen

Das Verhalten einer Person mit Demenz kann Ausdruck einer Belastung sein und zwar besonders dann, wenn es ihr schwerfällt, sich verbal oder nonverbal mitzuteilen. Gut möglich, dass sie mit ihren Verhaltensweisen unbefriedigte Bedürfnisse kommuniziert.

Es gibt ein paar einfache Dinge, die man in diesem Falle tun kann: Die Person fragen, was los ist und wie sie sich fühlt, sich nach ihren Wünschen erkundigen und nachfragen, wie man ihr helfen kann.

Die demenzkranke Person antwortet vielleicht, dass sie sich von gesellschaftlichen Aktivitäten fernhält, weil sie sich ihrer kognitiven Ausfälle schämt, weil sie der Konversation nicht mehr recht folgen kann und den Unternehmungen nicht mehr gewachsen ist. Sie wird sich noch stärker zurückziehen, wenn ihre Mitmenschen in gesellschaftlichen Kontexten negativ und dem Konzept der malignen Sozialpsychologie entsprechend reagieren. Unangemessene Reaktionen können das negative Selbstbild Demenzkranker verstärken.

1.10 Auf Demenzberatung, Unterstützungsangebote und Informationsquellen hinweisen

Kasten 1-2: Beratung, Unterstützung und Information – die Nationalen Berufsstandards

(National Occupational Standards on Signposting)

- National Occupational Standard SCDHSC0026 – „Menschen beim Zugang zu Informationen über Dienstleistungsangebote und Einrichtungen unterstützen".
= Die Person wird unterstützt, damit sie die erhaltenen Informationen nutzen kann sowie sich selbst Informationen beschaffen und diese wiederum nutzen, beurteilen und kommentieren kann.
- National Occupational Standard SCDHSC0419 – „Menschen, die sich nach Gesundheitsdienstleistungen und sozialen Dienstleistungen erkundigen, beraten und informieren".
= Ermitteln, über welche Gesundheitsdienste und Sozialeinrichtungen die Person informiert werden muss, auch ihre künftigen Informations- und Beratungsbedürfnisse ermitteln und dafür sorgen, dass sich die Dienstleistungen laufend verbessern.

Professionelle Pflegekräfte und andere Experten und Expertinnen können der demenzbetroffenen Person selbst, ihren Angehörigen und Menschen, die ihr nahestehen, den Weg weisen, indem sie sie auf bestimmte Serviceleistungen aufmerksam machen, ihnen einschlägige Broschüren, Merkblätter oder andere Informationsquellen an die Hand geben und Unterstützungsangebote empfehlen. Fachkundige Hinweise sind z. B. angebracht, wenn sich jemand nach einer bestimmten psychosozialen Intervention erkundigt.

Auch Informationen über nützliche Websites, über Selbsthilfegruppen und Kurse am Ort, über „Rollenmodelle" in den sozialen Medien, über andere Hilfsangebote und Entlastungsmöglichkeiten in der Region gehören zur Beratung.

Anmerkungen und Literatur

1. Alzheimer's Disease International. (2015). *Dementia statistics*. Retrieved from https://www.alz.co.uk/research/statistics [6.11.2017]
2. Handley, M., Bunn, F., Goodman, C. (2017). Dementia-friendly interventions to improve the care of people living with dementia admitted to hospitals: A realist review. *BMJ Open 7*. https://doi.org/10.1136/bmjopen-2016-015257
3. Alzheimer's Society. (2017). *The dementia guide: Living well after diagnosis*. Retrieved from https://www.alzheimers.org.uk/download/downloads/id/1881/the_dementia_guide.pdf [31.08.2017]
4. Alzheimer's Society. (2007). *Dementia UK 2007*. Retrieved from https://www.alzheimers.org.uk/downloads/download/1/dementia_uk_2007 [31.08.2017]
5. Alzheimer's Society. (2014). *Dementia UK Update*. Retreived from https://www.alzheimers.org. uk/download/downloads/id/2323/demen tia_uk_update.pdf [07.10.2017]
6. Alzheimer's Research UK. *All about dementia*. Retrieved from https://www.alzheimersresearchuk.org/wp-content/uploads/2015/01/All-about-dementia.pdf
7. Kennelly, S. P., Lawlor, B. A. & Kenny, R. A. (2009). Blood pressure and dementia – a comprehensive review. *Therapeutic Advances in Neurological Disorders 2*(4), 241–260.

2 Demenz erkennen, einschätzen und eine Demenzdiagnose stellen

Demenzsymptome treten auf, wenn eine Krankheit das Gehirn schädigt. Die Alzheimer-Krankheit ist die häufigste, jedoch nicht die einzige Ursache (siehe unten). Welche Demenzsymptome eine Person entwickelt, hängt vom betroffenen Gehirnareal und der auslösenden Grunderkrankung ab.

2.1 Die häufigsten Demenztypen in Großbritannien

Demenz ist ein Syndrom (in erster Linie ein irreversibles und progressives „Gehirnversagen"), das die höheren Hirnleistungen beeinträchtigt. Es gibt eine Reihe bekannter Ursachen.

Als wir dieses Buch verfasst haben, waren in Großbritannien rund 850 000 Menschen demenzkrank, die meisten davon (62 %) aufgrund der Alzheimer-Krankheit, einer vaskulären Demenz (17 %), Lewy-Körperchen-Demenz (4 %) und einer Frontotemporalen Demenz. Es gibt auch noch andere seltenere Ursachen und gelegentlich reversible Krankheitszustände (<5 %)[1].

Die betroffenen Funktionsbereiche und die dort im Lauf der Zeit entstehenden Defizite sind Fährten, denen Ärzte und Ärztinnen nachgehen und aufgrund derer sie mit unterschiedlich hoher Wahrscheinlichkeit auf die auslösende Neuropathologie schließen können.

Diese Zahlen enthalten einen erheblichen Anteil von Fällen mit nachweislich gemischter Pathologie – insbesondere Mischungen aus Alzheimer-Krankheit und vaskulären Erkrankungen. Die definitive Demenzklassifikation beruht auf der auslösenden Neuropathologie, die mithilfe einer Autopsie oder – sehr selten – einer Gehirnbiopsie festgestellt wird.

2.2 Die Ursachen der Alzheimer-Krankheit

Die Alzheimer-Demenz ist der häufigste Demenztyp. Die Wissenschaft geht davon aus, dass die Alzheimer-Krankheit in den meisten Fällen auf eine Kombination aus genetischen Faktoren, Faktoren des Lebensstils und Umgebungsfaktoren zurückzuführen ist, die im Laufe der Zeit das Gehirn schädigen.

Frühe Studien haben mit Genkopplung gearbeitet und familiäre Eiweißmutationen festgestellt, die mit der Produktion von Beta-Amyloid, dem Amyloid-Vorläufer-Protein, Präsenilin 1 und 2 sowie mit der Risikovariante Apolipoprotein E4 zusammenhängen. Inzwischen wurden TREM2-Genvarianten als Risikofaktoren für die Alzheimer-Krankheit und andere neurodegenerative Erkrankungen identifiziert.[2]

Bei der mikroskopischen Untersuchung des geschädigten Gehirngewebes fallen zwei Anomalien auf, die als Kernsymptome der Alzheimer-Krankheit gelten: amyloide Plaques und Neurofibrillenbündel. Wie genau diese zum Krankheitsausbruch beitragen, ist Gegenstand einer bereits langanhaltenden Diskussion.

2.2.1 Amyloid-Hypothese

Die Amyloid-Hypothese postuliert, dass das Amyloid-beta-Protein (Aβ) eine Kaskade auslöst. Hierbei werden zuerst die Synapsen, dann die Neuronen geschädigt und pathologische Aβ-Plaques und Tau-Fibrillenbündel produziert. Die Synapsen und Neuronen gehen daraufhin unter und eine Demenz entsteht. Die Akkumulierung von Aβ gilt als Auslöser der Alzheimerpathologie, weil sie Synapsen zerstört, die Bildung von Neurofibrillenbündeln auslöst und infolgedessen den Neuronenverlust verursacht.

Sekretase-Enzyme spalten Amyloid-Vorläufer-Proteine, und Störungen dieses Vorgangs, genauer gesagt Mutationen der Gamma- und Beta-Sekretasen, können zur abnormen Amyloid-beta-Protein-Produktion führen. Sie kann eine Kaskade in Gang setzen, die die Synapsen schädigt und zum Neuronenverlust beiträgt, worauf sich schließlich amyloide Plaques und Neurofibrillenbündel bilden, die Hauptkennzeichen der Alzheimer-Krankheit.

Bislang haben die Anti-Amyloid-beta-Protein-Therapien auf ganzer Linie versagt, d.h. ihre klinischen Endpunkte verfehlt. Einige umfangreiche Drei-Phasen-Studien wurden vorzeitig abgebrochen. Herauszufinden, weshalb diese Medikamente versagt haben, wäre eine interessante Forschungsaufgabe.

Die Probleme der „Amyloid-Hypothese“ sind an anderer Stelle sehr eloquent diskutiert worden.[3] Die Hypothese leistet zweifellos einen großen Beitrag zum Verständnis von Demenzen, wird aber auch scharf kritisiert.

2.2.2 Tau-Hypothese

Das Tau-Protein ist in Neuronen enthalten und dient normalerweise der Stabilisierung der Mikrotubuli im Zellskelett. Ist Tau hyperphosphoryliert, häuft es sich in Form von Neurofibrillenbündeln innerhalb der Zellkörper an.

Bei der Alzheimer-Krankheit bilden sich Tau-Faserknäuel in den Gehirnzellen, die dann den Zellstoffwechsel lahmlegen. Dieser Mechanismus ist es, der für den Rückgang von Hirnzellen verantwortlich ist.

2.3 Die Ursachen der vaskulären Demenz

Eine vaskuläre Demenz entsteht, wenn die Hirndurchblutung unterbrochen ist.

Wie alle anderen Organe muss das Gehirn, um normal funktionieren zu können, über den Blutstrom konstant mit Sauerstoff und Nähstoffen versorgt werden. Ist die Blutzufuhr eingeschränkt oder unterbrochen, sterben nach und nach die Gehirnzellen ab und das geschädigte Gehirn stellt seine Tätigkeit ein.

Kasten 2-1: Klassifikation und Ursachen der sporadischen vaskulären kognitiven Beeinträchtigung

Post-Schlaganfall-Demenz
vaskuläre Demenz
Multi-Infarkt-Demenz (kortikale vaskuläre Demenz)
subkortikale ischämische vaskuläre Demenz
strategische Infarkt-Demenz
hämorrhagische Demenz
Demenz aufgrund einer spezifischen Arteriopathie
gemischte Alzheimer-Demenz und vaskuläre Demenz
leichte vaskuläre kognitive Beeinträchtigung

Wenn sich die Blutgefäße im Gehirn verengen und verhärten, lässt die Blutversorgung allmählich nach. Falls Fettablagerungen an den Wänden der Blutgefäße die Durchblutung behindern, spricht man von Arteriosklerose. Menschen mit Bluthochdruck, mit Typ-1-Diabetes, Raucher und Raucherinnen sind dafür besonders anfällig.

2.4 Die Ursachen der Lewy-Körperchen-Demenz

Lewy-Körperchen sind kleine runde Eiweißablagerungen, die sich aus unbekannten Gründen im Zellinnern bilden.

Bislang ist noch unklar, wie Lewy-Körperchen das Gehirn schädigen und zur Demenz führen.

Möglicherweise stören Lewy-Körperchen die Wirkung der beiden Botenstoffe Dopamin und Acetylcholin. Botenstoffe, sog. Neurotransmitter, übertragen Informationen von einer Zelle zur anderen. Dopamin und Acetylcholin gelten als wichtige Regulatoren der Gehirnfunktionen und sind z.B. für das Gedächtnis, die Lernfähigkeit, Stimmung und Aufmerksamkeit wichtig.

2.5 Die Ursachen der Frontotemporalen Demenz

Seit einigen Jahren gelten bestimmte genetische Faktoren als wichtige Risikofaktoren. In welchem Umfang sich Lebensführung, Begleitkrankheiten, Umweltrisiken und kardiovaskuläre Risikofaktoren auf das Gesamtrisiko, eine Frontotemporale Demenz zu entwickeln, auswirken, ist jedoch bislang ungeklärt.

Zum besseren Verständnis der bei neurologischen Erkrankungen stattfindenden pathologischen Vorgänge wird die Genforschung heute zunehmend intensiver betrieben. Die Frontotemporale Demenz könnte mit der Amyotrophen Lateralsklerose (ALS) zusammenhängen, weil beiden Erkrankungen das transaktive DNA-bindende 43-Protein (TDP-43) als pathologisches Trägermaterial zugrunde liegt.[4]

Die auf Chromosom 9 liegenden Genmutationen (Chromosome Open Reading Frame 72, 9ORF7 2), *Microtubule Associated Protein Tau* (MAPT) und *Granulin* (GRN) sind die wichtigsten bekannten genetischen Ursachen der Frontotemporalen Demenz.[5] Neuere Studien bringen diese Genmutationen auch mit anderen Demenztypen in Verbindung.

In manchen Fällen konnten bereits vor den ersten Symptomen der Frontotemporalen Demenz Einzelheiten des Erbguts untersucht und der Genotyp festgestellt werden. In den letzten Jahren hat eine neue Ära der Molekulargenetik zum besseren Verständnis frontotemporaler Demenzsyndrome beigetragen.

2.6 Die verschiedenen Demenztypen und ihre Leitsymptome

2.6.1 Alzheimer-Krankheit

Oft ist leichte Vergesslichkeit ein frühes klinisches Symptom. Betroffene können sich einfache Dinge nicht mehr merken und erinnern sich nicht mehr an den Inhalt kurz zurückliegender Gespräche, an Namen oder Ereignisse. Auch Apathie und eine Depression können Frühsymptome sein. In späteren Stadien kommen Kommunikationsstörungen, mangelhafte Urteilsfähigkeit, Desorientiertheit, Verwirrtheit, Verhaltensveränderungen, Sprech-, Schluck- und Gangstörungen hinzu.

2.6.2 Vaskuläre kognitive Beeinträchtigung

Während bei der Alzheimer-Krankheit zuerst Gedächtnisprobleme auftreten, kommt es bei der vaskulären Demenz anfangs eher zu Einschränkungen des Urteils- und Entscheidungsvermögens sowie der Planungs- und Organisationsfähigkeit. Diese Beeinträchtigungen sind auf Störungen oder Blockaden der Hirndurchblutung zurückzuführen, die wiederum Schlaganfälle oder Hirnblutungen auslösen können. Die Stelle, die Anzahl und das Ausmaß der Gehirnverletzungen bestimmen, wie sie sich auf das Denkvermögen und die Körperfunktionen der Person auswirken. Bei bildgebenden Verfahren werden oft geschädigte Blutgefäße entdeckt, die auf eine vaskuläre Demenz verweisen.

2.6.3 Lewy-Körperchen-Demenz

Die Lewy-Körperchen-Demenz (*Lewy-Body-Dementia,* LBD) ist eine progressive Erkrankung, was bedeutet, dass sich die Symptome über die Zeit verstärken. Um die Diagnosekriterien zu erfüllen, müssen mindestens zwei der folgenden drei Kernmerkmale vorhanden sein:

- fluktuierende Aufmerksamkeit und Konzentration
- wiederkehrende lebhafte visuelle Halluzinationen
- unwillkürliche motorische Parkinson-Symptome.

Bei der LBD sind, kognitiv-neurologischen Untersuchungen zufolge, die Gedächtnisstörungen weniger ausgeprägt als bei der Alzheimer-Krankheit, während die räumlich-visuellen Fähigkeiten, die Aufmerksamkeit und die Exekutivfunktionen dagegen schwerer gestört sind. Die moderate Frontallappenbeteiligung erklärt den relativen Erhalt der allgemeinen neuropsychologischen Leistungsfähigkeit und des Erinnerungsvermögens im Frühstadium der Erkrankung. Die selektive Beteiligung der Parietal-, Frontal- und Okzipitallappen könnte auch für einige der klinischen und neuropsychologischen Symptome dieses Demenztyps verantwortlich und zudem das spezifische Kennzeichen sein[6].

Lewy-Körperchen sind anormale Einschlüsse (oder Verklumpungen) von Alpha-Synuclein-Protein. Wenn sie in der Gehirnrinde (Kortex) auftreten, kann es zur Demenz kommen. Alpha-Synuclein sammelt sich auch im Gehirn von Parkinsonkranken an, allerdings unterscheiden sich die Muster der Einschlüsse von den Mustern bei Lewy-Körperchen-Demenz.

2.6.4 Gemischte Demenz

Die Symptome der gemischten Demenz variieren, je nach Art der Gehirnveränderungen und der betroffenen Gehirnareale. In vielen Fällen ähneln sie den Symptomen der Alzheimer-Krankheit oder anderer Demenztypen oder sind von diesen überhaupt nicht zu unterscheiden.

Die gemischte Demenz ist gekennzeichnet durch die Hauptmerkmale mehrerer Demenzursachen – meist der Alzheimer-Krankheit und der vaskulären Demenz, aber auch anderer Formen, etwa der Lewy-Körperchen-Demenz.

2.6.5 Parkinson-Demenz

Wenn die Parkinson-Krankheit fortschreitet, kommt es wie bei der Alzheimer-Krankheit und der Lewy-Körperchen-Demenz oft zu einer fortschreitenden Demenz. Störungen der Motorik sind häufige Symptome dieser Erkrankung. Wenn sich dann eine Demenz entwickelt, gleichen die Symptome denen der Lewy-Körperchen-Demenz. Meist treten zuerst tief im Gehirn, in der Substantia nigra genannten Schicht, Alpha-Synuclein-Ansammlungen auf.

2.6.6
Frontotemporale Demenz (FTD)

Die Frontotemporale Demenz ist klinisch und pathologisch heterogen.

In jüngeren internationalen Konsensdokumenten werden vier klinische Unterformen genannt, nämlich eine behaviorale (verhaltensbetonte) Variante (bcFTD), charakterisiert durch auffallende frühe Persönlichkeits- oder Verhaltensveränderungen, und drei primär progrediente Aphasie (PPA)-Syndrome, nämlich eine semantische Variante (sv-PPA, früher semantische Demenz genannt), eine nichtflüssige/agrammatische Variante (früher progrediente nichtflüssige Aphasie genannt) und eine logopenische Variante.[7] Letztere ist gekennzeichnet durch Wortfindungsstörungen und Satzwiederholungen.

Die Symptome verweisen auf die am stärksten geschädigten Hirnareale:

- **frontotemporale Verhaltenssymptome:** Enthemmung, Apathie, Taktlosigkeit, stereotype Handlungen oder repetitive Verhaltensweisen, Impulsivität, ausgeprägtes Risikoverhalten, Veränderung der Essgewohnheiten, eingeschränkte Exekutivfunktionen
- **Sprachsymptomatik:** Wortfindungsstörungen, Sprachapraxie (Verlust des Wissens um Wortbedeutungen), Agrammatismus, Anomie, gestörtes Einzelwortverständnis, Benennungsstörung, Aussprachefehler, Wort- und Satzwiederholungen, beeinträchtigtes Satzverständnis, Lese- und Schreibstörung.

2.6.7
Posteriore kortikale Atrophie

Eine Zeit lang war strittig, ob sich diese Demenzform von der Alzheimer-Demenz unterscheidet. Patienten und Patientinnen mit frühen Sehstörungen durch neurodegenerative Prozesse in den posterioren Arealen der Gehirnrinde leiden an einer sog. posterioren kortikalen Atrophie (*posterior cortical atrophy,* PCA). Das PCA-Syndrom entspricht dem, was Personen mit ähnlichen progressiven Verlusten der höheren Sehfunktionen berichten.

Viele an einer PCA Erkrankte bekommen erst nach langer Zeit die richtige Diagnose. Nicht wenige gehen mit ihren Symptomen zuerst zum Optiker.

Um die Definition dieses Krankheitsbilds in den verschiedenen Forschungssettings zu vereinheitlichen, wurde kürzlich ein Klassifizierungssystem vorgeschlagen.[8]

Die PCA manifestiert sich meist Mitte des fünften oder Anfang des sechsten Lebensjahrzehnts mit einer Reihe auffallender visuospatialen Symptomen: etwa der gestörten Verarbeitung visueller Informationen, d.h., dass Betroffene Gegenstände nicht mehr lokalisieren und ergreifen können (topographische Desorientiertheit). Die PCA zeigt sich auch mit Defiziten beim Rechnen und Schreiben an, die aufgrund der Veränderungen in hinteren Hirnabschnitten entstehen. Wenngleich das episodische Gedächtnis als Teil des Langzeitgedächtnisses und die Einsichtsfähigkeit anfangs relativ intakt sind, führt die fortschreitende PCA letztlich zu einem diffuseren Muster kognitiver Fehlleistungen.

Die mit bildgebenden Verfahren ermittelten vielfältigen anatomischen Veränderungen wurden bewusst breit gefasst. PET-, CT- und MRT-Untersuchungen unterstützen die klinischen Befunde durch den Nachweis von Durchblutungs- und Stoffwechselstörungen in den okzipital-, parietal und/oder okzipito-temporo-parietalen Kortizes.

2.6.8
Kortikobasale Degeneration

Die kortikobasale Degeneration (*corticobasal degeneration,* CBD) ist eine seltene langsam fortschreitende neurodegenerative Erkrankung, bei der es mit der Zeit zu immer ausgeprägteren Bewegungs-, Sprech-, Gedächtnis- und Schluckproblemen kommt. Ursache ist die steigende Zahl beschädigter oder absterbender Gehirnzellen.

Die CBD tritt meist zwischen dem 50. und 70. Lebensjahr auf. Ihre Symptome verstärken sich Schritt für Schritt und sind sehr variabel. Viele Betroffene weisen nur einige der folgenden möglichen Symptome auf:

- ungeschickte oder missglückte Handbewegungen
- Fremdheitserleben der eigenen Extremitäten (*alien limb*)
- Rigor
- Tremor, Muskelkrämpfe in den Extremitäten, Bradykinesie
- Gleichgewichts- und Koordinationsstörungen
- verlangsamte und verwaschene Sprache
- Demenzsymptome, etwa Gedächtnis- und Sehstörungen
- Schluckstörungen.

Meist ist eine Extremität zuerst betroffen. Wie schnell die Erkrankung fortschreitet, ist von Fall zu Fall äußerst verschieden.

Eine CBD entsteht, wenn eine Ansammlung von Tau-Proteinen die Zellen bestimmter Gehirnareale schädigt.

2.6.9
Creutzfeld-Jakob-Krankheit und ihre Varianten

Die Creutzfeld-Jakob-Krankheit (CJK) ist die häufigste beim Menschen vorkommende Form einer Gruppe seltener tödlicher Gehirnerkrankungen, die bei bestimmten Säugetieren auftreten. Von einer Variante der Creutzfeld-Jakob-Krankheit („Rinderwahnsinn“) sind Rinder betroffen. Die Krankheit kann unter bestimmten Umständen auf den Menschen übertragen werden.

Die CJK und ihre Varianten lösen Gedächtnis-, Koordinations- und Verhaltensstörungen aus und führen oft schnell zum Tod. Die spezifischen Symptome und die Reihenfolge ihres Auftretens können sich signifikant unterscheiden.

Zu den häufigen Anzeichen gehören:

- Depression
- Persönlichkeitsveränderungen
- Agitiertheit, Apathie, Stimmungsschwankungen
- schnell zunehmende Verwirrtheit, Desorientiertheit, Gedächtnis- und Denkstörungen, Probleme mit der Planungs- und Urteilsfähigkeit
- verwaschene Sprache
- Sehstörungen
- Gangstörungen
- Muskelsteife, Muskelzucken, unwillkürliche ruckartige Bewegungen.

Prionkrankheiten wie die CJK treten auf, wenn ein abnormales Prionprotein auf das normale Prionprotein im Gehirn einwirkt und ihm die gleiche fehlgefaltete Form aufzwingt. Die Frage, wie dieser Vorgang abläuft und wie die Prionen auf das Gehirn einwirken, ist von hohem wissenschaftlichem Interesse.

Die Diagnose wird vor allem mithilfe einer Elektroenzephalographie (EEG) gestellt. Die Weltgesundheitsorganisation hat das EEG deshalb in die Klassifikationskriterien der CJK aufgenommen.[9]

Die von der CJK ausgelöste Demenzform ist sehr speziell und selten. Das Krankenhaus muss deshalb jeden CJK-Fall der zuständigen Gesundheitsbehörde melden.

2.6.10 Normaldruckhydrozephalus

Der Normaldruckhydrozephalus ist eine Form des Hydrocephalus communicans, bei dem die Verbindung zwischen inneren und äußeren Liquorräumen erhalten ist. Der Begriff wurde 1965 von Adams und seinem Team geprägt[10], um einen Hydrozephalus mit Ventrikelerweiterungen, normalem Liquordruck und einer Symptomtriade aus Gangstörungen, Demenz und Harninkontinenz zu beschreiben.

Das Syndrom wird von einer Flüssigkeitsansammlung im Gehirn verursacht. Die Therapie besteht meist aus einem neurochirurgischen Eingriff, bei dem ein ventrikulo-peritonealer Shunt gelegt wird, wobei die Erfolgsraten variieren.[11]

2.6.11 Chorea Huntington

Die Chorea Huntington ist eine progressive Gehirnerkrankung, verursacht von einem bestimmten Gendefekt auf dem kurzen Arm von Chromosom 4, der eine Trinukleidexpansion in der DNA-Sequenz auslöst.

Zu den Symptomen gehören unwillkürliche Bewegungen, starke Beeinträchtigung des Denkvermögens und der Einsichtsfähigkeit, Reizbarkeit, Depression und Stimmungsschwankungen.

2.6.12 Wernicke-Korsakoff-Syndrom

Das Wernicke-Korsakoff-Syndrom ist eine durch schweren Thiamin-Mangel (Vitamin B_1) ausgelöste chronische Gedächtnisstörung. Die Gehirnzellen brauchen Thiamin zur Umwandlung von Zucker in Energie. Bei zu niedrigem Thiamin-Spiegel wird das Gehirn nicht ausreichend mit Nährstoffen versorgt und kann nicht mehr richtig funktionieren.

Während die Gedächtnisprobleme oft recht ausgeprägt sind, können die anderen Denkvorgänge und das Sozialverhalten relativ intakt wirken.

Die häufigste Ursache ist chronischer Alkoholabusus. Es gibt aber auch noch zahlreiche andere Risikofaktoren und Ursachen für diese Erkrankung.[12]

2.6.13 HIV-Demenz

Eine HIV-Infektion kann eine Reihe unterschiedlicher Hirnfunktionsstörungen auslösen. Man spricht dann von einer HIV-assoziierten neurokognitiven Störung. Dank der neuen antiretroviralen Kombinationstherapie ist das Risiko für opportunistische Infektionen des Zentralnervensystems und die Entwicklung einer schweren sekundären Demenz innerhalb von zwanzig Jahren drastisch gesunken. Leichtere Formen der HIV-assoziierten neurokognitiven Störung sind allerdings immer noch verbreitet und beeinträchtigen die Lebensqualität der Kranken erheblich. Kognitionstests sind der – allerdings recht zeitaufwändige – diagnostische „Goldstandard". Die in jüngerer Zeit entwickelten Screening-Instrumente wie CogState und die revidierte HIV-Demenz-Skala haben in den späteren Stadien der HIV-assoziierten neurokognitiven Störung eine sehr gute Sensitivität und Spezifität. (Die Forschungen auf diesem Gebiet sind relativ neu.[13])

2.7 Demenzmerkmale, die ein weitergehendes Assessment erfordern

Kasten 2-2: Assessmentplanung – die Nationalen Berufsstandards

(National Occupational Standards on Planning Assessments)

- National Occupational Standard SFHCHS38 – „Den Gesundheitsstatus einer Person ermitteln – Assessmentplanung" = Das Assessment planen und vereinbaren. Der Arzt/die Ärztin überprüft die in der Überweisung enthaltenen Informationen, besorgt sich gegebenenfalls weitere relevante Informationen und überprüft diese. Dann wird mit der betroffenen Person zusammen über das weitere Vorgehen, d.h. die Art des Assessmentverfahrens, entschieden und im nächsten Schritt der zeitliche Ablauf geplant. National Occupational Standard SFHCH40 – „Anhand des Gesundheitsstatus der Person eine gesicherte Diagnose stellen" = Aufgrund des ersten Assessments und erster Investigationen das vermutete Krankheitsbild in Form einer Diagnose erfassen.

Der *National Health Service* (NHS) stellt in seinem Dokument von 2015 *Dementia diagnosis and management. A brief pragmatic resource for general practioners* eine Liste zur Verfügung, die dem Hausarzt oder der Hausärztin sagt, welche Personen in der Regel von einem gründlicheren Assessment profitieren und deshalb an eine Fachstelle überwiesen werden sollen[14].

2.8 Eine rechtzeitige Diagnose ist wichtig!

Die Diagnose soll früh gestellt werden, weil das Hinauszögern von Assessment und Behandlung negative Folgen haben kann.

„Rechtzeitig" bzw. „zeitgerecht" ist eine Diagnose, wenn der Patient oder die Patientin danach verlangt *und/oder* pflegende Angehörige eine Diagnose brauchen.

Nur eine zeitgerechte Diagnose kann sicherstellen, dass Betroffene informiert, evidenzbasiert behandelt und unterstützt werden – deshalb ist sie so zentral. Sie öffnet die Tür zur anschließenden Betreuung und Behandlung. Sie hilft, andere potenziell behandelbare Erkrankungen mit demenzähnlichen Symptomen auszuschließen, z.B. Krankheiten, die ebenfalls Gedächtnis-, Kommunikations- und Verhaltensprobleme u.Ä. auslösen können.

Eine zeitgerechte Diagnose kann Menschen mit Demenz ebenfalls helfen, das Beste aus ihren Fähigkeiten zu machen und wohl auch von den derzeit zur Verfügung stehenden medikamentösen und nicht medikamentösen Behandlungen zu profitieren. Eine frühzeitige Diagnose ermöglicht es den Betroffenen, den Angehörigen und dem Freundeskreis, sich die bereits eingetretenen Veränderungen zu erklären und sich über weitere im Krankheitsverlauf auftretende Veränderungen zu informieren.

Ist der Demenztyp identifiziert, wissen Angehörige, Pflegepersonen und professionelle Pflegekräfte was sie erwartet und können daher Hilfe leisten.

Den Demenztyp zu ermitteln ist wichtig, um die richtigen Therapie- und Managemententscheidungen treffen zu können, insbesondere im Falle einer Lewy-Körperchen-Demenz, der Alzheimer-Krankheit und einer vaskulären kognitiven Beeinträchtigung. Bei hochbetagten Menschen wird es allerdings zunehmend schwierig, zwischen einer vaskulären und einer Alzheimer-Demenz zu unterscheiden und die richtige Diagnose zu stellen. Dies beeinflusst die anschließende Unterstützungsform und das Krankheitsmanagement jedoch nur unwesentlich.

2.9 Eine Demenzdiagnose stellen

Eine Demenz sollte nur diagnostiziert werden, nachdem ein gründliches Assessment stattgefunden hat, d.h. die Anamnese erhoben, der kognitive und geistige Zustand untersucht, eine körperliche Untersuchung durchgeführt und die Medikation überprüft, aber auch nach Stoffen oder Medikamenten gefragt wurde, die die kognitive Leistungsfähigkeit beeinträchtigen können.

Wird eine Person auf eine mögliche Demenz hin untersucht, soll sie vorab gefragt werden, ob sie die Diagnose erfahren möchte und wem sie mitgeteilt werden soll. Wichtig ist auch, einen der demenzkranken Person nahestehenden Menschen um Auskunft über die Krankengeschichte des Patienten oder der Patientin zu bitten, weil sich viele nicht mehr an Einzelheiten erinnern können und/oder ihre Verhaltens- und Persönlichkeitsveränderungen selbst nicht mehr wahrnehmen.

Ist die Demenz nicht allzu ausgeprägt oder fraglich, wird mit der formalen neuropsychologischen Testbatterie nicht nur das Gedächtnis, sondern das ganze Spektrum der Kognitionen geprüft. Zum Zeitpunkt der Diagnosestellung und in regelmäßigen Abständen danach, muss die Person auf körperliche oder psychiatrische Begleiterkrankungen hin untersucht werden sowie auf eine mögliche Depression oder Psychose.

Beim klinischen Assessment der kognitiven Leistungsfähigkeit ist auf die Aufmerksamkeits-, Konzentrations- und Orientierungsfähigkeit der Person zu achten. Zudem müssen die visuellen Wahrnehmungen der höheren Ordnung, das Kurz- und Langzeitgedächtnis, die praktischen Fähigkeiten, die sprachlichen Fertigkeiten sowie die Exekutivfunktionen untersucht werden.

Alle weiteren Faktoren, die geeignet sind, die Leistungen zu beeinträchtigen, müssen ebenfalls berücksichtigt werden, nämlich Bildungsstand, Qualifikationen, frühere Leistungsfähigkeit und Erfolge, sprachliche Ausdrucksfähigkeit, sensorische Einschränkungen, psychische Erkrankungen und körperliche oder neurologische Beeinträchtigungen.

Das Assessment eines Menschen mit einer Lernbehinderung kann durch ein Symptom-Assessment ergänzt werden. Bei allen Menschen mit Trisomie 21 soll, um spätere Veränderungen feststellen zu können, das aktuelle adaptive Verhalten begutachtet werden.

Da in einer allgemeinärztlichen Praxis lediglich eine kurze Ersteinschätzung stattfinden kann – etwas anderes zu erwarten wäre unrealistisch – ist es hilfreich, einen Mitarbeiter oder eine Mitarbeiterin zu haben, der oder die mit einigen Kognitionstests vertraut ist. Bei einer Person beispielsweise, die den Uhrentest problemlos besteht, wird höchstwahrscheinlich keine Demenz diagnostiziert werden.

Das Gehirn mit bildgebenden Verfahren (CT oder MRT) zu untersuchen erübrigt sich in der Regel. Ist ein Gehirnscan für die Diagnose tatsächlich erforderlich, muss die Radiologie vorab unbedingt ausführliche klinische Informationen bekommen.

Blutuntersuchungen tragen zur Diagnose selten etwas bei, werden aber gebraucht, um andere Krankheiten auszuschließen zu können und um der Dokumentationspflicht der Aufsichtsbehörde (*Quality and Outcomes Framework*, QOF) nachzukommen.[15]

2.10 Die Person einfühlsam und in einer ihr angemessenen Form untersuchen

Ausgeprägte Kommunikationsfertigkeiten gelten als Schlüsselqualifikation beim personzentrierten Umgang mit Demenzkranken.

Dennoch kann die Kommunikation mit Betroffenen eine Herausforderung sein und auch Gesundheitsfachpersonen schwerfallen. Dabei ist gute Kommunikation wirklich wichtig, weil Menschen mit Demenz im Krankenhaus und ambulant nachweislich nicht angemessen gepflegt und betreut werden, wenn die Kommunikation mangelhaft ist.

Die Diagnose muss für die betroffene Person und alle, die ihr nahestehen, zeitlich angemessen sein und in individuell angemessener Form mitgeteilt werden. Das bedeutet, dass auch die Diagnose selbst personzentriert sein soll.

2.11 Demenzbetroffene an die richtigen Fachstellen überweisen und über Unterstützungsangebote informieren

Ein Demenzpflegeplan soll pro-aktiv sein, die betreffende Person stärken, „demenzfreundlich" formuliert, eng mit allen Aspekten ihrer bisherigen Gesundheitsgeschichte verknüpft und kein isoliertes Einzeldokument sein.

Ein vollständiger personzentrierter Pflegeplan enthält die wichtigsten demographischen Daten, informiert ausführlich über die beteiligten Pflegepersonen und klärt, wem Auskunft gegeben werden darf. Weiter informiert er über die Vermeidung einer Krankenhauseinweisung und enthält Einzelheiten über Begleiterkrankungen und die Medikation.

Ein krankheitsspezifischer Pflegeplan – z. B. für Demenz – soll die allgemeinen Angaben ergänzen, spezifische Ziele nennen und erklären, wie die Person mit Demenz für ihre Gesundheit sorgen und ihr Wohlbefinden erhalten kann und von wem sie dabei unterstützt wird.

Der Pflegeplan soll von einem multidisziplinären Team erarbeitet werden, zum Erhalt der Pflegekontinuität beitragen und auch Hinweise auf weitere Unterstützungs- und Betreuungsangebote enthalten, z. B. auf Gedächtnistraining, Demenzberatung, Sozialdienste und Pflegeheime.

2.12 Demenz von Delirium, Depression und anderen Krankheitsbildern unterscheiden

2.12.1 Delirium

Das Delir/Delirium ist ein akutes und ernstes neuropsychiatrisches Syndrom, das überwiegend bei hospitalisierten alten Menschen auftritt und mit erhöhten Morbiditäts- und Mortalitätsraten verbunden ist. Delirien sind häufig, sie sind bedrohlich und stellen einen medizinischen Notfall dar. In jüngerer Zeit wurde mit Erfolg versucht, alle im Krankenhaus tätigen Gesundheitsfachpersonen über dieses Syndrom aufzuklären, damit sie delirierende Patientinnen und Patienten erkennen.[16] Ein Delirium ist äußerst belastend und geht mit erheblichen Gefahren einher, etwa mit einem erhöhten Demenz- und Sterberisiko, mit der Gefahr, in eine Langzeitpflegeeinrichtung verlegt zu werden und mit einer Verlängerung des Krankenhausaufenthalts.

Menschen, die in ein Krankenhaus oder ein Pflegeheim kommen und delirgefährdet sind, sollen erkannt, unterstützt und behandelt werden, um ihr Risiko zu reduzieren. Betreuung und Behandlung delirierender Kranker erfordern einen multidisziplinären und personzentrierten Ansatz.

Bedürfnisse wie Schmerzen, Hunger, Durst und der Bedarf an sensorischen Hilfen sollen erkannt und erfüllt werden, wobei das Team beruhigend auf die Person einwirken und sich effektiver Kommunikationstechniken und Orientierungshilfen bedienen soll.

Folgende Kennzeichen unterscheiden ein Delir von einer Demenz: plötzlicher Beginn, kurze Dauer und zwischen Agitiertheit und Lethargie schwankender Bewusstseinszustand. Menschen mit Demenz sind mehr als andere gefährdet, ein Delir zu entwickeln, weshalb jeder plötzlichen Veränderung ihrer Fähigkeiten und ihres Verhaltens nachgegangen werden muss, um ein Delir als Ursache ausschließen zu können.

Anhand der unverhältnismäßig stark gestörten Vigilanz und Aufmerksamkeit lässt sich ein Delir von einer Demenz recht sicher unterscheiden.

Demenz ist der stärkste Risikofaktor für die Entwicklung eines Delirs, wobei das Delir die Demenz überlagert, was erklärt, weshalb viele delirierende Demenzkranke hospitalisiert werden. Um die richtigen Sofortmaßnahmen einleiten und die richtigen Medikamente verabreichen zu können, muss zunächst zwischen einem demenzüberlagernden Delir, einer diffusen Lewy-Körperchen-Demenz (LKD) und einem Delir allein unterschieden werden.

Ein Delirium wirkt demenzverstärkend und ist ein Risikofaktor für eine spätere Demenzentwicklung. Nur 19 % der delirierenden Kranken weisen drei Monate danach keinerlei kognitive Defizite auf.[17]

Wird bei Patientinnen und Patienten mit bekannter Lewy-Körperchen-Demenz eine akute Veränderung verkannt und lediglich als weitere Zustandsverschlechterung betrachtet, sucht man vielleicht nicht gründlich genug nach den häufigen Ursachen für ein Delir – etwa nach Infektionen, Medikamentenwirkungen und Schmerzen – mit der Folge, dass dieser potenziell lebensbedrohliche Zustand fehlerhaft behandelt wird.

Umgekehrt werden delirierende Patientinnen und Patienten mit einer bislang nicht diagnostizierten Lewy-Körperchen-Demenz womöglich Antipsychotika verabreicht und mit deren unerwünschten Nebenwirkungen belastet.

Essenziell ist die Identifizierung der am *stärksten delirgefährdeten* Personen. Die Risikofaktoren sind: Alter über 65, kognitive Beeinträchtigung oder Demenz, Oberschenkelhalsbruch und schwere Erkrankung.

Dann sind folgende Präventionsmaßnahmen angezeigt:

- häufig Orientierungshilfen anbieten (z. B. Uhren, Kalender)
- ausreichende Flüssigkeitszufuhr und Ernährung sicherstellen
- Schmerzen, Obstipation und Infektionen erkennen und behandeln
- die Medikation überprüfen und delirbegünstigende Substanzen vermeiden
- Geräusche möglichst minimieren und den Schlaf der Person möglichst nicht mit Interventionen unterbrechen
- kognitive Stimulierung (z. B. Kartenspielen, ein Puzzle legen).

Für ein Delir kommen verschiedene Gründe infrage, wobei in vielen Fällen zwei oder mehrere Faktoren beteiligt sind. Die Ursache muss erkannt werden, weil eine angemessene Behandlung den Zustand beheben kann. Zu den möglichen Auslösern gehören Infektionen, Obstipation, Flüssigkeitsmangel, veränderte Umgebung/Ortswechsel, akute Stoffwechselstörung, Trauma, Sauerstoffmangel, Alkohol- oder Drogenentzug.

Manchmal ist das Delir das einzige Symptom einer schweren Grunderkrankung. Weil jedes Delir ein Notfall ist, müssen alle mit betagten und chronisch kranken Menschen befassten Gesundheitsfachkräfte die Leitsymptome kennen, gegebenenfalls ein gründlicheres Assessment veranlassen und unverzüglich die Behandlung einleiten. Da Menschen mit Demenz ein erhöhtes Risiko haben, ist auf diese Patientinnen und Patienten besonders zu achten.

Zu den Anzeichen und Symptomen eines Delirs gehören gestörte Aufmerksamkeit, Gedächtnisstörungen, Desorientiertheit und desorganisiertes Denken, Wahrnehmungsveränderungen (visuelle Halluzinationen, Sinnestäuschungen, Wahnvorstellungen) und emotionale Schwankungen.

Delir-Symptome treten meist erstmals auf, wenn eine körperliche Erkrankung vorliegt – das ist eines der Hauptkennzeichen. Beim Management eines Delirs liegt der Schwerpunkt deshalb auf der Suche nach der auslösenden Krankheit und deren Behandlung. Besteht der Verdacht auf ein Delirium, muss die Person einer gründlichen körperlichen Untersuchung unterzogen werden und es sind Blutuntersuchungen und andere Nachforschungen angezeigt.

2.12.2 Depression

Viele ältere Menschen sind depressiv, was aber selten bemerkt und selten diagnostiziert wird. Die Symptome betagter Menschen können sich etwas von den für jüngere typischen unterscheiden. Im Alter treten z.B. mehr körperliche Symptome auf und Ängste oder Agitiertheit sind ausgeprägter.

Auch Schlafstörungen sind häufig und ein Risikofaktor für Depressivität in dieser Altersgruppe.

Alte depressive Menschen haben ein höheres Suizidrisiko.

Depression ist eine breite Diagnose mit den Hauptkennzeichen Niedergeschlagenheit und/oder Desinteresse an den meisten Aktivitäten.

Aus den verschiedenen Assessmentinstrumenten, die zur Verfügung stehen, sollte man ein passendes und validiertes Instrument auswählen. Das Assessment soll personzentriert sein und Depressionssymptome ausfindig machen. „SIGECAMPS" ist hierfür (s. **Kasten 2-3**) eine gute Gedächtnisstütze.[18]

Auch das Suizidrisiko muss beachtet werden (z.B. höheres Lebensalter, männlich, verwitwet, schwere Verluste, Einsamkeit, körperliche Erkrankung, selbstverletzendes Verhalten in der Vergangenheit). Deshalb muss nach psychiatrischen Vorerkrankungen, früheren körperlichen Krankheiten, Medikamenten- und Drogenkonsum sowie nach der Familiengeschichte und der persönlichen Lebensgeschichte gefragt werden. Dabei sollen nicht lediglich die Symptome im Fokus stehen, auch das Ausmaß der Beeinträchtigung des Lebensalltags und die der vermuteten Depression beigemessene Bedeutung sind wichtige Anhaltspunkte.

Kasten 2-3: „SIGECAMPS"

S – Sleep disturbance (Schlafstörungen)
I – Loss of Interest or pleasure in usual activities (Verlust des Interesses und der Freude an gewohnten Aktivitäten)
G – Excessive feelings of Guilt or worthlessness (ausgeprägte Schuldgefühle und Gefühl von Wertlosigkeit)
E – Decreased Energy and increased fatigue (Antriebslosigkeit und ungewöhnlich starke Müdigkeit)
C – Diminished ability to think or Concentrate (nachlassendes Denk- und Konzentrationsvermögen)
A – Appetite change with weight loss/gain (Veränderung des Essverhaltens mit Gewichtsverlust/Gewichtszunahme)
M – Mood is low on most days (Niedergeschlagenheit an den meisten Tagen)
P – Psychomotor agitation or retardation (psychomotorische Agitiertheit oder Verlangsamung)
S – Suicide ideation (Suizidgedanken)

2.13 Demenz mit den richtigen Methoden und Instrumenten ermitteln und messen

Die exakte Einschätzung der kognitiven Leistungsfähigkeit älterer Menschen ist selbst für Gesundheitsfachpersonen nicht leicht. Dieses Assessment ist jedoch eines der wichtigsten, das insbesondere gerontopsychiatrische und in der medizinischen Geriatrie tätige Fachkräfte durchführen können. Entscheidend ist, dass die Demenzerkrankung erkannt und diagnostiziert wird.

Dafür stehen mehrere Assessmentskalen zur Verfügung, wobei keine den gesamten Einsatzbereich abdeckt. Dazu kommt, dass manche Skalen kostenpflichtig sind, weshalb sie im klinischen Alltag ungern eingesetzt werden. Auch der weit verbreitete Mini-Mental-Status-Test (MMST) gehört dazu.

Die Assessments der kognitiven Leistungsfähigkeit decken eine große Bandbreite an Aktivitäten ab. Sie können ...

- **in verschiedenen Settings** stattfinden – in allgemeinärztlichen Praxen, speziellen Gedächtnissprechstunden oder sog. Memory-Kliniken, in Einrichtungen der Akutversorgung und in Pflegeheimen
- **verschiedenen Zwecken** dienen – zum Screening, zur Diagnosestellung, zur Bestimmung von Stadien und zur Veränderungsmessung
- **mehrere Bereiche** abdecken – Gedächtnis, sprachliche und räumlich-visuelle Fähigkeiten und Exekutivfunktionen.[19]

In **Kasten 2-4** werden einige bewährte Instrumente zum Assessment der kognitiven Leistungsfähigkeit genannt.

Kasten 2-4: Assessmentinstrumente[20]

Primärversorgung

- abbreviated mental test score (AMTS)
- general practitioner assessment of cognition (GPCOG)
- mini-cog

Gedächtniskliniken (Memory Clinics)

- addenbrookes cognitive examination-III (ACE-III)
- Montreal cognitive assessment (MoCA)
- Mini-Mental State Examination (MMSE) (Mini-Mental-Status, MMST, bitte Copyright beachten)

Akutpflegesettings

- abbreviated mental test score (AMTS)
- 6-item cognitive impairment test (6CIT)
- general practitioner assessment of cognition (GPCOG)

Pflegeheime

- abbreviated mental test score (AMTS)
- 6-item cognitive impairment test (6CIT)
- general practitioner assessment of cognition (GPCOG)
- Montreal cognitive assessment (MoCA)

2.14 Differenzialdiagnose der Demenz

In der klinischen Praxis kommt es sehr darauf an, Demenzen und ihre auslösenden Krankheitsprozesse von anderen Erkrankungen zu unterscheiden.

Der Diagnoseprozess ist zweistufig: Zuerst wird die Demenz diagnostiziert, dann die Ursache ermittelt.

Bei der Untersuchung einer Person mit Gedächtnisproblemen darf man nie vergessen, dass nicht alle Menschen mit Gedächtnisproblemen demenzkrank sind. Es gibt mehrere Krankheitsbilder, deren Symptome an eine Demenz denken lassen und leicht übersehen werden, wenn der Arzt oder die Ärztin nicht gezielt darauf achtet.

Die wichtigsten „Drei-D“ der Diffenzialdiagnosen und möglichen Einflussfaktoren sind:[21]

- **Depression:** Sie kann die Demenzsymptome einer Person verstärken.
- **„Drogen“** (engl. Drugs), Medikamente: Zum Beispiel sollen stark anticholinerg wirkende Arzneimittel wie trizyklische Antidepressiva, ältere Medikamente gegen Blasenprobleme und Antihistaminika der ersten Generation möglichst abgesetzt oder durch ein weniger stark anticholinerg wirkendes Medikament ersetzt werden.

- **Delirium:** Die Diagnose soll eindeutig sein und anhand des zeitlichen Ablaufs und des generellen Krankheitsbilds gestellt werden.

2.15 Fehldiagnosen und ihre möglichen Folgen

Zu den Hauptaufgaben der Hausärzte und Hausärztinnen gehört es, eine Diagnose zu stellen. Die Weltgesundheitsorganisation hat dem Thema Patientensicherheit in der allgemeinen Gesundheitsversorgung Priorität eingeräumt und in diesem Zusammenhang Fehldiagnosen als vordringliches Problem bezeichnet.

Das US-amerikanische *Institute of Medicine* hat zudem in einem 2015 veröffentlichten Bericht mit dem Titel *Improving Diagnosis in Health Care* festgestellt, dass die meisten Menschen im Laufe ihres Lebens einmal fehldiagnostiziert werden.

In mehreren Studien wird darauf hingewiesen, dass das Ausmaß der Symptome und der Grad der Beeinträchtigung die entscheidenden diagnostischen Parameter sind. Personen mit früh einsetzender Demenz haben von Interventionen den größten Nutzen. Deshalb sollte man bei den Bemühungen um möglichst frühzeitige Demenzdiagnosen künftig besonders darauf achten, die unauffälligeren und allerersten Manifestationen dieser Krankheit aufzuspüren.

2.16 Die betroffene Person, ihre Angehörigen und die Pflegenden einfühlsam über die Demenzdiagnose und ihre Bedeutung informieren

Viele Menschen mit Demenz und deren Familienangehörige sind erleichtert, wenn die Diagnose feststeht, und empfinden die Mitteilung, besonders wenn der erste Schock überwunden ist, als konstruktiv.

Entscheidend für die Reaktion des Patienten oder der Patientin auf die Demenzdiagnose ist die Art ihrer Übermittlung und das Ausmaß der Unterstützung, die der betroffenen Person und ihren Angehörigen nach der Diagnosestellung geboten werden. Sie müssen über die Demenzdiagnose in einfühlsamer und positiver Form und nicht unter Zeitdruck informiert werden, damit man ihre Fragen beantworten, Unterstützung signalisieren und auf ihre Sorgen eingehen kann.

Dieses Vorgehen ermöglicht der demenzkranken Person eine gewisse Kontrolle und eigene Entscheidungen.

2.17 Was eine Demenzdiagnose besonders für jüngere Menschen und ihre Angehörigen bedeutet

Die Alzheimer-Gesellschaft schätzt, dass in Großbritannien über 40 000 jüngere Menschen (unter 65 Jahren) mit Demenz leben [22]. Das bedeutet, dass fünf Prozent aller Demenzkranken von der früh einsetzenden Form betroffen sind. Für alle Pflegeorganisationen und Leistungserbringer ist das eine wichtige Erkenntnis.

Aus der Forschung ist bekannt, dass sich Jugendliche, die einen nahestehenden Menschen mit Demenz versorgen, um zahlreiche praktische, emotionale und soziale Angelegenheiten kümmern. Dennoch betrachten sie sich oft nicht als „junge Pflegende" oder fühlen sich nicht wohl, wenn sie als solche bezeichnet werden. Darin unterscheiden sie sich nicht von den Kindern oder jungen Leuten, die einen nahestehenden Menschen mit einer anderen Krankheit betreuen.

In der Fachliteratur werden mehrere Herausforderungen und Probleme genannt, denen junge Menschen begegnen, die mit einer demenzkranken Person zusammenleben:

- schwierige Beziehungen mit der Person mit Demenz und mit anderen Familienangehöri-

gen (sowie vergleichbare Anpassungs- und Coping-Probleme)
- Auswirkungen auf die Ausbildung, den Arbeitsplatz und die Zukunftspläne
- fehlendes Verständnis für die Bedürfnisse und die Lebenssituation jüngerer Menschen seitens der Fachkräfte und der Öffentlichkeit, weshalb sie nicht altersangemessen unterstützt werden.

2.18 Die Bedürfnisse von Menschen mit einer Lernbehinderung und Demenz

Eine lernbehinderte Person weist vielleicht bereits Verhaltensweisen auf, die ihre Belastung spiegeln und sich verstärken, wenn sie eine Demenz entwickelt. Gut möglich ist dann, dass sich ihre Realitätswahrnehmung demenzbedingt verändert. Wenn Pflegende diesen Vorgang verstehen, können sie sich besser in die psychische Situation des Pflegebedürftigen einfühlen und sein Verhalten entsprechend interpretieren.

Pflegende Angehörige und professionelle Pflegepersonen sollen gemeinsam versuchen, die Gründe oder Trigger des Verhaltens ausfindig zu machen und nach geeigneten Präventionsmaßnahmen Ausschau halten.

Eine Person mit einer Lernbehinderung und Demenz kann, wenn sie auf die richtige Art unterstützt wird, viele Aktivitäten noch eine Zeit lang fortführen. Sie soll ermuntert werden, ihre Unabhängigkeit möglichst lang zu erhalten, falls sie dies wünscht.

Bei allen Interventionen und Managementplänen muss der Mensch im Fokus stehen, was einen ganzheitlichen Betreuungsansatz voraussetzt, der den Ansichten und Äußerungen des Betroffenen Rechnung trägt.

Die Behandlung und Hilfestellungen, die z. B. Menschen mit Trisomie 21 aufgrund ihrer typischen Begleiterkrankungen (Schwerhörigkeit, Depression, Krampfanfälle, Schilddrüsenunterfunktion) benötigen, werden von der Demenz vermutlich erschwert.

2.19 Demenzassessment und Demenzbehandlung müssen allen Bevölkerungsgruppen zugänglich sein

Menschen mit Demenz und ihre Betreuungskräfte müssen stets äußerst respektvoll behandelt werden. Sie dürfen wegen ihrer Diagnose, ihres Alters (weil man sie für zu alt oder zu jung hält) oder einer Lernbehinderung von keiner Serviceleistung und keinem Unterstützungsangebot ausgeschlossen werden.

Sollte es eine Sprachbarriere geben, sind folgende Hilfen möglich:

- schriftliche Information in der bevorzugten Sprache und/oder einem verständlichen Format
- eine Übersetzerin/einen Übersetzer einschalten
- psychologische Interventionen in der bevorzugten Sprache.

Auch Personen, bei denen aufgrund ihrer abnehmenden kognitiven und funktionalen Leistungsfähigkeit der Verdacht auf Demenz besteht, deren Defizite für eine Demenzdiagnose aber nicht ausgeprägt genug sind, darf der Zugang zu Unterstützungsangeboten nicht verwehrt werden.

Bedeutend ist, dass die Person ihren Bedürfnissen und Wünschen entsprechend betreut und unterstützt wird. Die Angebote müssen also personalisiert sein. Der kulturelle Hintergrund und die Herkunft eines Menschen sind natürlich entscheidende Komponenten seiner persönlichen Identität.

Die Angehörigen ethnischer Minderheiten (*black and minority ethnic people,* BAME) sind in den meisten Einrichtungen für Demenzkranke unterrepräsentiert. Die Entwicklung angemessener Gesundheits- und Sozialdienstleistungen, die den Bedürfnissen dieses Personenkreises gerecht werden, steht seit Jahren ganz oben auf der gesundheitspolitischen Tagesordnung.

Dass die Angehörigen ethnischer Minderheiten derzeit so selten eine Demenzberatung suchen oder eine Demenzbehandlung erhalten, hat verschiedene Gründe. Viele sind z. B. über die Demenzerkrankung nicht ausreichend informiert, die in BAME-Communitys teilweise stigmatisiert ist. Dennoch können Gesundheitsfachpersonen einiges tun, um die Situation zu verbessern, etwa andere Informationsquellen erschließen und Fachkräfte für die Öffentlichkeitsarbeit engagieren.

Viele Pflegende, die einer ethnischen Minoritätengruppe angehören und sich um ein demenzkrankes Familienmitglied kümmern, scheuen sich, um Unterstützung zu bitten, obwohl sie eine Selbsthilfegruppe für pflegende Angehörige schätzen würden und für Entlastungsangebote dankbar wären.

2.20 Assessment und Diagnoseentscheidungen dokumentieren

Diagnostiziert die Ärztin oder der Arzt eine Demenz, muss mit der betroffenen Person (wenn angemessen) und ihren Angehörigen unbedingt über die Diagnose gesprochen werden und zugleich dokumentiert werden, dass das Gespräch stattgefunden hat.

Wird die Demenz erstmals diagnostiziert, ist stets der Hausarzt oder die Hausärztin der erkrankten Person zu informieren.

Anmerkungen und Literatur

1. Alzheimer's Society. *Demography.* Retrieved from https://www.alzheimers.org.uk/info/20091/what_we_think/93/demography [02.10.2017]
2. Jay, T.R., von Saucken, V. & Landreth, G.E. (2017). TREM2 in Neurodegenerative Diseases. *Molecular Neurodegeneration* 12(1), 56.
3. Morris, G.P., Clark, I.A. & Vissel, B. (2014). Inconsistencies and controversies surrounding the amyloid hypothesis of Alzheimer's disease. *Acta Neuropathologica Communications* 18(2), 135.
4. Couratier, P., Corcia, P., Lautrette, G., Nicol, M. & Marin, B. (2017). ALS and frontotemporal dementia belong to a common disease spectrum. *Revue Neurologique (Paris),* 173(5), 273–279.
5. Guven, G., Lohmann, E., Bras, J., Gibbs, J.R., Gurvit, H., Bilgic, B., ... Hanagasi, H. (2016). Mutation frequency of the major frontotemporal dementia genes, MAPT, GRN and C9ORF72 in a Turkish cohort of dementia patients. *PLoS One* 11(9). Retrieved from https://journals.plos.org/plosone/article?id=10.1371/journal.pone.0162592 [02.10.2017]
6. Bozzali, M., Falini, A., Cercignani, M., Baglio, F., Farina, E., Alberoni, A., ... Nemni, R.. (2005). Brain tissue damage in dementia with Lewy bodies: An in vivo diffusion tensor MRI study. *Brain 128* (7), 1595–1604.
7. Bott, N.T., Radke, A., Stephens, M.L. & Kramer, J.H. (2014). Frontotemporal dementia: diagnosis, deficits and management. *Neurodegener Dis Manag* 4(6), 439–454. Retrieved from https://www.ncbi.nlm.nih.gov/pmc/articles/PMC4824317 [06.11.2017]
8. Crutch, S.J., Schott, J.M., Rabinovici, G.D., Murray, M., Snowden, J.S., van der Flier, W.M., ... Fox, N.C. (2017). Consensus classification of posterior cortical atrophy. *Alzheimer's and Dementia: The Journal of the Alzheimer's Association* 13(8), 870–884.
9. Wieser, H.G., Schindler, K. & Zumsteg, D. (2006). *Clinical Neurophysiology* 117(5), 935–951. Retrieved from https://www.clinph-journal.com/article/S1388-2457(05)00511-0/abstract [02.10.2017]
10. Adams R.D., Fisher C.M., Hakim S., Ojemann, R.G. & Sweet, W.H. (1965). Symptomatic occult hydrocephalus with „normal" cerebrospinal fluid pressure: A treatable syndrome. *New England Journal of Medicine* 27, 117–126.
11. Nassar, B.R. & Lippa, C.F. (2016). Idiopathic normal pressure hydrocephalus. *Gerontology and Geriatric Medicine 2.* Retrieved from https://www.ncbi.nlm.nih.gov/pmc/articles/ PMC5119812/#bibr1-2333721416643702 [02.10.2017]
12. Donnelly, A. (2017). Wernicke-Korsakoff syndrome: Recognition and treatment. *Nursing Standard* 31(31), 46–53.

13. Carroll, A. & Brew, B. (2017). *HIV-associated neurocognitive disorders: Recent advances in pathogenesis, biomarkers, and treatment. F1000Research.* Retrieved from https://f1000research.com/articles/6-312/v1 [02.10.2017]
14. Brew, B.J. & Chan, P. (2014). Update on HIV dementia and HIV-associated neurocognitive disorders. *Current Neurology and Neuroscience Reports* 14(8), 468. Retrieved from https://www.england.nhs.uk/wp-content/uploads/2015/01/dementia-diag-mng-ab-pt.pdf [20.10.2017]
15. NHS England. (2015). *Dementia diagnosis and management: A brief pragmatic resource for general practitioners.* Retrieved from https://www.england.nhs.uk/wp-content/uploads/2015/01/dementia-diag-mng-ab-pt.pdf [02.10.2017]
16. For example, Commissioning for Quality and Innovation (CQUIN): https://www.england.nhs.uk/wp-content/uploads/2015/03/9-cquin-guid-2015-16.pdf
17. Jackson, T.A., Gladman, J.R., Harwood, R.H., MacLullich, A.M., Sampson, E.L., Shehan, B. & Davies, D.H.J. (2017). Challenges and opportunities in understanding dementia and delirium in the acute hospital. *PLoS Medicine* 14(3), e1002247.
18. BMJ. (2006). *A mnemonic for depression.* Retrieved from https://www.bmj.com/rapid-response/2011/10/31/mnemonic-depression [01.09.2017]
19. Alzheimer's Society. (2013). *Helping you to assess cognition. A practical toolkit for clinicians.* Retrieved from https://oxleas.nhs.uk/site-media/cms-downloads/AS_ Cognitive_Assessment_Toolkit.pdf [01.09.2017]
20. Derived from Alzheimer's Society. (2013). *Helping you to assess cognition. A practical toolkit for clinicians.*
21. NHS England. (2015). *Dementia diagnosis and management: A brief pragmatic resource for general practitioners.* Retrieved from https://www.england.nhs.uk/wp-content/uploads/2015/01/dementia-diag-mng-ab-pt.pdf [02.10.2017]
22. Alzheimer's Society. (2017). *Facts for the media.* Retrieved from https://www.alzheimers.org.uk/info/20027/news_and_media/541/facts_for_the_media [01.09.2017]

3 Risikoreduzierung und Prävention

Demenzen sind zwar eine gewaltige emotionale und finanzielle Bürde, dennoch haben demenzkranke Menschen und alle an ihrer Versorgung beteiligten Personen das Potenzial, die Gesellschaft enorm zu bereichern.

Bis heute gibt es keine Therapien, die das Fortschreiten der Erkrankung hinauszögern oder verlangsamen. Man ist sich jedoch sich einig, dass die Öffentlichkeit aufgeklärt und Demenzprävention Teil der Agenda werden muss.

Das bedeutet, dass die Gesellschaft über Demenzerkrankungen und über Möglichkeiten, das Demenzrisiko zu reduzieren, informiert werden muss. Wichtig ist, das Augenmerk der Bevölkerung auf Faktoren der Lebensführung zu lenken, die das Erkrankungsrisiko vermutlich erhöhen und ihr zu vermitteln, dass sie stärker auf ihre Gesundheit achten muss. Die Menschen sollen erfahren, was sie selbst tun können, um ihr Demenzrisiko zu reduzieren.

Man schätzt, dass bis zu 30 % der Alzheimer-Fälle und der Demenzen generell durch beeinflussbare Faktoren des Gesundheitsverhaltens und des Lebensstils verhindert werden könnten.[1]

Früher oder später werden wir alle direkt oder indirekt von Demenz betroffen sein. Einer Umfrage der Alzheimer-Forschungsgesellschaft in Großbritannien zufolge ist Demenz die von Menschen über 55 Jahren am meisten gefürchtete Krankheit. Sie wird mehr gefürchtet als jedes andere schwere Leiden, mehr noch als eine Krebserkrankung und Diabetes.[2]

Wenn die Zahl der Menschen mit Demenz steigt, steigen zugleich die Gesundheitskosten. Eine Reduzierung des Demenzrisikos könnte, so die Hoffnung, dem Gesundheits- und Sozialsystem Kosten sparen, weil die Prävalenz und die Folgen von Demenzerkrankungen abnehmen und Prävention den Menschen hilft, länger und gesünder zu leben.

Demenzprävention liegt jedoch keineswegs nur im Interesse des staatlichen Gesundheits- und Sozialsystems. Inzwischen weiß man um die komplexe, multifaktorielle Natur von Demenzerkrankungen und man ist sich bewusst, dass deren Risikofaktoren das Leben der Menschen stets auf irgendeine Weise beeinflussen.

3.1 Lebensstilfaktoren können das Risiko für bestimmte Demenztypen erhöhen

Die wissenschaftliche Evidenzgrundlage verbessert sich sehr schnell und rechtfertigt bereits heute risikomindernde Maßnahmen und die gründlichere Erforschung der Demenzrisiken, um die modifizierbaren Risikofaktoren verringern und die belegten Schutzfaktoren verstärken zu können.

Es liegen bereits ausreichend Beweise für eine vaskuläre Komponente vieler Demenzen vor. Daher sollten Interventionen, die den vaskulären Risikofaktoren gelten, auch die Gefahr, das Fortschreiten und den Schwergrad einer Demenz mindern.

Zu den bekannten Gefahren gehören das Rauchen, eine schlechte Ernährung mit zu viel gesättigten Fetten, Zucker und Salz, Übergewicht in den mittleren Lebensjahren, fehlende körperliche Bewegung zusammen mit sitzender Lebensweise und übermäßigem Alkoholkonsum, sowie intermediäre Krankheitsvorboten wie Bluthochdruck, hohe Cholesterinwerte und Diabetes, die Folgen des Verhaltens und anderer Faktoren sind.

Auch Schutzfaktoren spielen eine Rolle, wie Bildungstand, geistige Betätigung und soziale Aktivitäten.

3.2 Sind Veränderungen des Lebensstils hilfreich?

Veränderungen des Lebensstils können den Beginn bestimmter Demenztypen hinauszögern und deren Schwergrad positiv beeinflussen.

Ungeachtet intensiver Forschungsbemühungen lässt sich eine Demenz aber derzeit weder verlässlich verhindern noch heilen.

Dennoch ist es richtig, nach Möglichkeiten Ausschau zu halten, die Gefahr einer Demenzentwicklung zu reduzieren. Es gibt tatsächlich einige Studien, die den Schluss nahelegen, dass die altersspezifische Inzidenz (d. h. das Demenzrisiko in einem bestimmten Alter) abnimmt.[3]

Eine effektive Aufklärung über die modifizierbaren Risikofaktoren könnte zahlreiche Demenzen verzögern oder verhindern.

Studien, die sich mit dem Auftreten von Demenzen im Lebensverlauf beschäftigt haben, unterstützen die Vorstellung, dass bestimmte Risikofaktoren in entscheidenden Lebensabschnitten das Demenzrisiko in unterschiedlichem Maß beeinflussen.

Die früh im Leben entwickelte und in den mittleren Lebensjahren konsolidierte kognitive Reserve könnte, wenn eine neurodegenerative Erkrankung auftritt, der Entwicklung von Demenzsymptomen entgegenwirken. Daher die Empfehlung, sich geistig fit zu halten, nach der Devise: „Wer rastet der rostet".

3.3 Kognitiver Niedergang und Demenz haben vielfältige Ursachen

Die häufigste Demenzursache ist die Alzheimer-Krankheit. Die vaskuläre Demenz ist der zweithäufigste Demenztyp, von dem in Großbritannien rund 150 000 Personen betroffen sind.[4]

Inzwischen ist jedoch gesichert, dass in bestimmten Fällen eine Mischung aus Alzheimer-Krankheit und vaskulärer Demenz vorliegt. Für die vaskuläre Demenz gelten die gleichen Risikofaktoren wie für Herz-Kreislauf-Erkrankungen und Schlaganfälle, weshalb der Gedanke naheliegt, dass auch die gleichen Präventionsmaßnahmen angezeigt sind.

Das Alter ist der größte Risikofaktor für die Entwicklung einer Demenz. Das erhöhte Risiko könnte auf Alterungsprozesse zurückzuführen sein, etwa auf:

- erhöhten Blutdruck im mittleren Lebensalter
- höhere Inzidenz mancher Krankheiten
- biologische Zellalterung, „Seneszenz" genannt
- Veränderungen des Immunsystems.

Viele der bekannten Demenzstudien wurden als allzu simplifizierend kritisiert, weil sie lediglich die Auswirkung einer einzelnen Intervention auf einen bestimmten Risikofaktor untersucht haben.

Die jüngsten Zwischenergebnisse der FINGER-Studie (*Finnish Geriatric Intervention Study*) belegen, dass der kognitive Niedergang tatsächlich, wenn auch nur sehr geringfügig, durch eine Reduzierung diverser Risikofaktoren beeinflussbar ist.[5]

Da aus Risikofaktoren ohne kontrollierte Interventionsstudien kein Kausalzusammenhang abgeleitet werden kann, ist nach wie vor unklar, ob Lebensstil- und Verhaltensänderungen die Demenz-Inzidenz tatsächlich verringern oder den Krankheitsbeginn hinauszögern können.

Es gibt noch andere bewährte Maßnahmen, die das Demenzrisiko unmittelbarer reduzieren, etwa die Bekämpfung des Alkoholmissbrauchs und Drogenkonsums sowie der Schutz, besonders junger Menschen, vor Kopfverletzungen.

Die Auswirkungen dieser und weiterer Risiken in jungen Jahren (wozu auch die Gesundheit und das Verhalten der Mütter, die Erziehungsfähigkeit der Eltern, der körperliche Aktivitätslevel etc. gehören) sowie die Schutzfaktoren (wozu auch der Bildungsstand zählt) bedürfen dringend einer wissenschaftlichen Untersuchung. Denn nur auf wissenschaftlicher Basis kann anschließend gesundheitspolitisch richtig reagiert werden.

3.4 Mit evidenzbasierter Forschung das Demenzrisiko reduzieren

Die Frage, inwieweit Risikofaktoren zu den verschiedenen Demenztypen beitragen, ist eine Forschungspriorität. Die Rollen einiger Faktoren (z. B. von Alkoholkonsum) und deren Interaktion mit genetischen Merkmalen werden derzeit erforscht.

Unabhängig davon haben die weltweite Zunahme der Alzheimer-Krankheit und anderer Demenzen sowie deren offensichtliche Zusammenhänge mit beeinflussbaren Faktoren dazu geführt, dass Fachleute aus der Forschung sowie Interessensvertretungen den Regierungen und nicht staatlichen Einrichtungen empfehlen, bevölkerungsorientierte risikoreduzierende Maßnahmen zu entwickeln und umzusetzen. Immer mehr Organisationen folgen diesem Aufruf und haben entsprechende Strategien entwickelt, in den USA beispielsweise die *Healthy Brain Initiative*, in Australien die *Brain Matters Campain*, in Finnland das *National Memory Programme* und in Irland das *Forget Me Not* genannte Aufklärungsprogramm.[6]

Dieser neue evidenzbasierte Forschungsbereich hat gezeigt, dass es neuer Beweise und wissenschaftlicher Erkenntnisse bedarf, um den bisherigen Wissensstand, die herkömmlichen Gewissheiten und den Umgang mit Demenzkrankheiten überprüfen zu können und neue Möglichkeiten, die kognitive Gesundheit der verschiedenen Bevölkerungsgruppen zu erhalten, erschlossen werden müssen.

3.5 Was bedeutet „Evidenz“?

Dem *Oxford English Dictionary* zufolge versteht man unter Evidenz „Informationen oder Anzeichen, die erkennen lassen, dass eine Überzeugung oder eine Aussage wahr oder gültig ist“. Der Begriff ist vom lateinischen Wort *e-videns, „ersichtlich“* abgeleitet und wird im Sinne von „augenscheinlich, offenkundig“ gebraucht.[7]

- **Evidenzbasierte Gesundheitsversorgung** ist der bewusste Einsatz der gegenwärtig besten Evidenz bei Entscheidungen über die Versorgung eines Patienten/einer Patientin oder über die Bereitstellung von Gesundheitsdienstleistungen.
- **Evidenzbasierte klinische Praxis** ist der Prozess der ärztlichen Entscheidungsfindung aufgrund der besten zur Verfügung stehenden Evidenz in Absprache mit dem Patienten/der Patientin, um eine Behandlungsentscheidung treffen zu können, die der

individuellen Situation der zu behandelnden Person am besten gerecht wird.
- **Evidenzbasierte Medizin** ist der bewusste, explizite und angemessene Einsatz der gegenwärtig besten Evidenz bei Entscheidungen über die medizinische Versorgung einzelner Patienten/Patientinnen.

Die Prävalenzschätzungen für die Zukunft verweisen auf die Dringlichkeit risikominimierender Interventionen, da selbst geringfügige Verzögerungen des Demenzbeginns das öffentliche Gesundheitswesen signifikant entlasten.

In der Demenzforschung stehen überwiegend Themen im Fokus, von denen man sich die höchste Investitionsrendite und den größten Effekt verspricht. Parallel dazu wird aber auch eine Strategie für den Umgang mit dieser gesellschaftlichen Herausforderung benötigt.

Jetzt gilt es für die Forschung, mit neuen Ansätzen weitere Aufgaben anzupacken, nämlich:

- die Identifikation neuer Risikofaktoren für die Entwicklung einer Demenz durch die Erforschung ihrer Entstehungs- und Verlaufsmechanismen
- epidemiologische Studien, um festzustellen, welchen Anteil Risikofaktoren, besonders in jungen Jahren und im mittleren Lebensalter, an der Entwicklung von Demenzen haben
- epidemiologische Studien und Modellstudien, um die Auswirkungen von Demenzerkrankungen auf die Bevölkerung beschreiben und prognostizieren zu können und zu berechnen, welchen Ertrag die Investitionen in Präventionsmaßnahmen vermutlich bringen
- Follow-up-Studien bereits vorliegender Untersuchungen und Kohortenstudien – wie sie bereits für Diabetes und Herz-Kreislauf-Erkrankungen durchgeführt werden – um die Langzeitauswirkungen der Demenz-Outcomes zu ermitteln.

3.6 Gesundheitsförderung

Gesundheitsförderung hat einen hohen Stellenwert beim Umgang mit der alternden Bevölkerung und ihren altersbedingten Gesundheitsproblemen. Sie ist inzwischen fester Bestandteil der Gesundheitspolitik und der Strategien für aktives Älterwerden.

Initiativen wie die *UK Dementia Platform*[8] und das *Joint Programme on Neurodegenerative Disorders*[9] der EU sind positive und zielführende Entwicklungen.

Wie vielfach bewiesen, ist das Demenzrisiko der Bevölkerung beeinflussbar und zwar durch eine Reduktion des Raucheranteils, die Früherkennung sowie bessere Kontrolle von Bluthochdruck, Diabetes und kardiovaskulärer Risikofaktoren.

Das gute (und richtige) Motto lautet: „Hilf deinem Herzen, dann hilfst du deinem Gehirn“.

Das *National Institute for Health and Care Excellence* (NICE) unterstützt diesen Ansatz und empfiehlt ihn Menschen in den mittleren Lebensjahren, um Demenz, Behinderung und Gebrechlichkeit im Alter hinauszuzögern oder zu verhindern[10].

Eine umfangreiche in der Fachzeitschrift *The Lancet Neurology*[11] veröffentlichte Studie hat aufgezeigt, dass weltweit etwa ein Drittel der Alzheimer-Krankheitsfälle auf potenziell modifizierbare Risikofaktoren zurückzuführen sind. In Großbritannien hat laut dieser Studie körperliche Aktivität den größten Einfluss auf die untersuchten Risikofaktoren. Sie hat ferner ergeben, dass die Alzheimer-Krankheit in 21,8 % der Fälle mit Bewegungsmangel zusammenhängt. Dieser Anteil würde vermutlich sinken, wenn mehr Menschen im Alter aktiver wären.[12]

Wer sich ein Leben lang geistig fit hält und sein Gehirn trainiert, trägt zur Reduzierung des persönlichen Demenzrisikos bei. Die Forschung hat einen Zusammenhang zwischen einem geringeren Demenzrisiko und folgenden Faktoren nachgewiesen:

- höherer Bildungsstand
- geistig anspruchsvollere Tätigkeiten
- kognitive Stimulierung, etwa Puzzle legen oder eine Fremdsprache lernen.

Einer anderen Übersichtsstudie[13] zufolge, die der kognitiven Hirnreserve und dem kognitiven Niedergang galt und wofür die Daten von 22 Studien mit über 29000 Teilnehmenden ausgewertet wurden, haben geistig regsame Menschen ein geringeres Demenzrisiko als solche mit geringer geistiger Aktivität. Auch die Pflege von Sozialkontakten vermag das Demenzrisiko zu mindern, weil soziale Aktivitäten:

- die Stimmung verbessern
- Stress abbauen
- das Depressionsrisiko reduzieren
- Einsamkeit verhindern.

3.7 Staatliche Gesundheitsförderung und gesundheitliche Aufklärung

Heute sind drei Formen der Gesundheitsförderung bekannt – das Präventionsmodell, das Modell der gesundheitsfördernden Gesamtpolitik und die Stärkung der Selbstwirksamkeit und Handlungsfähigkeit des Einzelnen (*self-empowerment*) – jedes dieser Modelle spielt eine andere Rolle in den staatlichen Informationskampagnen zur Verbesserung des Gesundheitsverhaltens der Bevölkerung.

Beim Präventionsmodell steht der einzelne Mensch im Fokus, der durch Aufklärung motiviert werden soll, gesundheitsbewusst zu leben.

In der Ottawa-Charta zur Gesundheitsförderung[14] (*Ottawa Charter for Health Promotion*) wird Gesundheitsförderung folgendermaßen beschrieben:

„Gesundheitsförderung zielt auf einen Prozess, allen Menschen ein höheres Maß an Selbstbestimmung über ihre Gesundheit zu ermöglichen und sie damit zur Stärkung ihrer Gesundheit zu befähigen. Um ein umfassendes körperliches, seelisches und soziales Wohlbefinden zu erlangen, ist es notwendig, dass sowohl Einzelne als auch Gruppen ihre Bedürfnisse befriedigen, ihre Wünsche und Hoffnungen wahrnehmen und verwirklichen sowie ihre Umwelt meistern bzw. verändern können. In diesem Sinne ist die Gesundheit als ein wesentlicher Bestandteil des alltäglichen Lebens zu sehen und nicht als vorrangiges Lebensziel. Gesundheit steht für ein positives Konzept, das in gleicher Weise die Bedeutung sozialer und individueller Ressourcen für die Gesundheit betont, wie die körperlichen Fähigkeiten. Die Verantwortung für Gesundheitsförderung liegt deshalb nicht nur beim Gesundheitssektor, sondern bei allen Politikbereichen und zielt über die Entwicklung gesünderer Lebensweisen hinaus auf die Förderung von umfassendem Wohlbefinden ab".

Raucherentwöhnung sowie die Früherkennung und bessere Behandlung von Diabetes und Bluthochdruck sollen an oberster Stelle stehen und auch ältere Menschen einschließen, die in Präventionsprogrammen selten eigens angesprochen werden. Wichtig sind auch die Förderung körperlicher Aktivität und die Reduzierung von Fettleibigkeit.

Der *Blackfriars Consensus* zur Förderung der Gehirngesundheit wurde auf ein Treffen im Januar 2014 in London hin entwickelt, zu dem das *UK Health Forum* und *Public Health England* (PHE) eingeladen hatten. Der Konsens wird von 60 Experten und Expertinnen und Organisationen unterstützt, die sich mit der Prävention von Demenzerkrankungen und nicht übertragbaren Krankheiten (*non-communicable deseases*, NCD) beschäftigen[15]. Sie haben einen starken und signifikanten Beitrag geleistet.

Die Reduzierung des Demenzrisikos sollte nun Teil der nationalen und globalen Strategien zur Bekämpfung nicht übertragbarer Krankheiten werden, wobei in Anbetracht der rasanten Einwicklungen auf diesem Gebiet Interventionen mit der sichersten Evidenz bevorzugt werden sollen.

In England bietet der *NHS Health Check*[16] für Personen zwischen 40 und 74 Jahren den Hausärzten und Hausärztinnen und anderen Gesundheitsfachkräften die ideale Gelegenheit, ihre Klientel zu beraten und ihr einen gesünderen Lebensstil nahezulegen. Der Gesundheitscheck ist auch ein günstiger Zeitpunkt, den Cholesterin- und Blutzuckerspiegel sowie den Blutdruck zu messen.

Im mittleren Lebensalter sind viele Menschen von einem oder mehreren der sieben anerkannt wichtigsten Gesundheitsrisiken betroffen[17]:

1. Tabakkonsum
2. übermäßiger Alkoholkonsum
3. zu geringer Obst- und Gemüseverzehr
4. starkes Übergewicht
5. Diabetes
6. Bluthochdruck
7. erhöhter Cholesterinspiegel.

Der *NHS Health Check* hat auch eine Demenzkomponente, um Menschen zwischen 65 und 74 Jahren über Demenzkrankheiten zu informieren.

Den *Clinical Commissioning Groups* (CCGs) [organisatorische Einheiten, die den Versorgungsbedarf der Bevölkerung ermitteln und die Ressourcen entsprechend verteilen. Anm. d. Ü.] kommt bei der Risikoreduzierung und Demenzprävention eine Schlüsselrolle zu. Um dieser Aufgabe gewachsen zu sein, müssen sie auf hochwertiges und relevantes Demenzdatenmaterial zugreifen können.

Der Demenz-Informationsdienst von *Public Health England* hat das erste Demenzprofil vorgelegt.[18] Mit diesem Tool können die örtlichen Gesundheitsbehörden und CCGs ihre Daten und Leistungen mit denen anderer Gebiete in England vergleichen, weil alle die gleiche, leicht zugängliche Online-Plattform verwenden.

Die CCGs sollen mithilfe dieser Daten die lokalen Demenzrisikofaktoren erkennen, etwa anhand des Anteils an Raucherinnen und Rauchern und an übergewichtigen Personen, des Bewegungsmangels in der Bevölkerung und der Zahl alkoholbedingter Krankenhauseinweisungen.

Die NICE-Leitlinien zur Gesundheitsförderung im Alter[19] empfehlen, um die Entwicklung von Demenz, Behinderung oder Gebrechlichkeit zu verhindern oder zu verzögern, die Rollen der lokalen Handlungsebene und der kommunalen Gesundheitseinrichtungen und -behörden zu stärken.

Klinische Praxis, Public Health, Forschung, Präventionsfachleute und politische Entscheider, die mit Demenzerkrankungen oder anderen nicht übertragbaren Krankheiten befasst sind, müssen künftig besser zusammenarbeiten. Das ist die Voraussetzung, um Entwicklungen beeinflussen und eine effektivere Umsetzung und Evaluation der Präventionsprogramme gewährleisten zu können. Dringend gebraucht wird auch die Implementierungsforschung, um die Wirksamkeit solcher Ansätze zu verbessern.

3.8 Welche Motivationsfaktoren beeinflussen die Veränderungsfähigkeit?

Kasten 3-1: Veränderungen des Gesundheitsverhaltens fördern – die Nationalen Berufsstandards

(National Occupational Standards on Encouraging Behavioural Change)

- National Occupational Standard SFHPHP15 – „Personen und Einrichtungen für Veränderungen ihres Gesundheitsverhaltens gewinnen, um Gesundheit und Wohlbefinden zu fördern“

= Personen und Einrichtungen ermuntern, ihr Gesundheitsverhalten zu verändern.
Dieser Prozess ist dreistufig: Personen und Einrichtungen sollen befähigt werden, die Notwendigkeit einer Veränderung ihres Gesundheitsverhaltens zu erkennen und ihr Verhalten zu verändern. Sie sollen das veränderte Gesundheitsverhalten beibehalten und schließlich die Wirksamkeit der Verhaltensänderung evaluieren können.

Es gibt zahlreiche Theorien, die zu erklären versuchen, welche Faktoren das menschliche Verhalten und die menschliche Veränderungsfähigkeit bestimmen.

3.8.1 Theorie des Gesundheitsverhaltens

Die Theorie des Gesundheitsverhaltens besteht aus einer Fülle theoretischer Konstrukte, die oft recht ähnlich oder gar identisch sind und sich verschiedener Terminologien bedienen. Man hat versucht, den einzelnen Theorien die ähnlichen Konzepte zu entnehmen und daraus eine integrierte Theorie zu entwickeln.

Es gibt aber immer noch recht unterschiedliche Vorstellungen darüber, welche Faktoren tatsächlich bestimmen, ob jemand sein Gesundheitsverhalten und seinen Lebensstil dauerhaft verändert.

Bei der Mehrzahl der wichtigsten Theorien spielt das Konzept des Selbstvertrauens (d.h. die Überzeugung, sich so verhalten zu können) und das Konzept der Motivation (d.h. der Wunsch, sich so zu verhalten) eine zentrale Rolle.

Die Menschen müssen, um aktiv zu werden, über die potenziellen Gefahren und Risiken informiert sein, sich aber deshalb nicht zu Tode erschrecken.

Der Begriff „Motivation" bezieht sich auf unsere Handlungsgründe (*Was ist dein Motiv?*) und unsere Handlungsbereitschaft (*Wie motiviert bist du?*).

Dem Modell der gesundheitlichen Überzeugungen (*Health Belief Model*) zufolge setzt jede Verhaltensänderung Handlungsbereitschaft voraus. Die Handlungsbereitschaft einer Person hängt davon ab, wie hoch sie ihre Gesundheitsbedrohung und den Schweregrad der gesundheitlichen Folgen einschätzt.

Dabei können Informations- und Aufklärungskampagnen eine wichtige Rolle spielen. Sie sollen die persönliche Bedrohung betonen und auf die schwerwiegenden Folgen einer Veränderungsverweigerung hinweisen, aber auch die Kosten ungesunder Verhaltensweisen und den Nutzen einer Verhaltensänderung darstellen.

3.8.2 Sozialkognitive Theorie

Die sozialkognitive Theorie besteht aus den Kernelementen der sozialkognitiven Lerntheorie sowie aus den Prinzipien des Beobachtungslernens und der indirekten Verstärkung (die Handlungen anderer beobachten und daraus lernen).

Wer das eigene Verhalten ändert, verändert auch sein Umfeld. Dieser Theorie zufolge ist die Selbstwirksamkeitserwartung der entscheidende persönliche Faktor, wenn um Verhaltensänderung geht. **Abbildung 3-1** enthält die wichtigsten Faktoren.

3.9 Über Gesundheitsförderung und Unterstützungsangebote informieren

Der Theorie des geplanten Verhaltens (*Theory of Planned Behavior*) zufolge sind verhaltensverändernde Maßnahmen erfolgreich, wenn sie über Kosten und Nutzen eines Verhaltens infor-

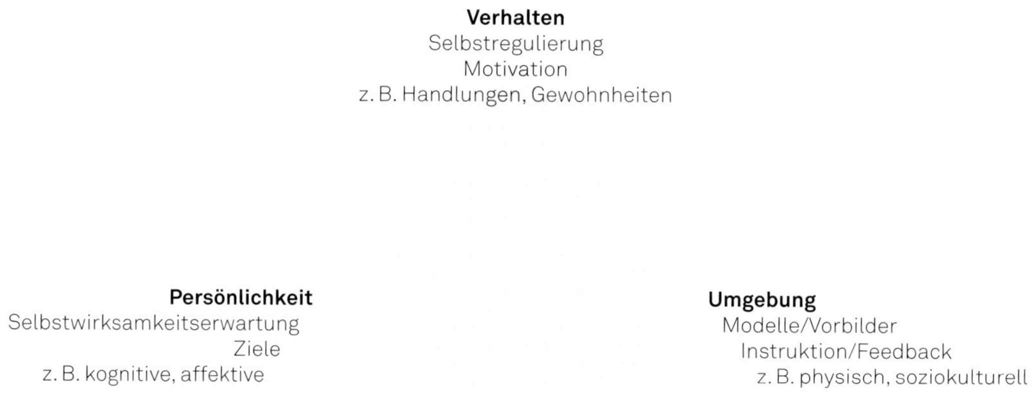

Verhalten
Selbstregulierung
Motivation
z. B. Handlungen, Gewohnheiten

Persönlichkeit
Selbstwirksamkeitserwartung
Ziele
z. B. kognitive, affektive

Umgebung
Modelle/Vorbilder
Instruktion/Feedback
z. B. physisch, soziokulturell

Abbildung 3-1: Die sozialkognitive Theorie

mieren und zudem das Gefühl persönlicher Bedrohung erzeugen. Damit die Information das Verhalten tatsächlich beeinflusst, müssen auch subjektive gesellschaftliche Normen und persönliche Überzeugungen hinterfragt werden. Die Person soll schließlich dazu gebracht werden, an die „Normalität“ gesunden Verhaltens zu glauben.

Auch mithilfe der Massenmedien kann für einen gesunden Lebensstil geworben werden, etwa indem sich die Darsteller in beliebten Fernsehserien gesundheitsbewusst verhalten oder von prominenten Persönlichkeiten und Sympathieträgern die Botschaft ausgeht, es sei „cool“, sich für Gesundheitsfragen zu interessieren (berühmte Schauspieler oder Komiker könnten z.B. über ihr Leben mit Demenz berichten).

Nachdem eine Demenzdiagnose gestellt wurde, soll der betroffenen Person und, falls sie zustimmt, ihren Angehörigen genügend Zeit eingeräumt werden, um über die Diagnose zu sprechen. Voraussichtlich werden beide fortlaufend Unterstützung benötigen.

Das Beratungsgespräch und dessen Inhalte sollen in der Krankenakte vermerkt werden.

3.9.1 Informationen über gesunde Lebensführung personalisieren

Kasten 3-2: Kommunikation – die Nationalen Berufsstandards

(National Occupational Standards on Communication)

- National Occupational Standard SFHHT2 – „Mit einer Person kommunizieren, um sie über Gesundheitsförderung zu informieren und ihr Möglichkeiten zur Verbesserung ihres Wohlbefindens aufzuzeigen“
= Die Kommunikation dient der Entwicklung gesunder Verhaltensweisen und eines gesunden Lebensstils, um Gesundheit und Wohlbefinden zu verbessern.

Informationen über einen gesunden Lebensstil sind nur wirksam, wenn sie den individuellen Fähigkeiten und Bedürfnissen der Person angepasst werden.

Der Kommunikationstheorie zufolge sind mehrstufige Strategien angezeigt, je nachdem, wer angesprochen werden soll. Die Botschaften sollen ganz auf die betreffende Person oder Zielgruppe zugeschnitten sein: Die kommunale

Ebene wird mit Sozialmarketing, die politische Ebene über die Medien, die Allgemeinbevölkerung durch Aufklärungskampagnen in den Massenmedien erreicht.

Die Öffentlichkeit, die Fachkräfte in Heil- und Pflegeberufen, aber auch politisch Verantwortliche sind sich der Verbindung zwischen verhaltensbedingten Risikofaktoren und nichtübertragbaren Krankheiten zunehmend bewusst (etwa zwischen Rauchen und Lungenkrebs oder Ernährung und kardiovaskulären Erkrankungen). Aber nur wenige wissen um die Auswirkungen vieler dieser Faktoren auf das Demenzrisiko.

Um Menschen einen gesünderen Lebensstil nahezubringen, sind vor allem Aufklärungskampagnen geeignet, die die Botschaften überzeugend kommunizieren.

Oft wird in solchen Kampagnen, an die Furcht vor den verheerenden Auswirkungen eines Leidens appelliert, um die Gesundheitsmotivation der Bevölkerung zu verstärken. Hierbei wird die Stärke der ausgelösten Angst dann als angemessen betrachtet, wenn sie das gewünschte Verhalten auslöst (z. B. die Vermeidung von Demenzrisikofaktoren oder eine Spende an eine Demenzhilfeeinrichtung).[20]

Das ist der Grund, weshalb es so wichtig ist, der Öffentlichkeit, den in Gesundheitsberufen tätigen Fachkräften und den politischen Entscheidungsträgern noch eindeutiger zu kommunizieren, dass es zunehmend mehr wissenschaftlich bestätigte Demenzrisiken, Schutzfaktoren und Präventionsmaßnahmen gibt.

Um feststellen zu können, wie sich Informationen über Demenz und Demenzrisiken auf die Stigmatisierung von Demenz und die Angst vor ihr auswirken, und ob sie das Potenzial haben, Menschen zur Verhaltensänderung zu veranlassen, sind weitere bevölkerungsbezogene Studien nötig. Deren Ergebnisse werden die Wahl der Präventionsstrategien beeinflussen.

Ferner muss weiter daran gearbeitet werden, die Mythen und Fehlinformationen über Demenz zu entkräften und richtigzustellen sowie das Demenzerkrankungen anhaftende Stigma zu reduzieren. Es muss dabei sehr auf die richtigen Formulierungen geachtet werden, um den Eindruck zu vermeiden, dass Menschen, die eine Demenz entwickeln, beschuldigt werden, sich nicht ausreichend an die Präventionsregeln gehalten oder falsch verhalten zu haben.

Dabei könnten die Erfahrungen, die man mit der Kommunikation der Risiken für andere nicht übertragbare Krankheiten gemacht hat, etwa mit Informationskampagnen über Krebs, eine gute Hilfe sein.

3.9.2 Leitlinien für einen gesunden Lebensstil entwickeln und verbreiten

Kasten 3-3: Informationsverbreitung – die Nationalen Berufsstandards

(National Standards on Disseminating Information)

- National Occupational Standard SCDHSC0438 – „Informationsmaterial über körperliche und soziale Gesundheit und Gesundheitsratgeber entwickeln und verbreiten“
= Die Anforderungen an die verschiedenen Informationsmaterialien und Ratgeber identifizieren und bei ihrer Entwicklung berücksichtigen, um das Dienstleistungsangebot, das Gesundheitsbewusstsein und das soziale Wohlbefinden zu verbessern. Dazu gehören die Planung, Gestaltung, Produktion und Verbreitung von Informationsmaterial und Ratgebern.
- National Occupational Standard SCDHSC0438 – „Informationsmaterial über körperliche und soziale Gesundheit und Gesundheitsratgeber entwickeln und verbreiten“
= Die Produktion und Verbreitung von Informationsmaterial und Ratgebern evaluieren.

Um die Qualität des Materials zu garantieren, soll (1) vorab der Hauptzweck identifiziert und festgestellt werden, welche spezifischen Ziele durch die Verbreitung der Materialien erreicht werden sollen, soll (2) der Prozess der Gestaltung, Produktion und Verbreitung überwacht werden, sollen (3) Evaluationskriterien erarbeitet werden, um feststellen zu können, ob die Materialien ihren ursprünglichen Zweck erfüllen, und (4) Informationen über die Zweckerfüllung des Informationsmaterials und der Ratgeber gesammelt und ausgewertet werden.

Da nur korrekte Gesundheitsinformationen gute Gesundheitsinformationen sind, müssen die Aussagen wissenschaftlich abgesichert sein und über eine solide Evidenzgrundlage verfügen. Hinweise auf weitere Informationsquellen und auf Unterstützungsangebote ergeben ein ausgeglichenes Bild, ohne die Leserschaft mit einer Flut an Informationen zu überfordern. Voraussetzung für eine gelingende Kommunikation ist eine der Zielgruppe angepasste klare und einfache Sprache.

Bei der Vermittlung von Gesundheitsinformationen ist darauf zu achten, dass sie allen Mitgliedern der jeweiligen Zielgruppe zugänglich sind, auch ethnischen Minderheiten, Menschen mit Behinderung und Personen, die die Landessprache nicht so gut beherrschen. Bei solchen Überlegungen geht es nicht nur um die Sprache – sie wirken sich auch auf die Präsentation, das Format und die Verbreitungswege der Informationen aus.

Es lohnt sich herauszufinden, wann die Mitarbeit von Medienprofis angezeigt ist und wann Medienprofis detailliert in ihre Aufgabe eingewiesen werden müssen, damit sie gute Entscheidungen über Inhalt und Form des Informationsmaterials treffen können.

3.9.3 Informationsmaterial und Gesundheitsratgeber verbreiten

Verbreiten bedeutet mehr als das Erstellen einer Mailingliste. Um die Wirksamkeit der Informationen sicherzustellen, muss sorgfältig überlegt werden, wie, von wem und wozu sie genutzt werden sollen. Diese Einschätzungen haben signifikante Auswirkungen auf die Aus- und Weiterbildung der für Informationsvermittlung zuständigen Personen.

Jede Organisation braucht ein maßgeschneidertes Verbreitungssystem, damit die Informationen ihre Zielgruppe tatsächlich erreichen. Die Vorgänge müssen regelmäßig überprüft und die Systeme fortlaufend aktualisiert werden.

3.10 Personen und Organisationen für eine Verhaltensänderung gewinnen

In der Gesundheitsförderung gibt es verschiedene Modelle der Verhaltensänderung.

Die Wahrnehmung der eigenen gesundheitlichen Bedrohung und die Einschätzung des Schweregrads der befürchteten Erkrankung sind starke Handlungsmotive, definieren jedoch nicht, welchen Weg die betreffende Person voraussichtlich einschlägt.

Die gesundheitliche Handlungs- und Veränderungsbereitschaft einer Person hängt davon ab, wie sie die relative Effektivität der ihr bekannten Alternativen einschätzt, die ihr Erkrankungsrisiko, dem sie sich ausgesetzt fühlt, reduzieren.

Kasten 3-4 enthält einige Modelle der Verhaltensänderung.

Kasten 3-4: Theorien und Modelle der Verhaltensänderung

Modell gesundheitlicher Überzeugungen (*Health Belief Model*)

Nach diesem Modell nehmen Menschen, wenn sie von einer Gesundheitsbedrohung erfahren, zweierlei Bewertungen vor: Zuerst schätzen sie ihre persönliche Bedrohung und den Schweregrad der Bedrohung ein. Dann schätzen sie die Wirksamkeit der empfohlenen Handlung zur Bedrohungsreduzierung (d.h. die Reaktionseffizienz) ein sowie ihre Fähigkeit, die empfohlene Verhaltensänderung durchführen zu können (Bewältigungseinschätzung).

Transtheoretisches Veränderungsmodell (*The Trans-theoretical model of change*)

Dabei gilt Verhaltensänderung als Vorgang mit 5 Stadien: Vorüberlegung, (Präkontemplation) Überlegung (Kontemplation), Vorbereitung (Präparation), Aufnahme (Aktion) und Aufrechterhaltung (Maintenance).

Theorie des geplanten Verhaltens (Theory of planned behaviour)

Sie geht davon aus, dass die Intentionsbildung nicht nur von der eigenen Einstellung zum Verhalten, sondern auch von subjektiven sozialen Normen (dem Grad des sozialen Drucks und der Motivation, sich den Erwartungen wichtiger Bezugspersonen entsprechend zu verhalten) sowie vom Grad der gefühlten Verhaltenskontrolle beeinflusst werden.

Aktivierendes Gesundheitsmodell (*Activated health model*)

Dabei handelt es sich um ein Drei-Stufen-Modell, das die Menschen aktiv in ihr Gesundheitsassessment einbezieht (Erfahrungsstufe), ihnen Informationen präsentiert und das Zielverhalten bewusst macht (Wahrnehmungsstufe) sowie die Identifikation und Klärung der eigenen gesundheitlichen Wertvorstellungen ermöglicht, damit sie dann einen personalisierten Verhaltensänderungsplan entwickeln können (Verantwortungsstufe).

Demenzpräventionsstrategien sollen sich zuerst an die Gesamtbevölkerung wenden, aber auch Interventionen auf kommunaler und individueller Ebene vorsehen. Personalisierte Interventionen zur Förderung eines gesünderen Lebensstils, etwa Informations- und Aufklärungskampagnen, müssen, um wirksam zu sein, von gesundheitspolitischen Maßnahmen begleitet werden, z.B. einer gesetzlichen Regulierung und Besteuerung gesundheitsschädlicher Produkte.

Am besten wäre eine Strategie für das ganze Leben, damit Menschen die Schwelle zum Alter bei guter Gesundheit und ohne eine nicht übertragbare Krankheit erreichen.

3.11 Mythen und Stigmata müssen hinterfragt werden!

Das Wort „Demenz“ ist vom lateinischen *demens* abgeleitet, was „ohne Geist“ bedeutet. Die Umgangssprache kennt viele abwertende Begriffe für Demenz, wie „Verblödung“, „Irrsinn“ und „Altersstumpfsinn“.

Die japanische Regierung hat 2004 den Versuch unternommen, der Stigmatisierung von Demenzen entgegenzuwirken und „*Chiho*“, das japanische Wort für Demenz, durch den weniger negativ konnotierten Begriff „Kognitionserkrankung“ ersetzt. Um den Namenswechsel im Bewusstsein der Bevölkerung zu verankern und sie über Demenzen aufzuklären, finanzierte die Regierung im Jahr darauf die „Landesweite Zehn-Jahres-Kampagne zum besseren Verständnis von Demenz und zur Schaffung demenzfreundlicher Kommunen“.[21]

Manchmal werden Einwände gegen die Bezeichnung „Demenz“ und „Alzheimer-Krankheit“ erhoben, weil beschreibende Begriffe wie „Gedächtnisverlust“ oder „Vergesslichkeit“ besser wären. Es gibt aber Menschen mit Demenz, die an einer spezifischen Diagnose interessiert sind, weil sie ihnen nach einer langen Zeit der Unsicherheit endlich die Ursache bestimmter Symptome erklärt. Dennoch gilt, dass eine Person, bei der erstmals eine Demenz diagnostiziert wird, nie mit der Diagnose alleingelassen werden darf und ihr anschließend ein Unterstützungsangebot gemacht werden muss.

In der Öffentlichkeit ist das Verständnis für Maßnahmen zur Verringerung des Demenzrisikos derzeit noch sehr gering. Dafür gibt es mehrere Gründe:

1. Das Demenzen und psychischen Erkrankungen generell anhaftende Stigma fördert die Beschäftigung mit dieser Thematik nicht.
2. Die Beweislage für die Behauptung, Veränderungen des Verhaltens und der Umgebung würden das persönliche Demenzrisiko verringern, gilt als zu schwach, um groß angelegte Informationskampagnen und andere Maßnahmen zur Veränderung des Gesundheitsverhaltens zu rechtfertigen.
3. Die bevölkerungsbezogenen Evidenzen gründen definitionsgemäß auf den häufigsten Demenzursachen, nämlich auf der sporadischen Alzheimer-Krankheit und der vaskulären Demenz.

Erving Goffman gebraucht in seinem bahnbrechenden Werk „Stigma“ diesen Terminus in Bezug auf „eine Eigenschaft, die im sozialen Verkehr zutiefst diskreditierend ist“. Individuen, die solche Attribute besitzen, unterscheiden sich auf unerwünschte und beschämende Weise von anderen. Das stigmatisierte Individuum wird „so von einer ganzen und gewöhnlichen Person zu einer befleckten, beeinträchtigten herabgemindert“.[22]

Stigmata sind in der Regel Eigenschaften, die, wenn sie von einem Mitglied der Mehrheitsgesellschaft beobachtet werden, zu Etikettierung, Stereotypisierung, Separierung, Diskriminierung und zum Statusverlust der Person führen.

Etikettierung und Stereotypisierung bedeuten, dass Unterschiede wahrgenommen werden und diesen Unterschieden eine soziale Bedeutung zugeschrieben wird. Im Kontext von Krankheit ist Etikettierung die Wahrnehmung, dass eine Person mit einer bestimmten Diagnose in gesellschaftlich signifikanter Weise von der Norm abweicht.

Stereotypisierung heißt, diesen auffallenden Unterschieden negative Eigenschaften zuzuschreiben und sie als unerwünscht zu begreifen.

Dazu kommt, dass Menschen mit bestimmten Diagnosen nicht nur öffentlichen Stigmatisierungen ausgesetzt sind, vielmehr auch sich selbst stigmatisieren, indem sie das negative Bild, das die Öffentlichkeit von ihnen hat, „internalisieren“.

Internalisierung oder Selbst-Stigmatisierung kann Menschen davon abhalten, sich behandeln zu lassen und soziale Dienste in Anspruch zu nehmen, selbst wenn sie die Möglichkeit dazu hätten, nur um dem Stigma zu entkommen, das dem Etikett anhaftet.

Das Stigma kann demenzbetroffene Menschen daran hindern, sich Initiativen anzuschließen, die sich mit Risikoreduzierung beschäftigen. Zusammen mit Informationen über Möglichkeiten, das Demenzrisiko zu mindern, soll die Bevölkerung auch darüber informiert werden, dass ein gutes Leben mit Demenz möglich ist. Die Öffentlichkeit braucht beide Botschaften, damit sie reagieren und entsprechend planen kann.

Auch der Kontakt zu Politikern und Politikerinnen ist wichtig, um ihnen den Nutzen von Maßnahmen aufzuzeigen, die das Demenzrisiko verringern und sie für entsprechende Aufklärungs- und Informationskampagnen zu gewinnen. Solche Maßnahmen liefern wiederum

Argumente für größere Forschungsinvestitionen, die die Evidenzbasis stärken.

Die Forschung und alle mit Demenzerkrankungen befassten Gruppen müssen stets betonen, wie wichtig die Teilnahme an Forschungsprojekten ist und Initiativen wie *Joint Dementia Research*, die die Bevölkerung aufruft, sich an Studien zu beteiligen, bekannter machen[23].

3.12 Die Förderung von Gesundheitsverhalten überwachen, evaluieren und verbessern

Um den Forschungsbedarf in Sachen Gesundheitsförderung decken und die immer drängendere Frage beantworten zu können, ob und wie sinnvoll Investitionen in Gesundheitsprogramme sind, hat die WHO im Jahr 1995 eine Arbeitsgruppe eingerichtet und beauftragt, mit geeigneten Evaluationsmethoden zur Qualitätsverbesserung der Aktivitäten beizutragen.

In England hat daraufhin die *Health Education Agency* ihre Erfahrungen mit Effektivitätsprüfungen und Wirksamkeitsnachweisen ausgewertet und eine breit angelegte landesweite Plattform geschaffen, die die Evidenzbasis für staatliche Gesundheitsförderungsmaßnahmen entwickeln sollte, was dann die *Health Development Agency* übernahm.

Sowohl die Methoden als auch die Outcomes sämtlicher Initiativen zur Gesundheitsförderung sollen evaluiert und mit den nötigen Mitteln ausgestattet werden.

Das für die Evaluation von Maßnahmen zur Gesundheitsförderung erforderliche Expertenwissen ist zu entwickeln und zu bewahren. **Kasten 3-5** enthält einige Grundprinzipien der Evaluation von Initiativen zur Gesundheitsförderung.

Kasten 3-5: Gesundheitsverhalten fördern – Ressourcen verteilen

Die Mittel für Gesundheitsförderung sollen für folgende Themen und Aufgaben eingesetzt werden:

Partizipation – alle interessierten Seiten sollen an jeder einzelnen Evaluationsphase mitwirken

Methodenvielfalt – die Evaluationen sollen diverse Disziplinen einbeziehen und mit vielen verschiedenen Forschungsmethoden arbeiten

Kompetenzförderung – die Evaluationen sollen die Kompetenz und Leistungsfähigkeit von Personen, Gemeinschaften und Organisationen verbessern

Angemessenheit – das Evaluationsdesign soll der komplexen Natur von Gesundheitsförderungsmaßnahmen und ihren Langzeitwirkungen Rechnung tragen.

Anmerkungen und Literatur

1. Forster, K. (2017). Third of dementia cases care preventable through nine lifestyle changes, say researchers. *Independent*, 19. July 2017. Retrieved from https://www.independent.co.uk/news/health/dementia-cases-preventable-third-education-hearing-loss-lancet-university-college-london-a7849561.html [02.10.2071]
2. Alzheimer's Research UK. (2015). *Defeat dementia: The evidence and a vision for action*. Retrieved from https://www.alzheimersresearchuk.org/wp-content/uploads/2015/01/Defeat-Dementia-policy-report.pdf [06.11.2017]
3. Satizabal, C. L., Beiser, A. S., Chouraki, V., Chêne, G., Dufouil, C. & Seshadri, S. (2016). Incidence of dementia over three decades in the Framingham Heart Study. *New England Journal of Medicine* 374(6), 523–532. Retrieved from https://www.nejm.org/doi/ full/10.1056/NEJMoa1504327 [02.10.2017]
4. NHS Choices. *Vascular dementia*. Retrieved from https://www.nhs.uk/Conditions/vascular-dementia/Pages/Introduction.aspx [02.10.2017]
5. Mitchell, S., Ridley, S. H., Sancho, R. M. & Norton, M. (2016). The future of dementia risk reduction research: Barriers and solutions. *Journal of Public Health*. https://doi.org/10.1093/pubmed/fdw103

6. Smith, B.J., Ali, S. & Quach, H. (2014). Public knowledge and beliefs about dementia risk: A national survey of Australians. *BMC Public Health* 14, 661. Retrieved from https://www.ncbi.nlm.nih.gov/pmc/articles/PMC4226999 [02.10.2017]
7. evidence. Retreived from https://en.oxforddictionaries.com/definition/evidence [02.10.2017]
8. www.dementiasplatform.uk
9. www.neurodegenerationresearch.eu
10. NICE guideline [NG16]. (2015). Retrieved from https://www.nice.org.uk/guidance/ng16 [01.09.2017]
11. Norton, S., Matthews, F.E., Barnes, D.E., Yaffe, K. & Brayne, C. (2014). Potential for primary prevention of Alzheimer's disease: An analysis of population-based data. *The Lancet Neurology* 13(8), 788–794.
12. Cracknell, K. (2017). Interview: Sir Muir Gray on his plans for preventive healthcare. *Health Club Management*, issue 5. Retrieved from https://www.healthclubmanagement.co.uk/health-club-management-features/Interview-Sir-Muir-Gray-on-his-plans-for-preventative-healthcare/31819 [02.10.2017]
13. Valenzuela, M.J. & Sachdev, P. (2006). Brain reserve and cognitive decline: A non-parametric systematic review. *Psychological Medicine* 36(8), 1065–1073.
14. World Health Organization. *The Ottawa Charter for Health Promotion*. Retrieved from https://www.who.int/healthpromotion/conferences/previous/ottawa/en [20.102017]
15. Retrieved from https://nhfshare.heartforum.org.uk/RMAssets/Reports/Blackfriars%20consensus%20%20_V18.pdf [01.09.2017]
16. Retreived from https://www.healthcheck.nhs.uk [01.09.2017]
17. Chief Medical Officer's Report. (2011). *Risk factors*. Retrieved from https://www.ssehsactive.org.uk/userfiles/Documents/rsikfactors.pdf [02.10.2017]
18. Retrieved from https://fingertips.phe.org.uk/profile-group/mental-health/profile/dementia [01.09.2017]
19. Retrieved from https://www.nice.org.uk/guidance/ng16 [02.10.2017]
20. Soames Job, R.F. (1988). Effective and ineffective use of fear in health promotion campaigns. *Am J Public Health* 78(2), 163–167. Retreived from https://www.ncbi.nlm.nih.gov/pmc/articles/PMC1349109 [02.10.2017]
21. Hayashi, M. (2017). The Dementia Friends initiative – supporting people with dementia and their carers: reflections from Japan. *International Journal of Care and Caring* 1(2), 281–287. Retrieved from https://www.ingentaconnect.com/contentone/tpp/ijcc/2017/00000001/00000002/art00009 [02.10.2017]
22. Goffman, E. (1963). *Stigma*. London: Penguin.
23. www.joindementiaresearch.nihr.ac.uk

4 Personzentrierte Demenzpflege

In diesem Kapitel geht es um die personzentrierte Pflege von Menschen mit Demenz, und damit um ein sehr weites, jedoch fundamental wichtiges Feld.

Wer hochgradig stigmatisierte Bezeichnungen verwendet, wie „verblödet", „verrückt" oder „verdummt" wird kaum personzentriert handeln.

Der Begriff „Personzentriertheit" ist heute im Gesundheits- und Sozialwesen weltweit recht geläufig. Er beschreibt einen Pflegestandard, der den Patienten oder die Patientin in den Mittelpunkt stellt.

Personzentrierte Pflege wurde von Brendan McCormack und Tanya McCance entwickelt, die sich u.a. auf das Werk von Carl Rogers gestützt haben.[1] Dabei handelt es sich um einen praxisorientierten Betreuungsansatz, bei dem die Beziehungen zwischen pflegender und pflegebedürftiger Person, den ihr nahestehenden Menschen sowie allen an der Versorgung beteiligen Personen die Hauptrolle spielen. McCormack und McCance haben folgende Definition vorgelegt:

> *„[Personzentriertheit ist] ein praktischer Versorgungsansatz, der auf der Bildung und Förderung heilsamer Beziehungen zwischen allen Erbringern von Pflegedienstleistungen, den Pflegeempfängern und denen, die in ihrem Leben eine wichtige Rolle spielen, beruht. Die Grundwerte dieses Ansatzes sind der Respekt vor den Personen (Personsein), das individuelle Selbstbestimmungsrecht, gegenseitiger Respekt und gegenseitiges Verständnis. Personzentriertheit wird durch Empowerment-Kulturen, die fortlaufende Verbesserungen der Pflegepraxis fördern, ermöglicht".*[2]

Es überrascht nicht, dass die Literatur über personzentrierte Pflege zunimmt, wie auch die akademischen Debatten und kritischen Diskussionen über die Entwicklung dieses Konzepts anhalten.

Personzentriertheit ist kein neues Konzept, dennoch wird immer gefragt, wo seine Wurzeln liegen und inwiefern es mit der Humanistischen Psychologie verflochten ist.

Personzentriertheit beruht auf dem Gedanken von „kümmern, versorgen" (*caring*). Grundlage ist der gegenseitige Respekt, das Verständnis für die Person und das individuelle Recht auf Selbstbestimmung. McCormack identifiziert in seiner ersten Untersuchung die Gegenseitigkeit in der therapeutischen Beziehung als zentrales Element gemeinsamer Entscheidungsfindungsprozesse, weil sie den Wertvorstellungen aller Beteiligten die gleiche Wichtigkeit zugesteht.[3]

Kasten 4-1 enthält einige der vorgeschlagenen Grundprinzipien.

Kasten 4-1: Grundsätze und Kennzeichen personzentrierten Verhaltens

Die vier Grundsätze personzentrierter Pflege

1. Personzentriert sein bedeutet, die Würde der Menschen wahren und ihnen mit Respekt und Mitgefühl begegnen.
2. Personzentriert sein bedeutet, koordinierte Pflege, Unterstützung oder Behandlung anbieten.
3. Personzentriert sein bedeutet, personalisierte Pflege, Unterstützung oder Behandlung anbieten.
4. Personzentriert sein bedeutet, ermöglichen und befähigen[4].

Dabei ist jedoch Vorsicht angebracht. Jan Dewing und McCormack warnen:

> *„In unseren Augen geben manche Definitionen, die in einflussreichen politischen Dokumentationen auftauchen, Anlass zu großer Sorge – sie ermuntern viele politische Entscheidungsträger auf kommunaler Ebene und viele Gesundheitspolitiker zu glauben, Personzentriertheit ließe sich auf technische und konkrete Art umsetzen und messen und zu glauben, dass sie Personzentriertheit in sehr viel kürzerer Zeit einführen und dann „abhaken" können, als unserer Erfahrung nach benötigt wird, um eine Kultur zu transformieren".*[5]

Der Begriff „personzentriert" darf allerdings nicht mit „patientenzentriert" verwechselt werden. Das Wort „patientenzentriert" wird oft in der Rechtsprechung und vor Gericht benutzt, etwa in Ländern wie Großbritannien, den USA und Australien. Der Begriff hat zwar eine Verbindung zum individualisierten Element der personzentrierten Pflege, ist jedoch sehr viel enger auszulegen, weil die Person individuelle Bedürfnisse lediglich im Rahmen ihrer Rolle als Patient oder Patientin äußern kann.

Pflegende sind oft hin und hergerissen zwischen dem Wunsch, die Person mit Demenz zu schützen und dem Wunsch, ihre Unabhängigkeit zu fördern. Demenzbetroffene Menschen geben sich oft große Mühe, ihr gesundes „früheres Selbst" zu erhalten und werden dabei von ihren Angehörigen und ihrem Freundeskreis unterstützt, während sie sich zugleich mit der Demenzdiagnose arrangieren und den Krankheitszustand in eine neue Identität integrieren.

Dabei sind folgende Aspekte besonders bedeutsam:

- Personzentriert ist ein Gesundheitssystem, wenn es Menschen dabei unterstützt, informierte Entscheidungen über ihre Gesundheit und Versorgung zu treffen und ihnen beim Umgang mit ihrer Gesundheit und Versorgung zur Seite steht.
- Personzentrierte Pflege stellt die individuellen Bedürfnisse der Person in den Mittelpunkt und nicht den Nutzen für den Dienstleister; sie baut auf die Stärken der Person, respektiert ihre Wertvorstellungen, Entscheidungen und Vorlieben.
- Das personzentrierte Pflegemodell richtet das medizinische, krankheitsorientierte Betreuungsmodell, das viele, die Wohlbefinden ganzheitlich verstehen, als unpersönlich empfinden, neu aus. Personzentriert ist ein Pflegemodell, das allen vier Dimensionen des Menschen gerecht wird: der biologischen, psychologischen, sozialen und spirituellen Dimension.

Inzwischen finden die auf den Prinzipien der Menschenrechte beruhenden Ansätze immer mehr Zustimmung. Heute wird anerkannt, dass Demenz eine Behinderung ist und die UN-Behindertenrechtskonvention auch für Menschen mit Demenz gilt.

4.1 Der VIPS-Bezugsrahmen

Dawn Brooker räumt in ihrem Werk „Personzentriert pflegen" ein, dass es keine einfache und klare Definition personzentrierter Pflege gibt.

Sie fasst Kitwoods Philosophie der personzentrierten Pflege von Menschen mit Demenz zum Akronym „VIPS"[6] zusammen, wobei die vier Elemente von VIPS natürlich auch für *Very Important Persons* stehen. Die VIPS-Definition ist der Versuch, die verschiedenen Stränge personzentrierter Pflege zu verdeutlichen, ohne Tom Kitwoods komplexe Originalversion[7] zu verwässern (s. **Kasten 4-2**).

Kasten 4-2: Der VIPS-Bezugsrahmen

V (***V****aluing people*): Eine Wertebasis, die den bedingungslosen Wert eines jeden Lebens geltend macht, unabhängig vom Alter oder den kognitiven Fähigkeiten eines Menschen
I (***I****ndividualized care*): Ein individualisierter Pflegeansatz, der die Einzigartigkeit eines jeden Menschen anerkennt
P (***P****ersonal perspective*): Die Welt aus der Perspektive der Person mit Demenz betrachten
S (***S****ocial environment*): Eine unterstützende soziale Umgebung zur Verfügung stellen, die den psychischen Bedürfnissen von Menschen mit Demenz entspricht.

Die vier in **Kasten 4-2** genannten Elemente sind die Voraussetzung, für die Entwicklung und den Erhalt einer positiven Pflegekultur, die sich unmittelbar auf das pflegerische Alltagshandeln auswirkt, damit Menschen, die mit einer Demenz leben und andere komplexe Bedürfnisse haben, ihre Versorgung in dieser Einrichtung als angenehm empfinden.

Das VIPS-Konzept und -Format war zwar ursprünglich für Pflegeheime gedacht, lässt sich jedoch unschwer anpassen, um den Bedürfnissen anderer Settings und Organisationen gerecht zu werden; für die Hauskrankenpflege und für Tageskliniken ist das bereits geschehen.

Personzentrierte Pflege erlaubt Einblicke in die inneren Erfahrungen der Person mit Demenz und fördert Versorgungs- und Lösungsansätze, die den individuellen Bedürfnissen entsprechen. Das Demenzerleben einer Person wird auch von der sozialen Umgebung bestimmt. Es gibt viele Möglichkeiten, die soziale Umgebung so zu gestalten, dass sie den Bedürfnissen von Menschen mit Demenz entgegenkommt.

Kasten 4-3: Die Rechte der Menschen beachten, ihre Bedürfnisse und Vorlieben erkennen und berücksichtigen – die Nationalen Berufsstandards

(National Occupational Standards on Upholding Rights and Addressing Needs and Preferences of Individuals)

- National Occupational Standard SCDHSC0234 – „Die Rechte der Menschen beachten"
= Erkennen, dass Menschen das Recht haben, über ihr Leben zu bestimmen und als Individuen respektiert zu werden und dass Informationen über sie nicht weitergegeben werden dürfen.
- National Occupational Standard SCDHSC0414 – „Die persönlichen Vorlieben und Bedürfnisse ermitteln"
= Die Vorlieben, Pflege- und Unterstützungsbedürfnisse der Person identifizieren. Mit der Person gemeinsam eine gründliche Bestandsaufnahme ihrer Vorlieben, Bedürfnisse und Stärken vornehmen und fragen, was sie mithilfe der Pflege und Unterstützung erreichen will.

4.2 Bedürfnisse und Pflegepläne

Es gibt mehrere unterschiedliche Bedürfnisse, etwa körperliche, emotionale, soziale und spirituelle Bedürfnisse, Kommunikations-, Unterstützungs- und Versorgungsbedürfnisse. Wer ein Gesundheitsproblem hat, trifft als Erstes auf Pflegekräfte und sie sind es, die die Weichen für die nachfolgende Betreuung stellen. Damit die Pflege geplant und die Versorgung möglichst schnell eingeleitet werden kann, muss die Anamnese von einer kompetenten Fachkraft erhoben und der Zustand der hilfesuchenden Person richtig eingeschätzt werden.

Pflege- und Hilfepläne sind wertvolle Informationsquellen, weil sie dynamisch sind und, damit sie den wechselnden Bedürfnissen und Vorlieben gerecht werden, fortlaufend überprüft und aktualisiert werden. Dabei soll zusammen mit der betroffenen Person überlegt werden, was gelingt, was nicht gelingt und was vielleicht verändert werden muss. Pflegepläne stellt man sich am besten als „lebendige Dokumente" vor, die alle mitgestalten können: die Person selbst, ihre Angehörigen, Besucher und Besucherinnen sowie das ärztliche und pflegerische Fachpersonal.

Gut geführte Pflegepläne sollten garantieren, dass den Pflegekräften beim Schichtwechsel oder nach dem Urlaub und auch nur vorübergehend eingestellten Pflegekräften stets aktuelle Informationen über die pflegebedürftige Person zur Verfügung stehen, um sie möglichst personzentriert versorgen zu können.

In Großbritannien gibt es Fachpflegekräfte für psychiatrische Pflege, die auf die Versorgung von Menschen mit Demenz spezialisiert sind (*Admiral nurses*). Sie können auch mit der Dyade aus pflegender und gepflegter Person arbeiten, um Hilfen und Unterstützungsangebote zu identifizieren, die zu den Bedürfnissen beider Seiten passen. Oft begleiten sie pflegende Angehörige und andere Betreuungspersonen (*care partners*) durch alle Stadien der Demenzkrankeit des zu Pflegenden, einschließlich der Sterbephase und darüber hinaus, weil sie auch für die Bedürfnisse der Angehörigen zuständig sind.

4.3 Die Rolle der pflegenden Angehörigen

Angehörige und andere Betreuungspersonen spielen bei der personzentrierten Versorgung und Unterstützung demenzkranker Menschen eine wichtige Rolle.

Wenn Familienangehörige (z. B. Ehefrau/Ehemann, Tochter/Sohn, Schwester/Bruder) die Rolle einer informellen Pflegekraft übernehmen müssen, können sich die krankheitsbedingten Persönlichkeitsveränderungen ihres Verwandten mit Demenz auf ihre Beziehungen und Rollen auswirken. Gut möglich, dass sich auch die Beziehungen der Angehörigen zum demenzbetroffenen Familienmitglied verändern, wenn sie vielleicht mit Fragen herausgefordert werden wie: „Wer bin ich?" und „Wer ist die da?" oder „Wer ist der Mann da?"

Die Pflege eines befreundeten Menschen oder eines Angehörigen mit Demenz ist oft sehr belastend und kann erhebliche Auswirkungen auf die Gesundheit und das Wohlbefinden der Pflegeperson haben.

Viele leben dann völlig isoliert. Wir wissen, dass pflegende Angehörige nach Pflegekontinuität und -flexibilität Ausschau halten, Informationen über Hilfen und Rechtsansprüche brauchen und den Wunsch haben, sich regelmäßig mit unterstützenden Fachkräften unterhalten und fachärztlichen Rat einholen zu können. Sie verspüren auch verstärkt das Bedürfnis nach Hinweisen auf professionelle und ehrenamtliche Hilfen, individuell angepasste Informationen und die Unterstützung anderer pflegender Angehöriger.

Die subjektive Belastung pflegender Angehöriger (*care partner stress* oder *caregiver burden*) ist eine multidimensionale biopsychosoziale Reaktion, die auf das Ungleichgewicht zwischen den Anforderungen der Pflege einerseits und dem Zeitbudget, den sozialen Rollen, der körperlichen und emotionalen Verfassung, den finanziellen Möglichkeiten und formalen Pflegeressourcen andererseits zurückzuführen ist. Sie ist aber auch den zahlreichen anderen Rollen geschuldet, denen pflegende Angehörige gerecht werden müssen.

Fairerweise muss aber auch gesagt werden, dass die Pflegetätigkeit an sich unglaublich erfüllend sein kann und die Rolle einer liebevollen, fürsorglichen Pflegenden anspruchsvoll, oft aber auch befriedigend ist. Die Rede von der „subjektiven Belastung pflegender Angehöriger" vermag die Fülle an Emotionen, die Pflegende erleben können, sprachlich nicht zu fassen (Manche lehnen selbst das Wort „Pflegeperson" als für sie unpassend ab, weil sich viele pflegende Angehörige, zumindest anfangs, nicht mit dieser Rolle identifizieren).

Worte sind wichtig! Brooker und Latham schreiben dazu:

> *„Denken Sie an die Worte, die wir oft in Verbindung mit Demenz hören: „Zeitbombe", „Epidemie", „Belastung", „Leiden". Stellen Sie sich nun vor, bei Ihnen selbst oder einem nahestehenden Menschen sei soeben eine Demenz diagnostiziert worden. Welche Bilder tauchen vor Ihrem inneren Auge auf und welche unausgesprochenen Botschaften hören Sie? Stimmen Sie diese Worte optimistisch und zuversichtlich, weil es ein Licht am Ende des Tunnels geben könnte? Oder wirken sie entmutigend, demotivierend und demoralisierend? Wie beeinflussen diese Gefühle wohl unser Denken und unser Verhalten, wenn wir einer demenzkranken Person begegnen?"*[8]

Heute wird offen gefordert, sich in der Demenzpflege einer anderen Sprache zu bedienen und anzuerkennen, dass auch Menschen mit Demenz berechtigt und fähig sind, über ihren Lebensalltag zu bestimmen.[9]

Aus der Forschung ist bekannt, dass sich die häusliche Pflege auf lange Sicht negativ auf die psychische und physische Gesundheit der Pflegeperson auswirken kann. Angesichts der zahlreichen Aufgaben, die Pflegende zu erfüllen haben und der vielen Dinge, auf die sie verzichten müssen, ist die Belastung pflegender Angehöriger als ernsthaftes Public-Health-Problem anerkannt.

Zahlreiche Studien belegen, dass die Pflege eines Menschen mit Demenz sehr viel belastender ist als die Pflege einer Person mit körperlichen Einschränkungen.

Auch die Prädiktoren für eine subjektive Belastung pflegender Angehöriger sind genauestens untersucht worden. Am meisten gefährdet ist den Studien zufolge eine Frau, die ihren Partner pflegt, ein geringes Einkommen hat und mit den signifikanten Verhaltensauffälligkeiten des Patienten zurechtkommen muss. Inzwischen sind aber auch Interventionen bekannt, die den Stress- und den Depressionslevel der informellen Pflegekraft reduzieren, ihre Lebensqualität verbessern und den Übertritt der demenzkranken Person in ein Pflegeheim hinauszögern.[10]

Die subjektive Belastung ist ein Stressfaktor, der das Depressionsrisiko und die Gefahr einer Angststörung erhöht. Verglichen mit der Pflege eines Menschen mit Demenz, der jüngst in ein Pflegeheim verlegt wurde, empfinden informell Pflegende die häusliche Pflege eines demenzkranken Angehörigen als deutlich belastender.

4.4 Auch eine Vorsorgeverfügung kann personzentriert sein!

Eine Vorsorgeverfügung bzw. Patientenverfügung ist das „Ergebnis eines Diskussionsprozesses, der im Hinblick auf eine künftige Verschlechterung des Gesundheitszustands der

Person zwischen ihr und einer qualifizierten Betreuungskraft geführt wird".[11]

Die USA, Australien und Kanada waren Vorreiter in dieser Sache. Dort werden die Menschen in Entscheidungen über ihre künftige Versorgung einbezogen und legen ihre Wünsche und Vorlieben schriftlich fest, um sicherzugehen, dass diese im Falle ihrer Einwilligungsunfähigkeit berücksichtigt werden.

Im Rahmen der Vorsorgeverfügung wird die Person auch gefragt, wo sie in den späteren Stadien der Demenz gepflegt und wie sie behandelt werden will und auch wo sie sterben möchte. Dabei kann sie selbst entscheiden, ob sie über End-of-Life-Themen sprechen möchte.

In England und Wales ist eine spezifische Erklärung im Rahmen einer Patientenverfügung rechtlich bindend (meist geht es um die Verweigerung einer medizinischen Behandlung). Der *Mental Capacity Act* (Patientenverfügungsgesetz) von 2005 soll sicherstellen, dass Menschen für den Fall, dass sie nicht mehr selbst entscheiden können, ihre Wünsche und Vorlieben hinsichtlich ihrer Pflege und Unterstützung äußern können und ihrem Willen gemäß gehandelt wird.

4.5 Mit Fortschreiten der Erkrankung können sich die Bedürfnisse verändern

Sich über die „Schwere" der Demenz zu unterhalten, ist nicht unbedingt sinnvoll, weil die Krankheit sehr oft nicht linear und berechenbar fortschreitet.

Dennoch können gewisse Einteilungen vorgenommen werden (s. **Kasten 4-4**), die allerdings ziemlich grob und lediglich Annäherungen sind. Wir alle verändern uns – im Falle einer Person mit fortschreitenden Demenz verändern sich aber auch ihre Pflegebedürfnisse grundlegend.

Kasten 4-4: Die Stadien der Demenz – generelle Orientierung

Leichte Demenz (leichte Beeinträchtigung)
Betroffene kommen noch alleine zurecht, haben allerdings Gedächtnislücken, die das alltägliche Leben erschweren, etwa wenn sie Worte vergessen oder Dinge verlegen.

Moderate Demenz (mäßige Beeinträchtigung)
Betroffene brauchen mehr Unterstützung im Alltag. Es fällt ihnen zunehmend schwerer, Routinetätigkeiten selbstständig durchzuführen und für sich selbst zu sorgen.

Schwere Demenz (starke Beeinträchtigung)
Die geistigen Fähigkeiten Betroffener nehmen weiter ab, ihr körperlicher Zustand verschlechtert sich, ihr Unterstützungsbedarf und ihre Abhängigkeit nehmen sehr schnell zu.

4.6 Die physische Umgebung den veränderten Bedürfnissen anpassen

Die meisten demenzbetroffenen Menschen wollen möglichst lange in ihren eigenen vier Wänden leben, obwohl es ihnen mit fortschreitender Erkrankung immer schwerer fällt, den Alltag zu bewältigen. Sie können z. B. nicht mehr Treppensteigen oder ihre Medikamente richtig einnehmen. Viele Menschen mit Demenz empfinden es als tröstlich, von vertrauten Gegenständen umgeben zu sein und fühlen sich dann sicherer.

Veränderungen der häuslichen Umgebung können bewirken, dass die Person länger alleine zurechtkommt. Auch technische Gerätschaften helfen, unabhängig zu bleiben und können die Sicherheit der Person gewährleisten, was auch die Angehörigen und Pflegekräfte beruhigt.

Ein wichtiges Ziel der Gesundheitsförderung ist deshalb die altersgerechte Wohnraumgestaltung. Heute weiß man, dass auch das Design der physischen Umgebung die Versorgung von Menschen mit Demenz erleichtern kann.

Heimverwaltungen und Einrichtungsträger haben erkannt, dass die Gestaltung von Pflegeheimen, von betreutem Wohnen und anderen Settings ein wichtiger Faktor und mehr als nur dekoratives Beiwerk ist.

In Großbritannien haben Forscherinnen und Forscher im Rahmen des *ENABLE-AGE-Projects* die häusliche Umgebung und deren Bedeutung für Gesundheit im Alter untersucht und den Begriff „gesundes Altern" benutzt, um ausgewählte Aspekte der körperlichen, geistigen und sozialen Gesundheit zu thematisieren, die für den Wohnungsbau besonders relevant sind.[12]

Zu den wichtigsten Aspekten, die für das Projekt ausgewählt wurden, gehörten die Unabhängigkeit bei den Aktivitäten des täglichen Lebens und das subjektive Wohlbefinden. Dass ein aktives Leben die Gesundheit fördert, ist heute allgemein bekannt.

„Sinnvolle Aktivitäten" sind das ganze Leben über entscheidend wichtig für die Förderung und den Erhalt von Gesundheit und Wohlbefinden, weshalb auch für Hochbetagte die Unabhängigkeit bei den Aktivitäten des täglichen Lebens ein zentraler Gesundheitsaspekt ist.

4.7 Gerätschaften, die das Leben im Alter generell erleichtern, helfen auch Demenzbetroffenen

Es gibt eine Vielzahl an Merkhilfen für vergessliche Menschen, damit sie sich an das Datum, an Verabredungen, Einkaufslisten und andere Dinge leichter erinnern können. Dazu gehören Pinnwände für eigene Notizen, Merkzettel und große, leichter ablesbare Uhren.

Manche Menschen mit Demenz brauchen Unterstützung beim Ein- und Aussteigen in die Badewanne und können sich nicht alleine hineinsetzen oder alleine aufstehen. Dann sind Transferbretter, Haltegriffe oder Trittstufen eine gute Hilfe.

Manche werden inkontinent, was sie belasten und beschämen kann. In solchen Fällen ist ein multidisziplinärer Ansatz der beste, z. B. die Hinzuziehung einer Fachkraft für Kontinenzberatung und Ergotherapie.

4.8 Was Herkunft, Kultur und Lebensgeschichte einer Person für ihre Versorgung bedeuten

Leider kommt es nur allzu oft vor, dass Menschen mit Demenz, die von einem Pflegedienst versorgt werden oder in einem Pflegeheim leben „entmenschlicht" werden. McCormack hat die vier Aspekte personzentrierter Pflege formuliert und zum Maßstab gemacht:

- in Beziehung sein (*soziale Beziehungen*)
- in einer sozialen Welt sein (*Biografie und Beziehungen*)
- an einem Ort sein (*Umgebungsbedingungen*)
- mit dem Selbst sein (*individuelle Werte*).[13]

Es gibt Menschen mit Demenz und pflegende Angehörige denen die Persönlichkeitsmerkmale der Pflegefachkräfte – z. B. ihr Geschlecht, ihre Ethnie und ihr kultureller Hintergrund – genauso wichtig sind wie ihre persönlichen Eigenschaften, etwa Geduld, Mitgefühl, Feingefühl und Empathie. Auch ihre handwerklichen Pflegefertigkeiten werden geschätzt.

In der Vergangenheit – teilweise noch heute – wurden Menschen, die mit einer Demenz leben, wie Unpersonen behandelt. Wer einmal das Etikett „Demenz" verpasst bekommen hatte, galt von da an als unfähig, für sich selbst zu sprechen. Dieser Auffassung wurde in den letzten Jahren energisch widersprochen. Dennoch steigt mit fortschreitender Demenz auch der Grad der Abhängigkeit.

Dann kann es zunehmend schwieriger werden, hinter dem Etikett die Person zu erkennen.

Oft wird verlangt, alle demenzkranken Menschen in allen Graden der Abhängigkeit so zu behandeln, wie sich alle Menschen wünschen behandelt zu werden. Kitwood hat in seinen Schriften mit dem Begriff des „Personseins" die ethische Stellung von Menschen mit Demenz auf den Punkt gebracht. Er schreibt: „Personsein hat essenziell ethische Konnotationen: eine Person zu sein bedeutet, einen bestimmten Status zu besitzen und Achtung zu verdienen".[14]

Dewing weist jedoch darauf hin, dass Kitwood die Haltung der Anbieter von Gesundheitsdienstleistungen zweifellos beeinflusst hat, die Stichhaltigkeit seiner Definition von personzentrierter Pflege jedoch selten kritisch untersucht wird.[15] Wie Dewing überzeugend darlegt, sollten die Definitionen von Person und Personsein auch den Leib und die Zeit berücksichtigen. Sie empfiehlt der gerontologischen Pflege zu überdenken, inwieweit das Konzept des Personseins zu den allgemeinen Grundsätzen der Pflege und ihren Rahmentheorien passt.

Im Alltag wirkt sich der geringe Status und die Geringschätzung von Menschen mit Demenz nicht selten auch auf diejenigen aus, die sich um ihr demenzkrankes Familienmitglied kümmern wollen und auf Personen, die einen Pflegeberuf ergriffen haben.

4.9 Das interdisziplinäre Team muss die Pflegebedürfnisse klar dokumentieren

Kasten 4-5: Pflegeplanung – die Nationalen Berufsstandards

(National Occupational Standards on Planning Care)

- National Occupational Standard CH233 – „Zum Assessment der Bedürfnisse einer Person beitragen und an der Planung, Evaluation und Überprüfung individualisierter Pflegeprogramme mitwirken"
= Sich als Mitglied eines interdisziplinären Teams am Assessment der Bedürfnisse des Empfängers/der Empfängerin der Pflegedienstleistung sowie an der Planung individualisierter Versorgungsprogramme und an deren Evaluation und Überprüfung beteiligen.

„Interdisziplinär" sind Teams, in denen Fachkräfte verschiedener Berufsgruppen (oder verschiedener Disziplinen innerhalb eines Berufs) koordiniert zusammenarbeiten, um die mit der pflegebedürftigen Person abgestimmten Ziele zu erreichen.

Der Pflegeplan ist ein verpflichtendes Dokument, in dem genau beschrieben wird, wie eine Person im Alltag gepflegt und unterstützt werden muss.

Eine personalisierte Pflegeplanung fördert die Zusammenarbeit von Pflegefachkräften, chronisch pflegebedürftigen Menschen und pflegenden Angehörigen, wenn sie gemeinsam herausfinden und verstehen wollen, was dem Pflegebedürftigen wichtig ist.

Pflegepläne nennen Ziele, identifizieren Pflegebedürfnisse, entwickeln Handlungspläne, setzen sie um und überwachen den Verlauf. Pflegeplanung ist ein bewusster und fortlaufender Prozess, kein einmaliger Vorgang.

Die „Ich-Aussagen" von Patienten und Patientinnen lassen erkennen, worauf sie Wert legen. **Kasten 4-6**[16] enthält einige exemplarische, für den Pflegeplan relevante „Ich-Aussagen".

Kasten 4-6: Ich-Aussagen

Ich erarbeite mit meinem Betreuungs- und Pflegeteam zusammen einen Pflege- und Unterstützungsplan.
Ich kenne meinen Pflege- und Unterstützungsplan.
Ich weiß, was zu tun ist, wenn sich Dinge verändern oder wenn etwas misslingt.

Ich habe so viel Kontrolle über meine Pflege- und Unterstützungsplanung, wie ich es mir wünsche.
Ich kann die Art meiner Unterstützung wählen und entscheiden, wie ich unterstützt werden möchte.
Ich weiß, dass meine Medikation regelmäßig und sorgfältig überprüft wird.
Ich verfüge über Möglichkeiten, mir frühzeitig Hilfe zu holen, um eine Krise zu vermeiden.

Die Anbieter von Pflegedienstleistungen müssen mit den pflegebedürftigen Personen über ihre Bedürfnisse sprechen und die Informationen klar und in leicht verständlicher Sprache dokumentieren. Manchmal müssen dafür Mittelspersonen (*advocacy services*), Interpretations- und Übersetzungshilfen oder gleichbetroffene Peers eingeschaltet werden. Es kann auch angezeigt sein, die Informationen in anderer Form anzubieten, etwa in Leichter Sprache, mit Illustrationen oder mithilfe eines Tonträgers.

Die NHS-Organisationen sind verpflichtet, Menschen mit einer Behinderung, Beeinträchtigung oder sensorischen Einbußen auf leicht lesbare oder verständliche Art zu informieren und sie bei der Kommunikation mit den Dienstleistern zu unterstützen.

Die Pflegeplanung soll möglichst unmittelbar nach der Demenzdiagnose stattfinden (egal wo die Diagnose gestellt wurde), die Überprüfungsintervalle sollen sich an den bekannten Bedürfnissen aller Personen mit der Diagnose Demenz orientieren.

Die Effizienz des Pflegeplans misst sich vor allem an den Outcomes; die Effizienz muss regelmäßig kontrolliert werden.

Dem NHS-England zufolge enthält ein guter Demenzpflegeplan sämtliche Elemente von D.E.M.E.N.T.I.A.[17] (s. **Kasten 4-7**).

Kasten 4-7: „D.E.M.E.N.T.I.A"

D: (*Diagnosis review*) – Überprüfung der Diagnose
E: (*Effective Support for care partners review*) – Unterstützung bei der Einschätzung pflegender Angehöriger oder anderer Pflegepersonen
M: (*Medication review*) – Überprüfung der Medikation
E: (*Evaluate risk*) – Risiken einschätzen
N: (*New Symptoms inquiry*) – sich nach neuen Symptomen erkundigen
T: (*Treatment and support*) – Behandlung und Unterstützung
I: (*Individuality*) – Individualität
A: (*Advance care planning*) – Vorausverfügung/Patientenverfügung

4.10 Personzentrierte Ansätze fördern die therapeutische Beziehung und Kommunikation

Beziehungen sind uns allen sehr wichtig. Die Rolle der Beziehungen in der Pflege von Menschen mit Demenz ist die in vielen Studien übersehene Variable; die Beziehungsdynamik zwischen allen Beteiligten wurde bislang kam untersucht.

Für McCormack sind Beziehungen, Umgebungsbedingungen und die individuellen Wertvorstellungen das Herzstück personzentrierter gerontologischer Pflege.

Mittlerweile wird neu darüber nachgedacht, was es bedeutet, jemanden zu pflegen und zu betreuen.

Mike Nolan et al. (2006) haben einen beziehungszentrierten Ansatz entwickelt und empirisch getestet, das sog. *Senses Framework*[18]. Sie weisen darauf hin, dass alle – gepflegte Person, pflegende Angehörige und professionelle Pflegekräfte – gute zwischenmenschliche Beziehungen im Sinne des *Senses Framework* erleben sollen. Die Grundannahme lautet, dass beziehungszentrierte Pflege nur möglich ist, wenn sich alle Beteiligten wertgeschätzt und sicher fühlen.[19]

Immer mehr Menschen kennen inzwischen den Begriff „Demenzpflegetriade". Die Triade besteht aus der Person mit Demenz, ihren Pflegenden und dem Arzt oder der Ärztin. Innerhalb dieser Triade können zwei Arten der Kommunikation mit der demenzbetroffenen Person stattfinden, nämlich eine förderliche (*enabling*) und eine behindernde (*disabling*) Kommunikation.

Das Thema Kommunikation wird im Kapitel 4 näher ausgeführt.

Es gab jedoch offenbar auch Situationen, in denen pflegende Angehörige die Meinungsäußerungen der Person mit Demenz einfach übergangen haben. Das ist natürlich völlig inakzeptabel.

Obwohl sich die verantwortlichen Pflegekräfte sehr bemühen, die Sichtweisen beider Seiten in Einklang zu bringen, können Konfliktsituationen auftreten. Der Konflikt ist meist einem Zwiespalt geschuldet, nämlich dem Wunsch, das Wohlbefinden der Person mit Demenz und zugleich das Wohlbefinden ihrer pflegenden Angehörigen zu verbessern.

Manche Angehörige sind frustriert, wenn Entscheidungen über ihren Kopf hinweg getroffen werden, andere nehmen solche Entscheidungen einfach hin. Auch die Forscher und Forscherinnen waren manchmal in einem echten Dilemma, wenn sie vor der Frage standen, *wessen* Bedürfnisse wichtiger waren. Ein Beispiel: Die Pflegeperson möchte sich von den Versorgungsaufgaben erholen und wünscht sich eine Pause, der Pflegebedürftige dagegen versteht nicht, weshalb er in Kurzzeitpflege gehen muss.

4.11 Personzentrierte Ansätze unterstützen das Management und die Entwicklung von Dienstleistungsangeboten

Kasten 4-8: Die Erbringung von Dienstleistungen anleiten und überwachen – die Nationalen Berufsstandards

(National Occupational Standards on Leading Service Delivery)

- National Occupational Standard SCDHSC015 – „Den gesamten Planungsprozess der Dienstleistungen anleiten und überwachen, um die bestmöglichen Ergebnisse für die Person zu erzielen" = Erkennen, welche Bedingungen erfüllt sein müssen, um den Planungsprozess leiten und Outcomes erzielen zu können, die den Wünschen und Bedürfnissen der Person entsprechen. Dazu gehören die Entwicklung, Abstimmung, Überwachung und Überprüfung der Serviceplanungen, um die gesundheitlichen, sozialen und anderen Bedürfnisse erfüllen zu können. Möglicherweise sind außerdem Anpassungen der Servicepläne notwendig, um die Outcomes für die Person zu verbessern.

Wie inzwischen allgemein bekannt, sind Flexibilität, die freie Wahl der Dienstleister, Möglichkeiten der Einflussnahme und eine personalisierte Versorgung die Hauptkennzeichen einer Betreuung, die von behinderten und betagten Menschen als hochwertig empfunden wird. Die Überwindung der Inflexibilität bei der Erbringung von Serviceleistungen ist am allerwichtigsten. Wenn pflegebedürftige Menschen Wahlmöglichkeiten haben, verbessert sich offenbar auch die Pflegequalität.

Die Bereitstellung von Gesundheitsangeboten für ethnische Minderheitengruppen verdeutlicht, dass es eine Herausforderung ist, stets flexibel und entgegenkommend zu sein. Die pflegebedürftigen Menschen berichten von besseren Erfahrungen, wenn sie von spezialisierten Anbietern versorgt werden. Die Konzentration auf Spezialanbieter kann allerdings dazu führen, dass sich die anderen Dienstleister nicht mehr um Verbesserungen bemühen, was natürlich nicht geschehen sollte.

Anmerkungen und Literatur

1. McCormack, B. & McCance, T. (2010). *Person-Centred Nursing: Theory and Practice*. Chichester: Wiley-Blackwell.
2. McCormack, B. & McCance, T. (eds). (2017). *Person-Centred Practice in Nursing and Health Care*, 2nd edition. Oxford: Wiley-Blackwell, p. 3.
3. McCormack, B. (2003). A conceptual framework for person-centred practice with older people. *Int J Nurs Pract* 9(3), 202–209.
4. Collins, A. (2014). *Measuring what really matters*. Thought paper, April 2014, The Health Foundation. Retrieved from https://www.health.org.uk/sites/health/files/MeasuringWhatReallyMatters.pdf [01.09.2017]
5. Dewing, J. & McCormack, B. (2017). Editorial: Tell me, how do you define person- centredness? *Journal* of *Clinical Nursing* 17–18, 2509–2510.
6. Brooker, D. & Latham, I. (2016). *Person-Centred Dementia Care: Making Services Better with the VIPS Framework*, 2nd edition. London: Jessica Kingsley Publishers.
7. Kitwood, T. (1997). *Dementia Reconsidered: The Person Comes First*. Buckingham: Open University Press.
8. Brooker, D. & Latham, I. (2016). *Person-Centred Dementia Care: Making Services Better with the VIPS Framework*, 2nd edition. London: Jessica Kingsley Publishers, p. 57.
9. Sabat, S. R., Johnson, A., Swarbrick, C. & Keady, J. (2011). The „demented other“ or simply „a person“? Extending the philosophical discourse of Naue and Kroll through the situated self. *Nursing Philosophy* 12(4), 282–292; discussion 293–296.
10. Andrén, S. & Elmståhl, S. (2007). Relationships between income, subjective health and caregiver burden in caregivers of people with dementia in group living care: a cross-sectional community-based study. *Int J Nurs Stud* 44(3), 435–446.
11. National Council for Palliative Care. (2007). *Advance Care Planning: A Guide for Health and Social Care Staff*. Retrieved from https://www.ncpc.org.uk/sites/default/files/AdvanceCarePlanning.pdf [07.11.2017]
12. Jackson, T. A., Gladman, J. R., Harwood, R. H., MacLullich, A. M., Sampson, E. L., Sheehan, B. & Davies, D. H. J. (2017). Challenges and opportunities in understanding dementia and delirium in the acute hospital. *Gerontologist* 47(1), 78–84.
13. McCormack, B. (2004). Person-centredness in gerontological nursing: an overview of the literature. *J Clin Nurs* 13(3a), 31–8.
14. Kitwood, T. & Bredin, K. (1992). Towards a theory of dementia care: personhood and well-being. *Ageing and Society 12*, 269–287.
15. Dewing, J. (2008). Personhood and dementia: Revisiting Tom Kitwood's ideas. *International Journal of Older People Nursing* 3(1), 3–13.
16. See, for example, the Publications page on the National Voices website, https://www.nationalvoices.org.uk/publications/our-publications/narrative-person-centred-coordinated-care
17. NHS England. (2017). *Dementia: Good care planning: Information for primary care providers and commissioners*. Retreived from https://www.england.nhs.uk/wp-content/uploads/2017/02/dementia-good-care-planning.pdf [01.09.2017]
18. Nolan, M.R., Brown, J., Davies, S., Nolan, J. & Keady, J. (2006). The Senses Framework: improving care for older people through a relationship-centred approach. *Getting Research into Practice (GRiP) Report No 2.*, University of Sheffield.
19. Watson, J. (2016). Developing the Senses Framework to support relationship-centred care for people with advanced dementia until the end of life in care homes. *Dementia (London)*. https://doi.org/10.1177/1471301216682880

5 Kommunikation, Interaktion und Verhalten

5.1

Wirksam kommunizieren – in der Demenzpflege besonders wichtig!

Kommunikation ist ein komplexer Vorgang mit vielen Aspekten, der zahlreiche kognitive Leistungen und soziale Fertigkeiten erfordert.

Kommunikation findet statt, indem wir uns sprachlich oder schriftlich äußern, aber auch unsere Gesten und Körperhaltung, der Blick, Affekt, Stimmungslage und Intonation sind Kommunikationsmittel. All diese Dinge sind dem jeweiligen Ort, dem Zweck oder Kontext angepasst. Pflegepersonen müssen wissen, wie Heimbewohnerinnen und Heimbewohner ihr Kommunikationsbedürfnis äußern und wie sie auf deren Signale richtig reagieren.

Ist das Gehirn eines Menschen mehr oder weniger geschädigt, sind auch seine kognitiven Leistungen und sozialen Fertigkeiten beeinträchtigt, und das schadet seiner Fähigkeit, erfolgreich zu kommunizieren.

Unter Kommunikation versteht man soziale Interaktionen, den Austausch zwischen zwei Personen. Kommunikationsfähigkeit ist eine Grundvoraussetzung für die Teilnahme an sozialen Aktivitäten und kann, wenn eine Krankheit das Gehirn schädigt, schwer beeinträchtigt sein.

Wir bringen Kommunikation meist nur mit Sprechen in Verbindung, obwohl sie weit mehr ist als das. Ein Großteil der Kommunikation ist nonverbal und findet in Form von Gesten, Mimik und Berührungen statt. Für Menschen mit Demenz, die ihr Sprech- und/oder Sprachvermögen einbüßen, hat die nonverbale Kommunikation einen besonders hohen Stellenwert. Wenn sie ein Verhalten an den Tag legen, das ihre Pflegenden als Problem empfinden, wollen sie damit vielleicht etwas mitteilen.

Kasten 5-1: Kommunikation – die Nationalen Berufsstandards

(National Occupational Standards on Communication)

- National Occupational Standard SFHGEN97 – „In Gesundheitssettings wirksam kommunizieren“
= Mit den vielen in einem Gesundheitssetting tätigen Personen in den verschiedenen Situationen wirksam kommunizieren.
- National Occupational Standard SCDHSC0031 – „Wirksame Kommunikation fördern“
= Ermitteln, wie sich in einem Arbeitsumfeld, in dem Menschen betreut oder unterstützt werden, effektive Kommunikation fördern lässt.

Wichtige Hinweise zur Kommunikation mit sprachlich eingeschränkten Personen:

- einfache und vertraute Worte und Sätze verwenden
- nicht zu viele Fragen stellen, um die Person nicht zu überfordern
- sich Zeit lassen, weil bei zu schnellem Sprechen Informationen verloren gehen können.

5.2 Gedächtnisprobleme und Sprachschwierigkeiten behindern die Kommunikation

In den nachfolgenden Kapiteln wird verdeutlicht, wie Gedächtnisprobleme und Sprachschwierigkeiten die Kommunikation erschweren und den Gedankenaustausch stören können.

5.2.1 Gedächtnisprobleme

Einer Person mit Gedächtnisproblemen fällt es manchmal schwer, auf Informationen zuzugreifen, die sie eigentlich „weiß".

Die Betroffenen kommen einfach nicht mehr auf das richtige Wort und erinnern sich nicht mehr an die Namen von Personen, die ja in Gesprächen sehr wichtig sind.

Sie vergessen auf einer Party Namen oder Gesichter, vielleicht auch Informationen, die für die Unterhaltung relevant wären, was sie in große Verlegenheit bringen kann.

Mit bestimmten Strategien und Hinweisen kann man der demenzkranken Person helfen, diese Anforderungen zu bewältigen, in gewissem Umfang selbstständig zu bleiben und die Kontrolle über ihre Umgebung zu erhalten. Dann lässt vermutlich auch ihr Bedürfnis nach, die fehlenden Informationen zu erfragen.

Man kann z. B.:

- Schränke beschriften oder den Schrankinhalt mit einer Zeichnung verdeutlichen (z. B. mit dem Bild einer Kaffeetasse)
- Uhren und Kalender ins Blickfeld der Person rücken.

5.2.2 Sprachschwierigkeiten

Probleme mit dem Sprechen und der Sprache können bei allen Demenztypen auftreten. Grund dafür ist, dass demenzauslösende Krankheiten die für Sprachproduktion und Sprachverständnis zuständigen Gehirnareale schädigen. Wie und wann sich Sprachprobleme bemerkbar machen, hängt von der Person selbst, dem Demenztyp und dem Demenzstadium ab.

Die Schwierigkeiten sind nicht gleichbleibend, sondern können von Tag zu Tag schwanken. Bei bestimmten Demenzen – etwa der Frontotemporalen Demenz – gehören Sprachprobleme zu den Symptomen, die zuerst wahrgenommen werden.

Ein Zeichen für demenzbedingte Sprachschwierigkeiten sind die Wortfindungsstörungen einer Person. Sie verwendet dann vielleicht ein verwandtes oder ähnliches Wort (z. B. „Buch" für „Zeitung"), greift zu Umschreibungen (z. B. „das Ding zum Sitzen" statt „Stuhl") oder findet überhaupt kein Wort mehr.

Demenz kann auch die Fähigkeit einer Person, sozial angemessen zu reagieren, beeinträchtigen, was auf Probleme mit dem Sprachverständnis oder dem Sprechen hinweisen könnte.

Manchmal kommt es schließlich soweit, dass sich Betroffene sprachlich kaum noch verständigen können.

Zentral wichtig ist es, der Person zu signalisieren, dass die Kommunikation gelungen ist. Eine gute Möglichkeit zu zeigen, dass sie verstanden wurde, ist die Zusammenfassung. Dabei sollen die Hauptpunkte des Informationsaustauschs kurz wiederholt werden. Dann kann die Person, falls erforderlich, das Gesagte korrigieren.

5.3
Sozialkognitive Veränderungen

Eine Person im Frühstadium der verhaltensbetonten Variante einer Frontotemporalen Demenz beispielsweise kann keine Empathie für andere aufbringen, sich auffallend (sich z. B. impulsiv, enthemmt oder unangemessen) verhalten oder eine sprachliche Taktlosigkeit begehen. Diese Probleme unterscheiden sich grundsätzlich von Gedächtnis- und Sprachschwierigkeiten und werden von Veränderungen eines anderen neuronalen Netzwerks verursacht.

5.4
Aktiv zuhören

Aktives Zuhören ist der höchste und effektivste Grad des Zuhörens und eine ganz besondere Kommunikationsfertigkeit.

Dabei wird den sprachlichen Äußerungen einer Person vollkommene Aufmerksamkeit geschenkt, man hört ihr genau zu, zeigt sich interessiert und unterbricht sie nicht. Wer aktiv zuhört, achtet auf Inhalt und Intention des Gesagten sowie auf den Affekt/die Stimmungslage der Sprecherin oder des Sprechers.

Aktives Zuhören vermag die Kommunikation zwischen der pflegenden und der gepflegten Person zu verbessern und ist deshalb besonders wichtig (s. **Kasten 5-2**).

Kasten 5-2: Aktiv zuhören

Die Pflegekraft soll
- Blickkontakt aufnehmen und die Person ermuntern, ihr beim Sprechen in die Augen zu schauen,
- Berührungen einsetzen (die Hand schütteln, die Hand halten),
- die Person möglichst nicht unterbrechen,
- bei ihrer Tätigkeit innehalten, um der Person, während sie spricht, die volle Aufmerksamkeit widmen zu können,
- Ablenkungen minimieren.

5.5
Zuerst die Aufmerksamkeit der Person gewinnen!

Bevor man einer demenzkranken Person eine Frage stellt oder mit ihr gemeinsam eine Aufgabe angeht, muss man ihre Aufmerksamkeit gewinnen.

Veränderungen des Sozialverhaltens sind meist auf Schädigungen der zerebralen Frontallappen zurückzuführen.

Schwierigkeiten in diesem Bereich können bedeuten, dass die Person alltägliche soziale Signale nicht erkennt – weder verbale noch nonverbale. Betroffene merken dann z. B. nicht, dass das Gesprächsthema dem Gegenüber unangenehm ist oder andere unter Zeitdruck stehen und weggehen möchten.

5.6
Ruhig und deutlich sprechen, Geduld haben

5.6.1
Deutlich sprechen

Bitte sprechen Sie deutlich, ruhig und langsam, damit die Person Zeit hat, die Information aufzunehmen. Verwenden Sie einfache, kurze Sätze, vermeiden Sie direkte Fragen, bieten Sie möglichst wenige Wahlmöglichkeiten an und werden Sie vor allen Dingen niemals laut.

5.6.2
Körpersprache

Menschen mit Demenz fällt es zwar manchmal schwer, das Gesagte zu verstehen, sie können jedoch den Gesichtsausdruck anderer schnell und gut interpretieren und auch ihre Körpersprache wahrnehmen.

Schenken Sie Ihrem Gegenüber ein warmes Lächeln, suchen Sie Blickkontakt, begeben

Sie sich auf die Augenhöhe des Menschen mit Demenz und sprechen Sie in freundlichem Ton.

5.6.3 Respekt zeigen und Geduld haben

Wenn die demenzkranke Person nicht versteht, was Sie sagen, sollten Sie Ihre Äußerungen oder Formulierungen anpassen und geduldig bleiben.

5.6.4 Zuhören

Hören Sie der Person aufmerksam zu und nehmen Sie das, was sie zu sagen hat ernst. Sprechen Sie ihr freundlich zu und suchen Sie dabei nach Hinweisen auf das, was sie vermutlich mitteilen will.

5.6.5 Mit der Person reden

Einer Person mit Demenz kann es schwerfallen, sprachliche Äußerungen zu verstehen oder die richtigen Worte zu finden.

5.7 Die Umgebung den sensorischen Schwierigkeiten der Person anpassen

Viele demenzbetroffene Menschen sind auch sensorisch beeinträchtigt (z. B. durch den Verlust des Seh- oder/und Hörvermögens), was ihnen die Kommunikation zusätzlich erschwert. Wir können jedoch viel tun, um ihnen zu einer wirksamen Kommunikation zu verhelfen.

5.7.1 Schwerhörigkeit

Demenz und Verlust des Hörvermögens können Menschen sozial isolieren. Wer an Demenz erkrankt und zugleich schwerhörig ist, ist doppelt beeinträchtigt. Dann ist gute Kommunikation besonders wichtig.

Bei den meisten über 70-Jährigen lässt das Gehör mehr oder weniger stark nach. Sie halten sich für schwerhörig oder hörbehindert oder führen ihren Gehörschaden auf eine Krankheit zurück. Die Schädigung kann altersbedingt sein oder andere Ursachen haben (etwa Lärm, eine Infektion, Krankheit oder eine Verletzung). Andererseits gibt es auch Menschen, die von Geburt an taub oder in jungen Jahren ertaubt sind.

Wie eine hörgeschädigte Person kommuniziert, hängt von mehreren Faktoren ab, wie etwa

- vom jeweiligen Typ des Hörverlusts und ob sie
- eine Hörhilfe benutzt, die Gebärdensprache beherrscht, Lippenlesen kann oder sich einer Kombination davon bedient sowie von ihrer persönlichen Vorliebe und Lebensgeschichte.

Es gibt starke Verbindungen zwischen Demenz und Hörverlust, was den Gedanken nahelegt, dass Hörverlust die Entwicklung einer Demenz begünstigt. Dieser Zusammenhang wird derzeit noch erforscht.

5.7.2 Nachlassende Sehkraft

Bei vielen Menschen lässt die Sehkraft im Laufe der Jahre nach. In Großbritannien leben schätzungsweise 1,6 Millionen über 65-Jährige mit eingeschränktem Sehvermögen.

Der Verlust kann altersbedingt sein und eine definierbare Ursache haben, wie eine Trübung der Augenlinse (grauer Star) oder eine Makuladegeneration. Viele müssen deshalb eine Brille tragen.

Wer sehbehindert ist und überdies an einer Demenz leidet, wird noch mehr Schwierigkeiten haben. Wenn die Betroffenen ihre Umgebung nicht mehr sehen, fühlen sie sich zunehmend desorientiert und immer stärker belastet, worauf ihre Mobilität abnimmt und die Sturzgefahr steigt.

Demenzkranke sehbehinderte Menschen fühlen sich auch bald isoliert. Das macht eine gute Kommunikation so bedeutend und deshalb müssen reversible Ursachen der Sehbehinderung unbedingt beseitigt werden, z. B. durch eine Grauer-Star-Operation.

Die Kommunikation wird bei Menschen mit Demenz durch die Tatsache erschwert, dass Betroffene nonverbale Hinweise nicht mehr sofort bemerken und einem Gespräch nicht mehr recht folgen können.

Die Anpassung der häuslichen Umgebung an eine Person mit Demenz erfordert physische Umgebungsveränderungen, eine Veränderung der Aktivitäten und der Art, wie wir mit der Umgebung interagieren. Zu den altersbedingten Seh- oder Hörverlusten kommt hinzu, dass bei manchen Menschen mit Demenz die Tiefenwahrnehmung gestört ist und dass sie Farben nicht mehr unterscheiden oder Kontraste nicht mehr wahrnehmen können.

5.8 Sicherstellen, dass die Person über die nötigen Hilfsmittel verfügt

Viele seh- oder hörgeschädigte Patientinnen und Patienten kommen ohne ihre Brille oder ihr Hörgerät ins Krankenhaus und sind deshalb „kommunikationsbehindert“.

Dann bieten sich folgende Lösungen an:

- eine modifizierte Klingel (damit Menschen, die eine normale Rufglocke nicht bedienen können, Hilfe herbeirufen können) und einfache, bebilderte Bedienungsanleitungen
- eine Lupe für Kranke, die ihre Brille nicht dabei haben.

5.9 Wer die Lebensgeschichte eines Menschen kennt, kann wirksamer kommunizieren

In seinem Grundlagenwerk *Dementia Reconsidered* [1] aus dem Jahr 1997 (deutsch: „Demenz“. Der personzentrierte Ansatz im Umgang mit verwirrten Menschen. Bern: Hogrefe Verlag, 2016, 7. Aufl.) hat Kitwood erklärt, wie das Personsein von Menschen mit Demenz untergraben wird und festgestellt, dass es zum Erhalt der Identität von essentieller Bedeutung ist, detailliert über die Lebensgeschichte einer jeden Person informiert zu sein.

Folglich haben Kitwood und andere Autoren und Autorinnen empfohlen, als eine Möglichkeit des Identitätserhalts, die Lebensgeschichte der Person zu erheben und zu nutzen.

Bei Menschen mit Demenz sind die Verbindungen zwischen früheren und aktuellen Lebensereignissen allerdings meist lückenhaft, weshalb man ihren Geschichten oft nicht recht folgen kann.

Sie sind kognitiv beeinträchtigt und können, weil ihr autobiografisches und semantisches Gedächtnis anhaltend und zunehmend geschädigt wird, ihre Lebensgeschichte nicht mehr chronologisch erzählen und auch nicht mehr gut kommunizieren.

Biografiearbeit ist nachweislich geeignet, die Stimmung demenzkranker Menschen zu heben und einige Komponenten ihrer kognitiven Leistungsfähigkeit zu verbessern, sie kann Desorientiertheit und Angstzustände lindern, ihr Selbstbewusstsein und Gedächtnis stärken sowie die sozialen Interaktionen erleichtern.

In der Fachliteratur und praktischen Altenpflege wird schon seit geraumer Zeit auf die Vorzüge von Erinnerungsarbeit hingewiesen, wenn es darum geht, das Altern zu verstehen und Zusammenhänge zu erkennen.

Wer den Geschichten aus dem Leben einer demenzbetroffenen Person lauscht, soll sich fragen, weshalb sie genau diese Episode genau jetzt erzählt, und zu ergründen versuchen, welche Bedeutung sie in ihrem Lebenslauf hat.

Indem die Erzähler und Erzählerinnen eine biografische Verbindung zwischen ihrem früheren und jetzigen Leben erkennen und artikulieren, erhalten sie ihre persönliche Identität und stärken sie ihr Selbstwirksamkeitsgefühl und ihr Gefühl des Eingebundenseins.

5.10 Die Kommunikationstechniken anpassen

Da Menschen mit Demenz unterschiedliche Fähigkeiten und Neigungen haben, muss man die Kommunikationstechniken entsprechend anpassen.

Zu den vielversprechenden Ansätzen und Interventionen, deren Auswirkungen auf die Patienten-Outcomes bislang allerdings noch nicht empirisch getestet wurden, gehören Schulungen zur Verbesserung der Kommunikation zwischen pflegenden und gepflegten Personen.

Pflegekräfte müssen sich alle Mühe geben, Kommunikationshindernisse zu erkennen und möglichst aus dem Weg zu räumen (s. **Kasten 5-3** und **5-4**).

Wer die Kommunikationsbedürfnisse einer Person erfassen und sie personzentriert pflegen möchte, versucht am besten, möglichst viel über sie zu erfahren.

In manchen Fällen hilft ein „Kommunikationspass", in dem die wichtigsten Informationen über Bedürfnisse, Wünsche und Vorlieben der Person vermerkt sind. In diesem Dokument sind alle Informationen in leicht lesbarer Form, oft mit Bildern und Fotos illustriert, zusammengefasst.

Kasten 5-3: Menschen mit Kommunikationsbedürfnissen unterstützen – die Nationalen Berufsstandards

(National Occupational Standards on Supporting Individuals with Communication Needs)

- National Occupational Standard SCDHSC0369 – „Menschen mit spezifischen Kommunikationsbedürfnissen unterstützen" = Den Unterstützungsbedarf von Menschen mit spezifischen Kommunikationsbedürfnissen erkennen. Die spezifischen Kommunikationswünsche und -bedürfnisse der Person ermitteln, sie bei Interaktionen mit anderen Menschen unterstützen und ihre Kommunikation beobachten, um veränderte Bedürfnisse wahrzunehmen.

Kasten 5-4: Kommunikationshilfen – Beispiele

Brailleschrift und Braille-Software

Die Brailleschrift ist ein System, mit dem blinde und stark sehbehinderte Menschen Texte durch Berührung lesen und schreiben können. Die Schrift besteht aus Punktmustern, die von hinten ins Papier gepresst wurden und mit den Fingern als Erhöhungen ertastbar sind. Jede Zelle besteht aus bis zu sechs Punkten und repräsentiert einen Buchstaben, eine Zahl oder ein Satzzeichen.

Gebärdensprache

Die Gebärdensprache ist eine nonverbale Kommunikationsmethode, die Hand- und Kopfbewegungen, Körperhaltung und Mimik einsetzt und zu einem vollständigen Sprachsystem verbindet. Sie ist die bevorzugte Sprache vieler tauber Menschen und wird von hörenden Menschen zur Kommunikation mit tauben verwendet.

Technische Hilfen

Hörgeräte, Hörschleifen, Texttelefone, SMS und Lupen – all diese Gerätschaften sind technische Kommunikationshilfen.

Fürsprache

Ein Fürsprecher oder eine Fürsprecherin ist eine Person, die ernannt wurde, um stellvertretend für eine andere Person, die Kommunikationsschwierigkeiten hat und deshalb ihre Meinung nicht mehr äußern kann, zu handeln oder zu sprechen.

Talking Mat/Tablet

Auf eine strukturierte Fläche werden Symbole und Bilder eingegeben, die den Gesprächsverlauf darstellen.

5.11 Das Verhalten kann unbefriedigte Bedürfnisse kommunizieren

Sich verhalten heißt kommunizieren. Ob wir uns nun gut oder schlecht oder gleichgültig verhalten, stets drückt das Verhalten unsere Gefühle und Bedürfnisse aus.

Viele Demenzbetroffene verlieren im Laufe der Erkrankung ihre Sprechfähigkeit. Sie kommunizieren jedoch nach wie vor, wenn auch mit anderen Mitteln, nämlich durch Körpersprache, Gestik und Mimik.

5.12 Gefühle und Wahrnehmungen können das Verhalten beeinflussen

Wir kommunizieren vor allem durch unsere Mimik, Körpersprache, Gesten und Berührungen.

Die nonverbale Kommunikation einer Person liefert Hinweise auf ihre emotionale Verfassung und auf das, was sie mitteilen möchte (s. **Kasten 5-5**).

Kasten 5-5: Nonverbale Kommunikationsmöglichkeiten

Blickkontakt

Kommunikation braucht Blickkontakt, weil er der angesprochenen Person anzeigt, dass man ihr zuhört, interessiert ist und ihre Botschaft versteht.

Gesichtsausdruck

Der Gesichtsausdruck (die Mimik) sagt uns, was andere denken, auch wenn sie sich dessen nicht bewusst sind. Manchmal widerlegen Gesichtsausdruck und Körpersprache unsere verbalen Äußerungen.

Gesten

Gesten sind körperliche Zeichen, die eine Botschaft vermitteln. Sie werden vor allem bei hitzigen Diskussionen eingesetzt und unterstreichen wichtige Botschaften.

5.13 Das Verhalten der Mitmenschen kann sich auf die Person mit Demenz auswirken

Das Kommunikationsverhalten anderer kann sich auf die Kommunikationsfähigkeit der demenzbetroffenen Person auswirken. Bitte deshalb Folgendes beachten:

- die Interaktion verlangsamen
- geduldig sein und eine Reaktion abwarten
- in einem angenehmen und freundlichen Tonfall sprechen und nonverbal mithilfe von Blickkontakt, Lächeln und entspannter Körperhaltung kommunizieren.

5.14 Die häufigsten Ursachen der Verhaltensauffälligkeiten

Oft gibt es gute Gründe für die Erregung oder das ungewöhnliche Verhalten einer demenzkranken Person. Viele sind jedoch nicht in der Lage mitzuteilen, was sie derart belastet.

Die Kunst besteht nun darin, die Ursache zu erkennen und herauszufinden, wie dem Problem im Interesse beider Seiten Abhilfe geschaffen werden kann.

Manchmal reagieren wir auf das ungewöhnliche oder herausfordernde Verhalten einer Person, ohne zu wissen, was sie braucht oder mit ihrem Verhalten sagen will.

Mithilfe der „Stop-and-Pause" genannten Technik (s. **Kasten 5-6**) gelingt es Pflegenden eher, der Person zuzuhören, sie zu beobachten und ihre Verhaltensauffälligkeiten zu verstehen.[2]

Kasten 5-6: Die Stop-und-Pause-Technik

Stop

S – See things from the point of view of the person with dementia (den Standpunkt der Person mit Demenz einnehmen)
T – Think about your own thoughts and feelings (über die eigenen Gedanken und Empfindungen nachdenken)
O – Observe and ask what the person is trying to communicate and what is going on (die Person beobachten und fragen, was sie mitteilen möchte und was los ist)
P – Patience and persistence (Geduld und Beharrlichkeit)

Pause

P – *Physical* (körperlich)
A – *Acitivities* (Aktivitäten)
U – *You* (Sie selbst)
S – *Self-esteem* (Selbstachtung/Selbstwertgefühl)
E – *Emotions* (Emotionen)

5.15 Verhaltensauffälligkeiten erkennen und richtig reagieren

Pflegende müssen sich vor Augen halten, dass nicht alle Verhaltensauffälligkeiten demenzbedingt sind.

Menschen mit Demenz weisen nicht grundlos problematische Verhaltensmuster auf, sind aber möglicherweise außerstande, sie zu erklären.

Ist dies der Fall, muss die Pflegekraft prüfen, ob der Pflegebedürftige durstig oder hungrig ist, ob ihm zu heiß oder kalt ist, ob er Schmerzen hat, zur Toilette gehen muss oder an Verstopfung leidet. Auch die emotionale Verfassung ist zu ermitteln. Ist die Person verängstigt? Hat sie vergessen, dass sie im Krankenhaus liegt und sucht nach dem Heimweg? Fühlt sie sich unbehaglich? Manchmal ist das sonderbare Verhalten der einzige Hinweis auf eine körperliche Erkrankung, etwa auf eine Infektion.

Krankheit und Hospitalisierungsstress können demenzbetroffene Menschen überfordern. Wenn die Grenze ihrer Copingfähigkeit überschritten ist, leiden sie, fühlen sich bedroht und verhalten sich entsprechend.

Manche Menschen mit Demenz werden agitiert, deprimiert oder ängstlich; Pflegepersonen können sich das Verhalten oft nicht erklären und viele wissen nicht, wie sie die Belastungen verhindern oder verringern können. Zu den herausfordernden Verhaltensweisen gehören Schreien, Rufen, aggressive Kommentare und körperliche Aggressionen.

Die Umgebung einer Person kann ebenfalls unerwünschte Auswirkungen haben (ein demenzkranker Mensch beispielsweise, der sein Spiegelbild nicht mehr erkennt, fürchtet sich vielleicht vor dieser anderen Person im Raum).

Kasten 5-7 enthält hilfreiche Tipps für solche Situationen.

Die Vorstellung, dass das Personsein von Menschen mit Demenz im Rahmen von Beziehun-

Kasten 5-7: „Herausforderndes Verhalten" – was tun?

Pflegende sollen in solchen Situationen:
- der Person freundlich zuhören, aufmerksam und unterstützend sein
- sie verbal und nonverbal beruhigen
- möglichst nicht konfrontieren
- versuchen, ihre Bedürfnisse zu erkennen und zu erfüllen
- sich den Charakter und die Lebensgeschichte der Person vor Augen halten
- ihr behutsam Trost und Hilfe anbieten
- ihr Hör- und Sehvermögen untersuchen lassen und wenn nötig Brille und Hörgerät beschaffen.

gen und sozialen Kontexten erhalten oder untergraben werden kann, veranschaulicht Kitwood mit dem Begriff der malignen Sozialpsychologie. Er schreibt, dass die Stigmatisierung von Menschen mit Demenz (*individuals with dementia*, IWD) oft dazu führt, dass diese zur Machtlosigkeit verurteilt, infantilisiert, entpersonalisiert und abgewertet werden, weil der Fokus fast ausschließlich auf Negativität, Defizit und Beeinträchtigung liegt.

5.16 Die Kommunikationsbedürfnisse Demenzbetroffener erfüllen

Wir müssen Methoden und Dienste entwickeln, die die Kommunikationsbedürfnisse demenzkranker Menschen erfüllen.

Das VERA-Modell wurde speziell für Gesundheitsfachpersonen entwickelt, die mit demenzbetroffenen Menschen arbeiten. Es liefert einen praxisbezogenen Ansatz zur Verbesserung ihrer Kommunikationsfertigkeiten[3] und beruht auf den vier Grundsätzen *validation, emotion, reassure, activity,* VERA (Validation, Emotion, trösten/beruhigen, Aktivität).

Es ist ein nützliches Instrument, das die einzelnen Schritte des Kommunikationsprozesses beschreibt und Fachkräften hilft, sensibel und mitfühlend zu reagieren. Der Grundgedanke des VERA-Modells ist, dass niemand „nicht kommunizieren kann". Eine Kommunikation, die oft als „beeinträchtigt" oder „herausfordernd" bezeichnet wird, kann durchaus sinnvoll sein, wenn sie als Versuch einer Person betrachtet wird, sich mit einer anderen zu verbinden. Kommunikation teilt ein Bedürfnis, ein Anliegen oder eine Erfahrung mit.

Anmerkungen und Literatur

1. Kitwood, T. (1997). *Dementia Reconsidered: The Person Comes First*. Buckingham: Open University Press, p. 56.
2. Sussex Partnerships NHS Foundation Trust. (2015). *Helping someone with dementia who is distressed or behaving unusually - version 2*. Retrieved from https://www.sussexpartnership.nhs.uk/sites/default/files/documents/dementia_information_for_carepartners_of_people_living_with_dementia_who_are_distressed_or_behaving_unusually_-_ver_2_-_oct_15.pdf [01.09.2017]
3. Blackhall, A., Hawkes, D., Hingley, D. & Wood S. (2011). VERA framework: Communicating with people who have dementia. *Nursing Standard* 26(10), 35–39.

6 Gesundheit und Wohlbefinden

Pflegende müssen dem Erhalt der physischen und psychischen Gesundheit der Menschen mit Demenz hohe Priorität einräumen und ihr Wohlergehen fördern, indem sie für gute Ernährung, körperliche Bewegung und generell für einen gesunden Lebensstil sorgen, zu dem auch soziale Aktivitäten gehören.

Aus der Forschung ist bekannt, dass sich eine Kombination aus guter Ernährung sowie geistigen, sozialen und körperlichen Aktivitäten auf den Erhalt oder die Verbesserung der Gehirngesundheit und der Neuroplastizität günstiger auswirkt als eine dieser Aktivitäten allein.

Solche Interventionen sind besonders ab den mittleren Lebensjahren wichtig, da sich in dem Alter die Herausforderungen an das Gehirn mehren, wozu auch neurodegenerative Erkrankungen zählen, wie die Alzheimer-Krankheit eine ist.

Verheiratete haben offenbar ein geringeres Demenzrisiko als verwitwete oder lebenslang alleinstehende Menschen. Das bedeutet, dass soziale Einbindung und soziales Wohlbefinden zu den modifizierbaren Risikofaktoren der Demenzprävention gehören.[1] Untersuchungen beweisen, dass Freizeitaktivitäten und reichlich sportliche Betätigung das Alzheimer-Risiko tatsächlich reduzieren.[2]

6.1 Gesundheitsbedürfnisse antizipieren

Demenzerkrankungen werden zu einer der größten Herausforderungen in der Betreuung alter Menschen und zur Hauptursache für Behinderung und Abhängigkeit im Alter. Deshalb ist die Vermeidung von Fatigue, von Stürzen und Problemen mit Ernährung und Hydrierung ein entscheidender Betreuungsaspekt.

6.1.1 Fatigue

Viele an einer Lewy-Körperchen-Demenz (LKD) leidende Personen sind tagsüber auffallend schläfrig, was ihre Pflegenden als besonders belastend empfinden.

Wenn Alzheimerkranke bei Tag objektiv und subjektiv überwiegend schläfrig sind, ist ihre Demenz meist sehr fortgeschritten.

Schlafunterbrechungen aufgrund von Atemaussetzern und Schlafbewegungen können im Laufe einer diffusen Lewy-Körperchen-Demenz und der Parkinson-Krankheit auftreten, wobei unklar ist, ob und inwieweit diese Episoden nächtlicher Wachheit die Aufmerksamkeit am Tag tatsächlich beeinträchtigen.

Menschen mit Demenz haben bei einem Sturz ein dreimal höheres Risiko, dabei eine Fraktur zu erleiden, als kognitiv uneingeschränkt leistungsfähige Personen.[3] Sie werden nach einem Sturz auch mit fünfmal höherer Wahrscheinlichkeit hospitalisiert oder in eine Langzeitpflegeeinrichtung verlegt, als demenzkranke alte Personen, die keinen Sturz erleiden. Besonders anfällig für Mobilitätsstörungen sind Parkinsonkranke sowie Personen mit einer vaskulären oder einer Lewy-Körperchen-Demenz.

6.1.2 Sturzgefahr

Menschen mit Demenz sind aufgrund ihrer sensorischen Veränderungen erheblich sturzgefährdet.

Folgende Fähigkeiten können beeinträchtigt sein:

- die richtige Verarbeitung sensorischer Eindrücke, etwa eines Anblicks, eines Geräuschs oder einer Berührung
- die Koordination von Gehirn und Körper
- die Interpretation ihrer Umgebung, was zu Sinnestäuschungen und Fehlwahrnehmungen führen kann
- die Mobilitätsanbahnung (besonders bei gleichzeitiger Gebrechlichkeit).

Wenn eine Person gestürzt ist, sind mehrere Fragen zu klären:

- Gibt es einen reversiblen Grund für den Sturz oder liegt eine bestimmte körperliche Erkrankung vor? Nimmt die Person mehrere Medikamente ein? Leidet sie an Medikamentennebenwirkungen oder -wechselwirkungen? Nimmt sie die Medikamente vorschriftsmäßig ein?
- Hat sich ihr Sehvermögen verändert?
- Hat ihre Mobilität/Beweglichkeit abgenommen?
- Hat sie vielleicht Schmerzen, kann ihr Missbehagen jedoch nicht erkennen oder benennen?
- Hat sie eine „Sturzangst" entwickelt? Was können wir tun, damit sie wieder Vertrauen fasst?

Die Art und Weise, wie Pflegende mit Menschen mit Demenz kommunizieren, ist ein entscheidender Faktor, wenn es darum geht, ihr Sturzrisiko zu verringern.

6.1.3 Ernährung und Flüssigkeitszufuhr

Gesundheit und Wohlbefinden sind ohne gute Ernährung und ausreichende Flüssigkeitszufuhr nicht denkbar. Im besten Fall leisten Essen und Trinken einen wichtigen Beitrag zur Genesung und verhindern Fehlernährung.

Im schlechteren Fall bringen mangelhafte Ernährung und ungenügende Flüssigkeitszufuhr die Patienten und Patientinnen in Gefahr. Das Risiko von Fehlernährung und Flüssigkeitsmangel und deren Prävalenz sind bei betagten Menschen generell hoch und bei Demenzbetroffenen noch höher.

Die Versorgung mit Essen und Trinken muss personzentriert erfolgen. Pflegende müssen sich alle Mühe geben, die Bedürfnisse und Wünsche der pflegebedürftigen Person zu erfüllen. Dabei spielt der Pflegeplan, in dem die individuellen Gegebenheiten zu dokumentieren sind, eine zentrale und hilfreiche Rolle.

Es gibt verschiedene Möglichkeiten, alte Menschen beim Essen und Trinken zu unterstützen: die Tellergröße und -farbe wechseln, für mehr Bewegung sorgen, Umgebungsgeräusche minimieren, die Einstellung der Pflegenden verändern, ihnen das nötige Wissen vermitteln – die ganze Palette an Interventionen kann eine Hilfe sein.

Zu den entscheidenden Faktoren gehören die sozialen Interaktionen der Bewohnerinnen und Bewohner bei den Mahlzeiten, ihre Fähigkeit, selbstständig zu essen und zu trinken, das Ambiente im Speisesaal, die inneren Einstellungen, Kenntnisse und Fertigkeiten des Pflegepersonals, ausreichend Zeit für die Nahrungsaufnahme und ausreichend viel Personal zur Unterstützung, dazu die sensorischen Eigenschaften der Mahlzeit, die Organisation der Essensausgabe, die Auswahl und Vielfalt der Speisen und deren Nährwert.

Kasten 6-1 enthält einige Berufsstandards zu diesem Thema.

Kasten 6-1: Essen und Trinken – die Nationalen Berufsstandards

(National Occupational Standards on Food and Drink)

- National Occupational Standard SCDHSC0213 – „Die Person mit Nahrung und Getränken versorgen, um ihre Gesundheit und ihr Wohlbefinden zu fördern“
= Die Bedürfnisse von Menschen ermitteln, die bei der Nahrungsaufnahme und beim Trinken unterstützt werden müssen. Dazu gehört, die Person bei der Kommunikation ihrer Ernährungswünsche zu unterstützen und die von ihr ausgewählten Speisen und Getränke zuzubereiten.
- National Occupational Standard SCDHSC0214 – „Personen beim Essen und Trinken unterstützen“
= Die Bedürfnisse von Personen ermitteln, die bei der Nahrungs- und Flüssigkeitsaufnahme unterstützt werden müssen.
- National Occupational Standard SFHCHS68 – „Personen mit Langzeiterkrankungen beim Umgang mit ihrer Ernährung unterstützen“
= Relevante Informationen über den Zustand der Person erneut überprüfen und dann mit entsprechenden Maßnahmen ihr Ernährungsverhalten unterstützen.

6.2 Anzeichen und Symptome von Fehlernährung und Flüssigkeitsmangel

Schwierigkeiten mit der Ernährung, Appetitlosigkeit und Gewichtsverlust sind häufige Probleme bei Demenz, insbesondere in den späteren Stadien.

Dann machen sich auch Schluckstörungen (Dysphagie) zunehmend bemerkbar.

Schluckstörungen können von der Demenz, einem Schlaganfall, Abszessen, Tumoren oder degenerativen neuromuskulären Erkrankungen ausgelöst werden. Dann kann fachkundige Beratung angezeigt sein; vielleicht müssen die Speisen angedickt, die Körperhaltung beim Essen verändert und die Unterstützungstechniken verbessert werden.

Zu den Anzeichen schlechter Ernährung gehören:

- anhaltende Müdigkeit
- häufige Infekte
- Obstipation
- Depression.

Zu den Anzeichen von Flüssigkeitsmangel gehören:

- Durstgefühl, weil der Körper versucht, den Flüssigkeitsspiegel zu erhöhen
- dunkelfarbener Urin, weil der Körper versucht, den Flüssigkeitsverlust zu reduzieren
- Kopfschmerzen, Müdigkeit und Verwirrtheit aufgrund der mangelhaften Durchblutung des Gehirns
- Harnwegsinfekte, für die pflegebedürftige Menschen besonders anfällig sind.

Soweit die Flüssigkeitszufuhr nicht aus medizinischen Gründen eingeschränkt werden muss, sollen die Menschen ermuntert werden, tagsüber ausreichend zu trinken und nicht zu warten, bis sie durstig sind, weil Durstgefühl bereits ein Frühsymptom von Dehydrierung ist.

Um eine angemessene Flüssigkeitsmenge sicherzustellen, müssen Pflegende ihren Schutzbefohlenen regelmäßig Getränke anbieten und sie ihrem Pflegeplan entsprechend beim Trinken unterstützen.

Die Getränke müssen stets frisch sein und in Reichweite bewegungs- oder mobilitätseingeschränkter Menschen abgestellt werden.

Wer bezweifelt, dass eine Person ausreichend Flüssigkeit zu sich nimmt, muss diese Bedenken der Stationsleitung bzw. den pflegenden Angehörigen mitteilen.

6.3 Hunger

Es gibt eine Vielzahl von Möglichkeiten, den Appetit einer Person anzuregen und sie für Essen und Trinken zu interessieren. Dabei hilft es, sie gut zu kennen und zu wissen, was sie mag und nicht mag – schließlich hat jeder Mensch spezielle Angewohnheiten, Vorlieben und Bedürfnisse.

Pflegende müssen auch berücksichtigen, was der Angehörige mit Demenz körperlich bewältigen kann. Hier einige Tipps:

- Das Essen soll schön angerichtet sein und gut riechen. Die Mahlzeiten sollen immer wieder anders schmecken, aussehen und riechen. Der Duft aus der Küche, etwa von frisch gebackenem Brot, kann appetitanregend wirken.
- Jede Gelegenheit nutzen, die Person zum Essen zu animieren.
- Nahrungsmittel anbieten, die sie wirklich mag. Den Teller bitte nicht zu voll laden – kleine Portionen in regelmäßigen Abständen sind oft die bessere Wahl.
- Speisen und Getränke variieren, weil sich Vorlieben manchmal verändern.
- Ausgekühlte Speisen sind nicht mehr verlockend. Oft hilft es, das Essen portionsweise zu servieren, damit es warm bleibt. Auch Tellerwärmer oder eine Mikrowelle leisten gute Dienste.

Kasten 6-2: Das körperliche Wohlbefinden sicherstellen – die Nationalen Berufsstandards

(National Occupational Standards on Physical Comfort Needs)

- National Occupational Standard SCDHSC0216 – „Zum körperlichen Wohlbefinden der Menschen beitragen“ = Ermitteln, was die Person braucht, um sich körperlich wohlzufühlen. Ihr bei der Linderung ihrer Schmerzen und Missempfindungen behilflich sein und für eine Umgebung sorgen, in der sie sich ausruhen kann.

6.4 Schmerzerkennung und Schmerzmanagement

Menschen mit Demenz können physisch und psychisch leiden, dies jedoch, besonders bei fortgeschrittener Demenz, nicht auf die übliche Art mitteilen. Deshalb müssen die Betreuungspersonen mit ihrer persönlichen Terminologie vertraut sein. Sprechen sie beispielsweise von „Wehtun“, von Unbehagen oder Unwohlsein?

Auch die nonverbalen Schmerzsignale sind zu beachten – manche Menschen mit Schmerzen grimassieren, zucken bei Berührung zusammen oder nehmen eine Schonhaltung ein, andere werden unruhig oder aggressiv oder zerren an ihren Schläuchen.

Aktuell wird viel geforscht und an der Entwicklung und Erprobung angemessener Schmerzassessmentinstrumente für Demenzkranke gearbeitet. Die Mehrzahl der Instrumente beruht auf den Annahmen und Empfehlungen der *American Geriatric Society*. Demnach können sich Schmerzen im Gesichtsausdruck (z. B. Stirnrunzeln), in Form von Vokalisierung und Verbalisierung (z.B. Stöhnen) und Körperbewegungen ausdrücken.[4]

Werden die Schmerzen einer demenzkranken Person nicht erkannt und nicht behandelt, besteht nicht nur die Gefahr, dass sie unnötig leidet, sondern auch die Gefahr, dass die Verhaltensänderung unangemessenen behandelt wird. Ein Beispiel: Ein Mensch, der sich zurückzieht und verstört wirkt, weil er Schmerzen hat, gilt womöglich als depressiv und bekommt Antidepressiva verschrieben. Chronische Schmerzen können in der Tat depressiv machen, die wirksame Behandlung der Schmerzursache sollte jedoch sowohl die Schmerzen als auch die Depression lindern.

Einer Person, die sich aggressiv oder agitiert verhält, weil sie Schmerzen hat, werden vielleicht unpassende Medikamente mit potenziell starken Nebenwirkungen verabreicht. Auch in solchen Fällen muss die Schmerzursache behandelt werden, worauf das Problemverhalten nachlassen sollte.

Anhaltende Schmerzen beeinträchtigen oft auch die Mobilität.

Die Bedürfnisse von Menschen mit Demenz am Lebensende können sich von denen anderer Sterbender mit anderen Leiden unterscheiden.

Bei sterbenden Demenzkranken ist die Schmerzermittlung aus mehreren Gründen besonders wichtig:

1. Die Altersforschung schließt alte Menschen mit Demenz und bis heute besonders Sterbende mit Demenz oft aus.
2. Palliative Care für Krebskranke lässt sich nicht unbedingt auf die Situation sterbender Menschen mit Demenz übertragen.
3. Demenz führt zu einer Reduzierung des Neurotransmitters Acetylcholin, der für neuromuskuläre Reizübertragungen und das autonome, sympathische und parasympathische Nervensystem zuständig ist. Deshalb können Medikamente, die das cholinerge System beeinflussen (anticholinerg wirkende Medikamente) äußerst gefährliche Nebenwirkungen haben.

6.5 Die Person bei der Pflege ihrer äußeren Erscheinung und bei Hygienemaßnahmen unterstützen

Kasten 6-3: Persönliche Hygiene und äußere Erscheinung – die Nationalen Berufsstandards

(National Occupational Standards on Personal Hygiene and Appearance)

- National Occupational Standard SCDHSC0218 – „Menschen bei der Erfüllung ihrer Körperpflegebedürfnisse unterstützen“ = Dafür sorgen, dass die Person die Sanitäranlagen benutzen kann, um sich sauber halten und ihr Erscheinungsbild pflegen zu können. Sicherstellen, dass ihre Rechte gewahrt bleiben, dass sie Wahlmöglichkeiten hat und ihr Wohlbefinden und ihre aktive Beteiligung unterstützt werden.
- National Occupational Standard SFHGEN105 – „Den Menschen ermöglichen, für ihre persönliche Hygiene zu sorgen und ihr Erscheinungsbild zu pflegen“ = Der Person ermöglichen, sich sauber zu halten und ihr Erscheinungsbild zu pflegen, selbst wenn sie, aus welchem Grund auch immer, Unterstützungsbedarf hat.

Da die äußere Erscheinung eines Menschen zu seiner Selbstachtung beiträgt, müssen betagte Menschen, damit sie ihre gewohnten Standards beibehalten können, im nötigen Umfang unterstützt werden.

Ihre persönlichen Vorlieben und Wünsche hinsichtlich der Art ihrer Unterstützung sind zu respektieren. Sie sollen z.B. Zeitpunkt und Form ihrer Körperpflege selbst bestimmen und die eigenen Toilettensachen benutzen dürfen, ihre Kleidung und Frisur selbst aussuchen können und stets über saubere, gebügelte und gut sitzende Anziehsachen verfügen – das alles sind Wege, die Selbstbestimmung und Identität einer pflegebedürftigen Person zu erhalten.

In Pflegeheimen ist besonders auf den respektvollen Umgang mit der persönlichen Wäsche zu achten; die Stücke dürfen weder verwechselt noch beschädigt werden.

Die Bewohnerinnen und Bewohner müssen bei der Körperpflege, bei der Pflege ihrer äußeren Erscheinung und beim Sauberhalten ihres Lebensumfelds unterstützt werden, zumindest im gewünschten Ausmaß.

Die Pflegekraft ...

- soll dem Pflegebedürftigen genügend Zeit lassen, z. B. für das Waschen und Ankleiden
- soll, wenn sie eine Person bei der Körperpflege unterstützt, ihre Lebensgewohnheiten berücksichtigen, z. B. ihre Kleiderwahl und ihren Frisurwunsch respektieren
- darf ihre eigenen Hygienestandards nicht ohne Weiteres auf andere übertragen
- muss im Pflegeplan der Person vermerken, wann sie baden oder duschen will und dafür sorgen, dass ihre Wünsche so weit wie möglich berücksichtigt werden.

Die Sauberkeit des Hauses rangiert stets unter den ersten fünf Problemen hospitalisierter Patientinnen und Patienten. In einer sauberen Umgebung zu leben ist besonders für ältere Frauen, die oft ihre Würde und Selbstachtung davon abhängig machen, enorm wichtig.

Der NHS hat Benchmarks für Körperpflege und Mundhygiene[5] festgelegt und dabei folgende Themen in den Fokus gerückt: Assessment der Bedürfnisse, eine mit dem Patienten oder der Patientin ausgehandelte Pflegeplanung, Pflegeumgebung und angemessener Unterstützungsumfang.

Professionell Pflegende und pflegende Angehörige können viel dafür tun, Körperpflege zu einer weniger angsteinflößenden und peinlichen Prozedur und für beide Seiten sicherer zu machen:

- Sie können dafür sorgen, dass das Waschen und Baden zur entspannenden Angelegenheit wird.
- Wenn die Person kein Wasser im Gesicht verträgt, wird das Gesicht vor oder nach dem Duschen mit einem feuchten Waschlappen gereinigt.
- Um das Unabhängigkeitsgefühl der Person zu stärken, soll sie bei der Körperpflege auf Wunsch möglichst viel selbst tun dürfen.

Manchen Menschen ist es angenehmer, von einer professionellen Pflegekraft gewaschen oder gebadet zu werden.

6.6 Die Auswirkungen von Delirium, Depression und sozialen Belastungen

Patienten und Patientinnen mit Demenz sind in Akutkrankenhäusern keine Seltenheit. Jede vierte hospitalisierte Person ist davon betroffen. Zu jedem beliebigen Zeitpunkt liegen 6 Prozent der Menschen mit Demenz in einem Akutkrankenhaus.[6]

Die Demenz wird von den Fachkräften auf den Stationen oft nicht erkannt und häufig von einem Delirium kompliziert. Dabei spielt auch der Demenztyp eine Rolle. Wer z. B. an einer Lewy-Körperchen-Demenz leidet, hat verglichen mit anderen Demenztypen, stärker ausgeprägte, zudem oft schwankende Aufmerksamkeitsstörungen.

Da Unaufmerksamkeit ein so zentrales Definitionsmerkmal eines Deliriums ist, müssen wir noch sehr viel mehr über die Natur von Aufmerksamkeitsdefiziten bei Demenz und Delirum in Erfahrung bringen, weil nur so die Diagnostik eines die Demenz überlagernden Delirs weiterentwickelt werden kann.

Betagte Menschen, die verwirrt wirken, stellen eine diagnostische Herausforderung dar, da abzuklären ist, ob ihr Zustand einem Delirium, einer Demenz oder beidem geschuldet ist. Auch ein persistierendes Delir ist möglich.

Nur wer die Risikofaktoren für ein Delirium kennt, wird die am stärksten delirgefährdeten Patientinnen und Patienten identifizieren können. Zu den prädisponierenden Risikofaktoren gehören offenbar Demenzen, kognitive und funktionale Beeinträchtigungen, ein Delir in der Anamnese sowie eine Fraktur als Einweisungsgrund.

Menschen mit einer prä-existierenden funktionalen Beeinträchtigung müssen also im Krankenhaussetting besonders gut unterstützt werden, damit sie während ihres Aufenthalts kein Delirium entwickeln und funktional nicht noch abhängiger werden.

Entscheidend wichtig sind auch die Auswirkungen sozialer und umgebungsbezogener Stressfaktoren. Ausgangspunkt für eine entsprechende Analyse könnte das Wissen sein, dass bei hirngesunden Menschen unter den üblichen Alltagsbedingungen soziale und umgebungsbezogene Stressoren selbst im fortgeschrittenen Alter kein Delir verursachen.

Ein gesunder alter Mensch wird nur dann ein Delirium entwickeln, wenn die Stressfaktoren „außergewöhnlich“ sind. Hohe Temperaturen z.B. können so ein belastender Umgebungsfaktor sein.

Das Hauptkennzeichen eines Deliriums sind Aufmerksamkeits- und Konzentrationsstörungen (d.h. die Fähigkeit, die Aufmerksamkeit über längere Zeit auf einem Stimulus zu halten).

Zwar können auch in den frühen Stadien der Alzheimer-Krankheit (ohne Delirium) komplexe Aufmerksamkeitsstörungen und Konzentrationsprobleme auftreten, die dann aber meist nicht so ausgeprägt sind.

In den mittleren und späten Demenzstadien sind, wie einschlägige Studien zeigen, die Daueraufmerksamkeit, die geteilte und die selektive Aufmerksamkeit beeinträchtigt.

In den meisten breit angelegten epidemiologischen Untersuchungen in den USA und weltweit wird die ständige Prävalenz schwerer depressiver Störungen bei Personen ab 65 Jahren auf 1 bis 5 Prozent geschätzt.[7]

Altersdepressionen gehen mit ausgeprägten Suizidgedanken und verstärkter Inanspruchnahme von Gesundheitsdienstleistungen einher.

Die Angehörigen depressiver Menschen haben ebenfalls ein erhöhtes Risiko für körperliche und psychische Leiden.

Folgende Unterstützungen können angezeigt sein:

- Betreuungsangebote für Menschen mit Demenz, die auch das Assessment und Monitoring von Depression und/oder Angststörungen enthalten
- individualisierte Interventionen, z.B. Reminiszenztherapie, multisensorische Stimulierung, tiergestützte Therapie und Bewegungstherapie für Menschen mit Demenz, die an einer Depression oder Angststörung leiden.

Die Behandlung soll von einer speziell ausgebildeten Fachkraft begonnen werden, die zuvor eine Risiko-Nutzen-Analyse vorgenommen hat und sich an die NICE-Richtlinien für das Management von Depression in der primären und sekundären Gesundheitsversorgung hält.[8]

Anticholinerg wirkende Antidepressiva sind wegen ihrer kognitionsschädigenden Einflüsse ungeeignet.

Vor Behandlungsbeginn soll den Patienten und Patientinnen gesagt werden, dass sie sich an die Behandlungsempfehlungen halten müssen, wann das Medikament wirkt und welche Entzugserscheinungen auftreten können.

6.7 Was Angehörige und andere Pflegende für die Gesundheit und das Wohlergehen von Menschen mit Demenz tun können

Beim Assessment der pflegenden Angehörigen und anderer Pflegenden müssen mögliche psychische Belastungen und sämtliche psychosozialen Auswirkungen ihrer Pflegetätigkeit erfasst werden. Das Assessment soll ein fortlaufender Prozess sein und auch nach dem Umzug der Person mit Demenz in eine Pflegeeinrichtung für eine gewisse Zeit fortgesetzt werden.

Die Unterstützungspläne für pflegende Angehörige und andere Pflegepersonen müssen maßgeschneiderte Interventionen enthalten und können aus mehreren Komponenten bestehen:

- Psychoedukation in Einzel- oder Gruppengesprächen
- Selbsthilfegruppen pflegender Angehöriger
- Hilfestellung und Information per Telefon oder Internet
- Kurse über Demenzpflege, Informationen über Unterstützungsmöglichkeiten und Kassenleistungen
- die Einbindung anderer Familienmitglieder in Gespräche über die Pflegesituation.

Menschen mit Demenz sind, soweit sinnvoll und machbar, in die Psychoedukation, Unterstützung und Angehörigentreffen einzubeziehen, wofür man aktiv auf sie zugehen muss.

Den pflegenden Angehörigen Demenzkranker müssen geeignete psychologische Interventionen angeboten werden, falls sie psychisch überlastet sind und unter der Situation leiden.

Den zuständigen Fachpersonen für Gesundheit und Soziale Arbeit fällt die Aufgabe zu, pflegende Angehörige über alle Entlastungsmöglichkeiten zu informieren, z. B. über Vertretungspflegekräfte, die für einige Stunden oder Tage die Betreuung der Person mit Demenz übernehmen.

Die Pflegepläne sollen die Bedürfnisse der pflegenden und die der gepflegten Person erfüllen (Ort, Flexibilität und Zeitpunkt betreffend) und auch Entlastungsangebote wie Tagespflegestätten, Kurzzeitpflegeplätze und ambulante Pflegedienste einbeziehen. Manchmal kann die demenzkranke Person tagsüber in einer anderen Familie betreut werden oder bei einer anderen Familie übernachten.

Im Falle von Vertretungspflege und kurzzeitigen Entlastungen, in welcher Form auch immer, sollen stets sinnvolle, auf die Person mit Demenz zugeschnittene therapeutische Aktivitäten stattfinden. Sie sollen in einer geeigneten Umgebung durchgeführt werden, wenn irgend möglich in der eigenen Wohnung.

6.8 Verhaltensprobleme und psychische Störungen medikamentös behandeln – Nutzen, Grenzen und Gefahren

Psychische Belastungen und Verhaltensauffälligkeiten sind meist Ausdruck „unbefriedigter Bedürfnisse" und keineswegs die unvermeidlichen Folgen der Demenz.

In vielen Fällen lässt die Belastung nach, wenn das unbefriedigte Bedürfnis identifiziert und befriedigt wird.

Sind Antipsychotika (Neuroleptika) zum Management der verhaltensbezogenen und psychologischen Symptome der Demenz (*behavioral and psychological symptoms of dementia*, BPSD) unerlässlich, soll die Behandlung von einer ärztlichen Fachkraft (oder in Absprache mit ihr) eingeleitet werden und nur kurze Zeit dauern.

Zur Behandlung einer Psychose mit agitiertem und aggressivem Verhalten sind niedrig dosierte und regelmäßig überwachte Risperidon-Gaben eine Option, sofern die Gefahr einer Nichtbehandlung die Gefahr unerwünschter Nebenwirkungen übersteigt. Menschen mit Lewy-Körperchen-Demenz und Parkinson-Demenz sind für die extrapyramidalen Nebenwirkungen von Neuroleptika besonders anfällig. Sie sollen deshalb nicht ohne Genehmigung einer Psychiaterin oder eines Psychiaters verordnet werden.

Bei der Behandlung agitierter Demenzkranker soll auf Benzodiazepine, wegen ihrer gefährlichen Nebenwirkungen, gänzlich verzichtet werden.

Memantin und Cholinesterase-Hemmer sind offenbar nicht geeignet, agitierte Alzheimerkranke zu beruhigen.

Einige Symptome können mit Neuroleptika aber tatsächlich angemessen und sicher behandelt werden, wobei stets die Balance zu halten ist zwischen ihrem oft geringen Nutzen und ihren oft signifikanten schädigenden Nebenwirkungen.

Die Reduzierung ungeeigneter und unnötiger Neuroleptika-Verschreibungen stand in den vergangenen Jahren im Fokus der Gesundheitsversorgung, da man sich zunehmend der potenziellen Probleme und geringen Wirksamkeit dieser Arzneimittelgruppe bewusst wurde. Neuroleptika sind lediglich zur Eindämmung schwerer Aggressionen und Wahnvorstellungen geeignet.

Man hat mit verschiedenen Methoden versucht zu erreichen, dass Menschen mit Demenz weniger Neuroleptika verordnet werden – es gab Erlasse und veränderte Vorschriften der Gesundheitsbehörden, öffentliche Berichterstattungen und Schulungsprogramme. Die Ergebnisse sind ermutigend: In vielen Langzeitpflegeheimen werden inzwischen deutlich weniger Neuroleptika verabreicht, wobei die Verschreibungsraten weiter über dem vermuteten Optimum liegen. Bevor ein alter Mensch mit einem Neuroleptikum behandelt wird, sollte man sich ausführlich von einer Fachkraft beraten lassen. Betagte Menschen mit Demenz haben ein hohes Risiko für bestimmte lebensbedrohliche Nebenwirkungen – Sedierung ist eine davon.

Die Behandlung mit einem Neuroleptikum soll mit der geringst möglichen Dosis begonnen und innerhalb der ersten vier Wochen, anschließend nach sechs bis zwölf Wochen überprüft werden.

Wenn keine schweren Risiken oder extremen Belastungen dagegen sprechen, ist die Absetzung des Medikaments zu erwägen.

Risperidon ist das einzige Neuroleptikum, das für die Behandlung demenzbedingter Verhaltensstörungen zugelassen ist, aber auch nur zur kurzzeitigen (bis zu sechs Wochen) Behandlung persistierender Aggression bei Alzheimerkranken, die auf nicht pharmakologische Ansätze nicht ansprechen und wenn die Gefahr besteht, dass Mitpatienten und Mitpatientinnen geschädigt werden.

6.9 Den Einsatz psychosozialer Interventionen unterstützen

Nicht pharmakologische psychosoziale Interventionen zur Verbesserung der Lebensqualität spielen in der modernen Demenzpflege eine zunehmend größere Rolle.

Da es noch kaum qualifizierte Studien zu diesem Thema gibt, besteht akuter Forschungsbedarf.

6.9.1 Validation

Validation ist eine Methode zur besseren Kommunikation mit desorientierten alten Menschen. Eine Person validieren bedeutet, ihre Gefühle anzuerkennen und zu bestätigen, egal in welcher Zeit und an welchem Ort sie sich in ihrer inneren Realität befindet, selbst wenn diese

Realität ihrem aktuellen „Hier und Jetzt“ nicht entspricht. Ein Cochrane-Abstract bemerkt dazu:[9] „Die Validationstherapie hat viel Kritik auf sich gezogen, weil den Forscherinnen und Forschern Beweise für bestimmte Inhalte und Werte der Validationstherapie fehlen und sie die Angemessenheit der Techniken bezweifeln“.

Validation in der Demenzpflege bedeutet, sich nicht primär auf Fakten zu verlassen, sondern Demenz aus emotionaler Perspektive zu betrachten. Sie beruht auf dem Grundgedanken, dass selbst hochgradig wirre Verhaltensweisen irgendeinen Sinn haben.

Validation kann, wie ihre Anhänger behaupten, dazu beitragen, dass die Patienten und Patientinnen:

- ihr Selbstwertgefühl wiedererlangen
- mit anderen Menschen wieder verstärkt kommunizieren und interagieren
- weniger Stress und Angst empfinden.

6.9.2 Beratung und Psychotherapie

Bei Therapie- und Beratungssitzungen trifft sich die Person mit einem Therapeuten oder einer Therapeutin in einem geschützten Setting, um ihre Probleme zu besprechen, wobei verschiedene Methoden zur Wahl stehen. Die Fachkraft versucht, die spezifischen Schwierigkeiten der Klientin oder des Klienten zu verstehen und dann individuelle Lösungen zu erarbeiten.

6.9.3 Reminiszenztherapie

Zur Reminiszenztherapie gehören Einzel- oder Gruppengespräche über frühere Tätigkeiten, Erlebnisse und Erfahrungen. Bei den Sitzungen werden oft Videos, Musik, Bilder, alte Tagebücher oder vertraute Objekte eingesetzt, um Erinnerungen auszulösen. Erinnerungsarbeit ist eine der am weitesten verbreiteten psychosozialen Interventionen und wird von Pflegekräften und Teilnehmenden sehr geschätzt.

6.9.4 Sensorische Stimulationstherapie

Dabei werden mit verschiedenen Techniken die Sinne angeregt, um die Aufmerksamkeit zu fördern und Agitation zu lindern. Übergeordnetes Ziel aller sensorischen Stimulationstechniken ist die Verbesserung der Lebensqualität.

Meist wird nur ein bestimmter Sinn angeregt, es gibt aber auch multisensorische Stimulationsmethoden zur Stimulierung von zwei oder mehreren Sinnen im Laufe einer Sitzung.

6.10 Menschen mit Demenz den Zugang zu lokalen Hilfsangeboten erleichtern

Die Gesundheitsfachkräfte sollen die Person mit Demenz und ihre nahen Angehörigen über Unterstützungs- und Behandlungsangebote vor Ort informieren, bei Bedarf auch über ehrenamtliche und kommunale Dienste.

6.11 Die Komplexität des Alterns und Komorbidität bei Demenz

Multimorbidität ist ein bekanntes und sehr häufiges Phänomen in der klinischen Praxis. Da Patientinnen und Patienten, die sich unwohl fühlen, meist an mehreren Krankheiten gleichzeitig leiden, besteht die Kunst guter geriatrischer Versorgung darin, zu erkennen, welches Leiden Priorität hat. Die moderne Medizin hat sich bislang allerdings noch nicht ausreichend mit den Auswirkungen von Multimorbidität beschäftigt.

Eine besondere Stärke der NICE-Richtlinien zu Multimorbidität[10] ist ihr Praxisbezug. Multimorbidität wird anhand von Symptomkomplexen (z. B. Gebrechlichkeit und chronische Schmerzen) und Belastungen (z. B. Polypharmazie und Bedarf an multidisziplinärer Unterstützung) identifiziert.

6.12 Neue psychosoziale Ansätze

Wir wissen inzwischen mehr über neuere psychosoziale Ansätze, die das Wohlbefinden von Menschen mit Demenz verbessern.

Aromatherapie ist eine komplementäre Methode zur Behandlung zahlreicher Gesundheits- und Befindlichkeitsstörungen und wird auch bei Schlaf- und Verhaltensproblemen Demenzkranker eingesetzt. In der Aromatherapie werden aus Pflanzenteilen oder Duftpflanzen gewonnene essenzielle Öle verwendet. Die Öle können einmassiert, inhaliert oder dem Badewasser zugesetzt werden.

Auch Massage- und Berührungstherapie zählen zu den empfohlenen nicht medikamentösen Interventionen, die den kognitiven Rückgang demenzkranker Menschen aufhalten, ihre Verhaltensstörungen und psychischen Probleme, wie Depressionen und Ängste, lindern und ihre Lebensqualität verbessern können.

Akupressur ist eine alte Technik der traditionellen chinesischen Medizin (aus der Jin- und Han-Dynastie, 248–8 v. Chr.). Dabei werden mit den Fingern bestimmte Akupunktur-Punkte am Körper gedrückt oder die Gliedmaßen und Gelenke vorsichtig durchbewegt.

Anmerkungen und Literatur

1. Sommerlad, A., Ruegger, J., Singh-Manoux, A., Lewis, G. & Livingston, G. (2017). Marriage and risk of dementia: systematic review and meta-analysis of observational studies. *J Neurol Neurosurg Psychiatry.* https://doi.org/10.1136/jnnp-2017-316274
2. See Crowe, M., Andel, R., Pedersen, N. L., Johansson, B. & Gatz, M. (2003). Does participation in leisure activities lead to reduced risk of Alzheimer's disease? A prospective study of Swedish twins. *Journals of Gerontology Series B: Psychological Sciences and Social Sciences 58B*, 249–255; Scarmeas, N., Levy, G., Tang, M. X., Manly, J. & Stern, Y. (2001). Influence of leisure activity on the incidence of Alzheimer's disease. *Neurology* 57, 2236–2242.
3. Alzheimer Society Manitoba. *Reducing risk of falls for people with dementia.* Retrieved from https://www.alzheimer.mb.ca/wp-content/uploads/2013/09/2014-Dementia-Fall-Risk-Checklist-template.pdf [04.10.2017]
4. AGS. (2002). The management of persistent pain in older persons. *J Am Geriatr Soc 50*, 205–224; AGS. (2009). Pharmacological management of persistent pain in older persons. *Pain Med* 10, 1062–1083.
5. Department of Health. (2010). *How to use Essence of Care.* Retrieved from https://www.gov.uk/government/publications/essence-of-care-2010 [02.10.2017]
6. Russ, T. C., Shenkin, S. D., Reynish, E., Ryan, T., Anderson, D. & Maclullich, A. M. (2012). Dementia in acute hospital inpatients: the role of the geriatrician. *Age Ageing* 41(3), 282–284.
7. Hasin, D. S., Goodwin, R. D., Stinson, F. S. & Grant, B. F. (2005). Epidemiology of major depressive disorder: Results from the National Epidemiologic Survey on Alcoholism and Related Conditions. *Arch Gen Psychiatr* 62, 1097–1106.
8. NICE (2004). Clinical guideline [CG23]. Retrieved from https://www.nice.org.uk/guidance/cg23 [02.09.2017]
9. Neal, M. & Barton Wright, P. (2003). Validation therapy for dementia. *Cochrane Database of Systematic Reviews,3*, CD001394. Retrieved from http://onlinelibrary.wiley.com/doi/10.1002/14651858.CD001394/abstract;jsessionid=B5595E4901E822F05E41B61C1B47C283.f04t01 [04.10.2017]
10. NICE (2016). Guideline [NG56]. Retrieved from https://www.nice.org.uk/guidance/ng56 [02.09.2017]

7 Pharmakologische Interventionen

7.1 Die wichtigsten Arzneimittelgruppen

In der Demenzforschung liegt der Fokus auf medikamentösen Behandlungen, die den Beginn und/oder das Fortschreiten der Erkrankung verhindern oder verzögern und das Management demenzspezifischer Symptome erleichtern, etwa den Umgang mit häufig auftretenden neuropsychiatrischen oder verhaltensbezogenen Symptomen der Demenz. Die Wirksamkeit dieser Medikamente ist allerdings fraglich und ihre Evidenzgrundlage dünn. Manche, insbesondere Neuroleptika (Antipsychotika) und Benzodiazepine, sind ihrer schweren Nebenwirkungen wegen für diese Patientenpopulation ungeeignet.

7.1.1 Neuroleptika

Angesichts der übermäßigen und unsachgemäßen Neuroleptika-Verschreibungen und des zunehmenden Wissens um die begrenzte Wirksamkeit von Neuroleptika und deren potenzielle Gefährlichkeit wurde es zum erklärten Ziel, den Einsatz dieser Medikamente zu reduzieren.

7.1.2 Antidepressiva

Depression ist eine häufige und schwerwiegende Begleiterkrankung von Demenz, die oft mit Antidepressiva behandelt wird.

Sie werden auch zur Behandlung anderer verhaltensbezogener und psychologischer Symptome der Demenz (BPSD) verordnet, z. B. bei Agitation, Aggression, Psychosen und Apathie, obgleich hochwertige Studien und systematische Literaturreviews kaum Beweise für die Wirksamkeit von Antidepressiva bei der Behandlung depressiver Menschen mit Demenz und ihrer herausfordernden Verhaltensweisen gefunden haben.

In Anbetracht ihrer weiten Verbreitung trotz fehlender belastbarerer Wirksamkeitsnachweise und ihrer Nebenwirkungen wäre es wichtig festzustellen, wie es um die Wirksamkeit und Verträglichkeit von Antidepressiva bei depressiven Menschen mit Demenz tatsächlich bestellt ist.

Es fehlt auch die Evidenz dafür, dass sich Antidepressiva positiv auf andere Outcomes auswirken, etwa auf die Aktivitäten des täglichen Lebens, die Kognition, den klinischen Schweregrad der Demenz oder die Belastung pflegender Angehöriger. Bekannt ist jedoch, dass sie häufig und manchmal schwerwiegende Nebenwirkungen haben. Das führt zu dem Schluss, dass sie nur eingesetzt werden sollen, wenn die demenzbetroffene Person in jüngeren Jahren bereits an einer Depression erkrankt war und sich psychosoziale Interventionen als erfolglos erwiesen haben.[1]

7.1.3 Anxiolytika

Für die Behandlung von Angststörungen wird, wie bei Depressionen, ein abgestuftes Vorgehen empfohlen. Pflegekräfte können einer leicht verängstigten Person mit Demenz helfen, indem sie sich Zeit nehmen, ihr zuhören und beruhigend auf sie einwirken.

Eine andere Möglichkeit besteht darin, ihr Lebensumfeld zu verändern, d.h. die Umgebung ruhiger und sicherer und damit ihren Alltag strukturierter zu machen. Menschen mit schwereren und persistierenden Ängsten sprechen auch gut auf psychologische Behandlungen an, wobei Demenzkranke mit einer Angststörung von einer Kognitiven Verhaltenstherapie allerdings kaum profitieren. Es gibt einige Beweise für die Wirksamkeit qualifizierter Musiktherapie zur Linderung von Agitiertheit, die oft zusammen mit Angstzuständen auftritt.

Von der Verschreibung von Benzodiazepinen (Sedativa) wird abgeraten, da sie die Angstsymptome Demenzkranker nicht lindern können.

7.1.4 Antikonvulsiva

Die Klasse der Antiepileptika gilt seit einigen Jahren zunehmend als Behandlungsoption bei demenzbedingten Agitations- und Aggressionszuständen. Doch auch hier ist zu bedenken, dass belastbare Wirksamkeitsnachweise fehlen und zwischen Patienten, die mit Antikonvulsiva behandelt wurden, und Placebo-Gruppen keine Unterschiede gefunden wurden.

7.2 Polypharmazie, unangemessene Medikation und Multimorbidität

Kasten 7-1: Medikamentenverschreibung für Langzeitkranke – die Nationalen Berufsstandards

(National Occupational Standards on Prescribing Medication for Individuals with a Longterm Condition)

- National Occupational Standard SFHCMA7 – „Langzeitkranken Menschen Medikamente verschreiben“ = Menschen mit einer Langzeiterkrankung Medikamente verordnen, um die Auswirkungen des Leidens auf ihre Gesundheit und ihr Wohlbefinden zu reduzieren. Die Verschreibung muss dem Zustand der Person und ihrem Pflegeplan angepasst sein. Falls erforderlich, sollen Vorkehrungen für Verschreibungswiederholungen getroffen werden. Dieser Standard bezieht sich auf verschreibungsberechtigte Personen.

Menschen mit Demenz haben genauso viele Begleiterkrankungen wie ihre Peers (kognitiv unbeeinträchtigte etwa gleichaltrige Personen) und nehmen im Durchschnitt täglich fünf oder mehr Medikamente ein.

Demenzbetroffenen werden bestimmte Medikamentenklassen häufiger verordnet als gleichaltrigen kognitiv gesunden Personen, z.B. Antihypertensiva, Laxanzien, Diuretika, Antidepressiva und Antipsychotika.

Diese Verschreibungspraxis hat möglicherweise mit den Demenzrisikofaktoren und den verbreiteten Nebenerkrankungen von Demenz zu tun, wie den kardiovaskulären und renovaskulären Erkrankungen.

Veränderungen der Pharmakokinetik sind normale Alterserscheinungen; im Falle einer Demenzkrankheit bedeutet eine veränderte Permeabilität der Blut-Gehirn-Schranke jedoch, dass Betroffene für die neurologischen und kognitiven

Medikamentenwirkungen anfälliger sind als ihre Peers. Bei Menschen mit Demenz kommen zu diesen Veränderungen die Wechselwirkungen der Medikamente untereinander hinzu.

Die ordnungsgemäße Verschreibung von Medikamenten zur Behandlung von Komorbiditäten nach Beginn der Demenz wird durch weitgehend fehlende Evidenzen zusätzlich kompliziert. Einige präventive medikamentöse Behandlungen erfordern, um Wirkung zu zeigen, eine längere Behandlungszeit, die die Lebenserwartung übersteigt, andere gelten einem Behandlungsziel, das für die Person oder ihre Angehörigen irrelevant ist.

Polypharmazie und unangemessener Arzneimittelgebrauch bei älteren Menschen begünstigen bekanntlich unerwünschte Nebenwirkungen, Stürze, kognitive Beeinträchtigungen, Non-Compliance, Hospitalisierungen und die Mortalität. Multimorbidität und Polypharmazie nehmen in der älteren Bevölkerung deutlich zu.

Kleineren Studien zufolge ist es möglich und relativ ungefährlich, Verschreibungen zurückzunehmen, d.h. Medikamente auszuschleichen, zu reduzieren oder ganz abzusetzen. Dies erweist sich in der Praxis jedoch als schwierig. Gründe dafür sind Entscheidungsprobleme (seitens der behandelnden Fachkraft und seitens des Patienten oder der Patientin), Bedenken, ein Medikament abzusetzen, das eine andere Fachkraft verordnet hat, sowie fehlendes Wissen über das richtige Vorgehen und Besorgnis wegen möglicher Entzugserscheinungen.

7.3 Nebenwirkungen und unerwünschte Arzneimittelwirkungen dokumentieren

Hat ein Patient oder eine Patientin den Verdacht, ein verordnetes Medikament habe bestimmte unerwünschte Nebenwirkungen ausgelöst, besteht in Großbritannien die Möglichkeit, den Befund online den Gesundheitsbehörden zu melden (*Yellow Card Scheme*[2]). Das System der „Gelben Karte“ soll Fachkräfte aus Pharmazie, Medizin und Pflege für neu auftretende Nebenwirkungen von Medikamenten oder anderen Gesundheitsprodukten sensibilisieren.

Wer eine Arzneimittelnebenwirkung anzeigen will, muss folgende Basisinformationen liefern:

- Art der Nebenwirkung
- Name des Medikaments, das als Ursache infrage kommt
- Name der von der Nebenwirkung betroffenen Person.

Beim Ausfüllen des Meldebogens hat man am besten das Medikament und/oder den Beipackzettel zur Hand.

Nebenwirkungen/unerwünschte Arzneimittelwirkungen zu dokumentieren und zu melden ist wichtig, weil

- man dann den Zustand der Person genauer beobachtet,
- ihren Zustand besser einschätzen kann,
- die Anamnese zur Beurteilung heranzieht,
- klinische Veränderungen dann besser überwacht werden,
- die Arzneimittelsicherheit gefördert wird.

7.4 Nootropika (Kognitionsverbesserer)

In Zukunft könnte sich die Entwicklung von Arzneimitteln zur Verbesserung der kognitiven Fähigkeiten von Alzheimerkranken am effektivsten Zeitpunkt ihres Einsatzes im Krankheitsverlauf und am frühesten Zeitpunkt einer verlässlichen Diagnose orientieren. Der liegt möglicherweise schon vor dem „offiziellen“ Symptombeginn.

Eine ethische Debatte über diesen Themenkomplex steht allerdings noch aus.

Leider wird in vielen Fällen überhaupt keine Diagnose gestellt oder erst sehr spät im Krankheitsverlauf gestellt, wenn die kognitive Beeinträchtigung, die Behinderung und die Verhaltenssymptomatik bereits recht ausgeprägt sind (T4 in **Abb. 7-1**). Deshalb könnte ein Ziel darin bestehen, die Diagnose möglichst bald, nämlich bereits in den frühesten Stadien, zu stellen und zwar mithilfe der üblichen Diagnosetechniken und der vorhandenen Strukturen des Gesundheitssystems (T2). Auf besorgte Anfragen älterer Menschen und ihrer Angehörigen hin (T3) haben die Forscher und Forscherinnen dieses Ziel eingeschränkt und ein anderes vorgeschlagen: nämlich eine „zeitgerechte" Diagnose anzustreben anstelle einer „frühen" Diagnose, die auf pro-aktiven „Screenings" der älteren Bevölkerung auf erste Anzeichen einer Demenz beruht.

7.5 Alzheimer-Krankheit und Cholin-Hypothese

Als in den 70er Jahren der Nachweis gelang, dass die Cholin-Menge im Gehirn von Alzheimerkranken defizitär und dies einem Mangel an Cholin-Acetyltransferase geschuldet ist, war das ein erster Durchbruch.

Die Cholin-Theorie vermochte die Alzheimer-Krankheit zumindest ansatzweise zu erklären und hat die Entwicklung von Medikamenten zur Behandlung ihrer leichten und moderaten Stadien angestoßen.

Diese Theorie beruht auf Post-mortem-Untersuchungen der Gehirne von Alzheimerkranken, die einen Mangel an cholinerger Aktivität ergeben haben, sowie auf Versuchen an Menschen und tierexperimentellen Untersuchungen. Acetylcholin (ACh) spielt im Zusammenhang mit Lernfähigkeit und Gedächtnisleistungen eine Rolle. Den Studien zufolge haben Scopolamin-Gaben die zerebrale cholinerge Aktivität unterbunden, worauf bei jungen Probanden die gleichen Gedächtnisstörungen zu beobachten waren, wie bei den älteren Probanden.

Daraufhin wurden erste klinische Studien mit Acetylcholinesterase-Inhibitoren (AChEI) durchgeführt, die anfangs geeignet schienen, den Gedächtnisverlust von Alzheimerkranken rückgängig zu machen.

Diese Erkenntnis zusammen mit dem Wissen um die Rolle von Acetylcholin für Lernen und Gedächtnis führte zur Cholin-Hypothese und dann zu Versuchen, die cholinerge Aktivität therapeutisch zu verstärken.

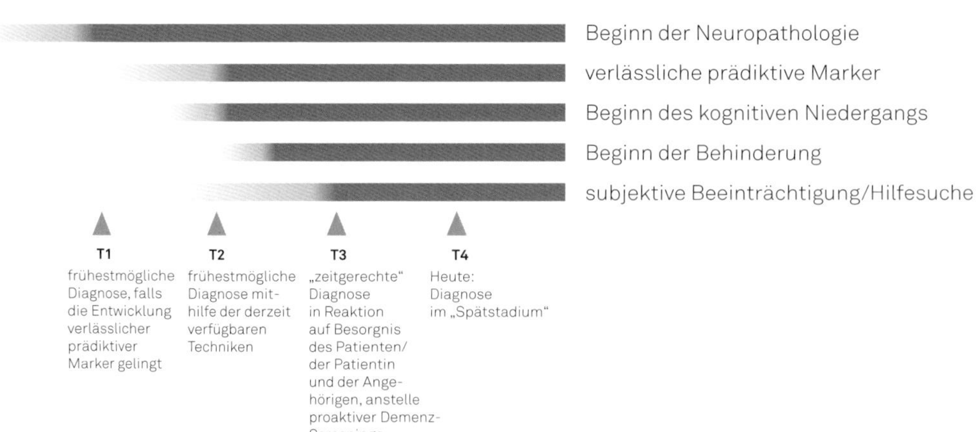

Abbildung 7-1: Zeitschiene (*timeline*) mit den vier möglichen Interventionszeitpunkten.

Cholin-Mangel gilt als Merkmal der neurodegenerativen Kaskade. Cholinesterase-Hemmer blockieren das Cholinesterase-Enzym, das Acetylcholin im synaptischen Spalt aufspaltet und die cholinerge Übertragung ermöglicht.

Zusammenfassend ist zu sagen, dass Nachweise für leichte Symptomverbesserungen erbracht wurden, die Alzheimer-Krankheit jedoch nicht geheilt werden konnte. Die mithilfe eines dieser Medikamente erreichten Verbesserungen waren in der Regel recht bescheiden und entsprachen etwa einem Punkt auf der MMST-Skala (Mini-Mental State Examination). Die Verbesserungen halten jedoch an und sind, selbst wenn sich die Demenz der Person stärker bemerkbar macht, noch nachweisbar. Auch wenn die Medikamente dieser Arzneimittelgruppe das Fortschreiten der Erkrankung nicht verlangsamen, die moderaten Verbesserungen der kognitiven und funktionalen Fähigkeiten sind verbürgt und für manche Betroffene ein deutlicher Gewinn sowie eine echte Verbesserung ihres Wohlbefindens.

7.6 Medikamentöse Therapien

Die medikamentöse Therapie besteht aus der Gabe von Kognitionverbesserern, Cholinesterase-Hemmern (Donepezil, Galantamin, Rivastigmin) und Memantin, einem N-Methyl-D-Aspartat-Antagonisten (NMDA). Dic Evidenzgrundlage ist bis heute unverändert und unterstützt den Einsatz dieser Medikamente, die inzwischen auch deutlich preiswerter geworden sind; besonders das Donepezil ist günstiger.

In der Regel wird für Menschen mit leichter oder moderater Alzheimerdemenz eines der folgenden Medikamente empfohlen: Donepezil, Galantamin und Rivastigmin, vorausgesetzt dass:

- die Medikation von einer Fachärztin oder einem Facharzt für Demenzkrankheiten eingeleitet wird
- die medikamentös behandelte Person regelmäßig untersucht und ihr Zustand überwacht wird. (Die Reviews werden meist von einem Expertenteam durchgeführt. Vor der Verschreibung soll die Meinung der pflegenden Angehörigen gehört und auch bei späteren Reviews berücksichtigt werden.)

Die Auswahl an Acetylcholinesterase-Inhibitoren (AChEI) ist nicht groß. Preis und Verträglichkeit sind die Entscheidungskriterien. Ihre wichtigsten Nebenwirkungen sind Synkopen und Magen-Darm-Verstimmungen. Bei AV-Blockaden sowie anderen signifikanten Erregungsleitungsstörungen und einem Puls von < 60/min sind sie kontraindiziert.

Bei Herzproblemen kann Memantin eine Alternative sein. Memantin ist auch für schwere Demenzen zugelassen, allerdings etwas teurer. Vor der Verschreibung muss eine Nierenfunktionsprüfung durchgeführt und möglichst ein Experte oder eine Expertin hinzugezogen werden.

Memantin ist eine Behandlungsoption für

- Personen mit moderater Alzheimerdemenz, die aus welchen Gründen auch immer Acetylcholinesterase-Hemmer nicht vertragen
- Personen mit schwerer Alzheimerdemenz (wobei in solchen Fällen ein Cholinesterase-Hemmer besser wäre).

Die meisten Menschen im frühen und mittleren Stadium der Alzheimer-Krankheit sprechen auf AChEI an und profitieren davon. Für Menschen im mittleren bis fortgeschrittenen Stadium ist Memantin eine gute Alternative. Das NICE empfiehlt den Einsatz dieser Arzneimittel.[4]

Systematische Follow-Up-Untersuchungen sind notwendig, müssen jedoch nicht zwingend in einer Spezialklinik stattfinden. Die Medikation mit AChEI soll, sofern sie gut vertragen wird, auch in den schwereren Demenzstadien fortgesetzt werden.

Im vergangenen Jahrzehnt lag der Schwerpunkt der Forschungsbemühungen auf krankheitsmodifizierenden Therapien, um den Verlauf der Alzheimer-Krankheit und nicht lediglich deren Symptome beeinflussen zu können. Dass dies nicht gelang, verweist auf die Schwierigkeit, einen Wirkstoff zu finden mit dem Potenzial, den Verlauf eines so komplexen Leidens, wie die Alzheimer-Krankheit eines ist, zu verändern. Einig ist man sich, dass die anticholinerge Last Demenzbetroffener möglichst minimiert werden soll, besonders vor der Verschreibung eines cholinergen Medikaments.

Die Gabe von Anticholinergika wurde mit schlechteren kognitiven und funktionalen Leistungen, mit kognitivem Niedergang und einem erhöhten Demenzrisiko in Verbindung gebracht. Skalen zum Assessment der anticholinergen Last einer Person stehen zur Verfügung.

Höher dosierte Cholinesterase-Hemmer, ungeachtet ihres Wirkstoffs, können auf lange Sicht zum Erhalt der kognitiven und funktionalen Leistungsfähigkeit beitragen. Zielorgan dieser Medikamente ist zwar das Gehirn, weil aber auch das Herz reich an Cholinesterasen ist, kann deren Unterdrückung der Herzfunktion schaden. Unerwünschte Nebenwirkungen, zu denen auch Bradykardie, AV-Blockade und QT-Zeitverlängerung gehören, können sich auch ohne Herzkrankheit in der Anamnese als vagotone Auswirkungen der Cholinesterase-Hemmer manifestieren. Deshalb ist es stets ratsam, sich aus verlässlichen Quellen zu informieren.

7.7 Zugelassene Medikamente

7.7.1 Cholinesterase-Hemmer

Tacrin war ein, allerdings hepatotoxischer, Cholinesterase-Hemmer der ersten Generation. Donepezil, Rivastigmin und Galantamin folgten, wobei Donepezil wohl am weitesten verbreitet ist.

Alle drei Wirkstoffe sind offenbar gleich wirksam, weshalb die Entscheidung für das eine oder andere Medikament von den Kosten, der individuellen Verträglichkeit und den Erfahrungen des Arztes oder der Ärztin abhängig ist.

Die Anfangsdosierung von Donepezil beträgt 5 mg/d am Abend, bei Bedarf kann die Dosis nach einem Monat auf 10 mg/d erhöht werden.

Für die in Großbritannien durchgeführte DOMINO-Studie (*Donepezil and memantine for moderate-to-severe Alzheimer's disease*)[5] wurden moderat bis schwer demenzkranke Menschen randomisiert in drei Gruppen eingeteilt: Die erste wurde wie bisher mit Donepezil behandelt, bei der zweiten wurde das Donepezil abgesetzt, die dritte wechselte zu Memantin oder bekam Memantin zusätzlich. Die Studie bewies, dass sich die fortgesetzte Behandlung mit Donepezil (auch der Wechsel zu Memantin oder eine Kombinationstherapie), verglichen mit Placebo-Behandlungen, über die folgenden zwölf Monate hinweg auf die kognitive und funktionale Leistungsfähigkeit positiv ausgewirkt hatte.

Die drei Acetylcholinesterase-Hemmer Donepezil, Galantamin und Rivastigmin werden lediglich zur Behandlung moderat alzheimerkranker Personen empfohlen (die beim MMST zwischen 10 und 20 Punkte erreichen), sofern folgende Bedingungen erfüllt sind:

Die Behandlung soll von einer Fachkraft für die Betreuung von Menschen mit Demenz veranlasst werden, z. B. einem Psychiater oder einer Psychiaterin, von einer auf Lernbehinderungen spezialisierten Fachkraft, einem Facharzt oder einer Fachärztin für Neurologie oder Gerontologie. Auch die pflegenden Angehörigen sollen gefragt werden, wie sie den Zustand ihres Verwandten vor Behandlungsbeginn beurteilen.

Häufige Nebenwirkungen sind gastro-intestinale Beschwerden, Fatigue und Muskelkrämpfe. Bei Personen mit einem Magen- oder Zwölffingerdarmgeschwür in der Anamnese ist besondere Vorsicht geboten. Bei einigen wenigen Kranken verschlechtert sich bei Behandlungsbeginn die kognitive Leistungsfähigkeit oder verstärkt sich der Agitationszustand.

Post-hoc-Datenanalysen randomisierter kontrollierter Studien erlauben vielleicht künftig die Identifikation von Populationen mit bestimmten Biomarkern, denen die Medikation in gewissem Umfang helfen würde.[6]

7.7.2 Memantin

Memantin blockiert den NMDA-Rezeptor und könnte theoretisch neuroprotektiv wirken, indem es den Neuronenuntergang verhindert und die Funktionsfähigkeit beschädigter Neuronen wiederherstellt, wodurch die Symptome nachlassen sollten.

Bei Behandlungsbeginn beträgt die Memantin-Dosis 5 mg/d, die wöchentlich um 5 mg/d und bis maximal 20 mg/d erhöht wird. Memantin wird meist gut vertragen und hat weniger Nebenwirkungen als Cholinesterase-Hemmer. Schwindel, Kopfschmerzen, Schläfrigkeit, Obstipation und Bluthochdruck sind dennoch nicht auszuschließen.

Der Nutzen von Memantin ist bei mittlerer bis schwerer Alzheimerdemenz moderat, für den Nutzen bei leichter Alzheimerdemenz liegen allerdings kaum Beweise vor.

Menschen im mittleren Stadium der Alzheimer-Krankheit, die bisher ausschließlich mit Donezepil behandelt wurden, könnten von zusätzlichen Memantin-Gaben profitieren. Bei leichter kognitiver Beeinträchtigung sind weder Memantin noch Donepezil eine Hilfe.

Leider stehen uns derzeit keine besseren Medikamente zur Behandlung der Alzheimer-Krankheit zur Verfügung. Im Durchschnitt ist ihr Gesamteffekt relativ gering. Auch den Verlauf der auslösenden neurodegenerativen Prozesse können sie nicht verändern.

Gut möglich, dass die Regulierung der cholinergen Übertragung viel zu spät erfolgt, wenn der Vorgang bereits weit fortgeschritten ist und Behandlungen, etwa mit einem Cholinesterase-Hemmer, dann nichts mehr bewirken.

Diesem Gedanken folgend besteht das Ziel darin, schon früher in den pathologischen Vorgang eingreifen zu können.

7.8 Medikamente bei Lewy-Körperchen-Demenz

Die pharmakologische Behandlung der Lewy-Körperchen-Demenz (LKD) ist bis heute eine der schwierigsten Aufgaben in der klinischen Praxis.

Die Kombination aus kognitiven und neuropsychiatrischen Symptomen sowie von Symptomen des autonomen und motorischen Nervensystems machen die LKD zu einem Leiden, das die funktionale Leistungsfähigkeit und Lebensqualität der Betroffenen stärker beeinträchtigt als es die Alzheimer-Krankheit tut.

Erste randomisiert kontrollierte Rivastigmin-Studien haben gezeigt, dass sich dank dieses Medikaments bei diffuser LKD und Parkinson-Demenz die kognitiven Leistungen verbessern und die neuropsychiatrischen Symptome etwas nachlassen.

7.9 Vaskuläre Demenz

Die Vermutung, dass bei vaskulären Demenzen eine Störung des cholinergen Systems vorliegt, hat das Interesse für den Einsatz von Cholinesterase-Hemmern geweckt.

Da im Gehirn der Patienten und Patientinnen, bei denen eine vaskuläre Demenz oder eine gemischte Form aus vaskulärer und Alzheimer-Demenz diagnostiziert wurde, meist auch viele alzheimertypische pathologische Vorgänge und Veränderungen ablaufen, sprechen sie auf einen Cholinesterase-Hemmer relativ gut an.

Ist die Prävention weiterer Schlaganfälle notwendig, müssen, wenn es sich um einen hämorrhagischen Schlaganfall handelt, Antihypertensiva eingesetzt werden, während nach einem ischämischen Schlaganfall gerinnungshemmende, blutdrucksenkende und blutfettsenkende Behandlungen angezeigt sind, die den nationalen Richtlinien gemäß durchzuführen sind.

7.10 Medikamente zur Behandlung der verhaltensbezogenen und psychologischen Symptome von Demenz

Die verhaltensbezogenen und psychologischen Symptome von Demenz (BPSD) sind Manifestationen eines Bedürfnisses und oft eine Reaktion auf Stresssituationen. Zuerst wird versucht, das Bedürfnis zu erkennen und zu erfüllen. Kommen beispielsweise Schmerzen oder eine Infektion als Ursache infrage, müssen diese erkannt und behandelt werden; Pflegefachkräfte sollen pflegende Angehörige in dieser Sache schulen und unterstützen.

Die Regierung von Großbritannien hat 2009 das Gesundheitsministerium beauftragt, eine Übersichtsstudie durchzuführen, um Erkenntnisse über den Einsatz von Neuroleptika bei Demenzkranken zu gewinnen. Der Bericht ergab eine inakzeptabel hohe Verschreibungsrate und schloss mit dem Aufruf, den Einsatz von Neuroleptika innerhalb von drei Jahren um drei Viertel zu reduzieren.[7]

Aktuell gilt folgende Empfehlung:

> *„Soll einer Person mit Lewy-Körperchen-Demenz (oder Parkinson-Demenz) ein Neuroleptikum verschrieben werden, ist äußerste Vorsicht geboten. Die Medikation muss sorgfältig überwacht und regelmäßig überprüft werden, weil viele Menschen mit einer LKD Halluzinationen entwickeln und für die unerwünschten Nebenwirkungen von Neuroleptika besonders anfällig sind“.*[8]

Es gibt relativ wenige geeignete Medikamente zur Behandlung von herausforderndem Verhalten bei Menschen mit Demenz, die zudem nie die erste Wahl sein sollten.

Gilt die Gabe von Neuroleptika als gerechtfertigt, soll die Behandlung von einem Experten oder einer Expertin eingeleitet und das Medikament möglichst bald wieder abgesetzt werden.

In Großbritannien ist Risperidon das einzige für die Behandlung demenzbedingter herausfordernder Verhaltensweisen zugelassene Neuroleptikum. Die Abgabe von Risperidon beschränkt sich auf die kurzzeitige (bis zu sechs Wochen) Linderung persistierender körperlicher Aggressionen von Personen mit moderater bis schwerer Alzheimerdemenz, die auf nicht pharmakologische Ansätze nicht ansprechen und sich selbst oder andere gefährden.

Die Zulassung von Risperidon für die kurzzeitige Behandlung von Aggressionen erfolgte im Jahr 2008, nachdem man drei randomisierte kontrollierte Studien über die Verhaltensprobleme älterer Menschen erneut analysiert hatte und die Wirksamkeit dieses Medikaments im Bereich körperlicher Aggressionen zweifelsfrei nachgewiesen werden konnte.[9]

Neuroleptika können sich auf Menschen mit Alzheimer-Krankheit, Lewy-Körperchen-Demenz und Parkinson-Demenz verheerend auswirken und dürfen deshalb nicht ohne den Rat eines Psychiaters oder einer Psychiaterin verabreicht werden.

Die verhaltensbezogenen und psychologischen Symptome von Demenz werden häufig mit Neuroleptika behandelt. Ab den 1960er Jahren wurden sie sehr gern verschrieben, wohl weil man vermutete, dass ein Medikament, mit dem psychotische Symptome im Kontext von Schizophrenie und bipolarer Störungen erfolgreich behandelt werden, auch für die Behandlung herausfordernder Verhaltensweisen bei Demenz geeignet ist. Ein weiterer Grund waren die sedierenden Eigenschaften von Neuroleptika. Obschon die Verschreibungsrate von Neuroleptika inzwischen etwas gesunken ist, sind sie immer noch weit verbreitet.

Die typischen Neuroleptika werden nicht mehr so häufig eingesetzt, die atypischen dagegen sind bis heute in den meisten Ländern die erste Wahl, wenn Verhaltensauffälligkeiten medikamentös behandelt werden sollen.

Risperidon, Olanzapin und Aripiprazol sind nachweislich geeignet, die Aggressionen und Psychosen von Alzheimerkranken geringfügig und kurzeitig (für 6–12 Wochen) zu bessern.[10] Für die Wirksamkeit bei Personen mit einer Demenz vom Nicht-Alzheimertyp liegen allerdings kaum Beweise vor. Ob Menschen mit Demenz von einer Langzeitbehandlung mit Neuroleptika profitieren, ist ebenfalls unklar.

Der Nutzen von Neuroleptika muss gegen ihre möglichen schweren Nebenwirkungen abgewogen werden. Zum Risikoprofil von Neuroleptika gehören eine höhere Mortalitätsrate, zerebrovaskuläre Vorfälle, Parkinsonismus, Benommenheit, Gangstörungen, Pneumonie und der Abbau kognitiver Leistungen. Angesichts des signifikanten Mortalistätsrisikos demenzkranker Menschen, die mit Neuroleptika behandelt werden, haben die *US Food and Drug Administration* (FDA), die für Medizinprodukte zuständigen Überwachungsbehörden der EU und die *Medicines and Healthcare Products Regulatory Agency* in Großbritannien entsprechende Warnhinweise publiziert.

Der Einsatz von Neuroleptika bei Menschen mit Demenz wurde mit mehreren Übersichtsstudien evaluiert. Allerdings hat keine die außerhalb von Meta-Analysen erhobenen Daten systematisch untersucht. Systematische Übersichtsstudien und Meta-Analysen konzipierter und durchgeführter randomisierter kontrollierter Studien liefern die besten Wirksamkeitsnachweise therapeutischer Interventionen.

7.11 Ethische Fragen

Die unangemessene und allzu häufige Verschreibung von Neuroleptika gilt als Kennzeichen einer schlechten Betreuungsqualität, besonders wenn die Verschreibungen nicht regelmäßig ärztlich überprüft werden.

Der Grundsatz, dass die Menschenrechte einwilligungsunfähiger Patienten und Patientinnen geschützt werden müssen, wenn es um körperliche Fixierungen und um Freiheitsentzug geht, ist allgemein bekannt, während das Bewusstsein, dass sie auch vor „medikamentöser" Ruhigstellung geschützt werden müssen, relativ unterentwickelt ist.

Die derzeit vorliegenden kontrollierten Studien haben die begrenzte Wirksamkeit von Neuroleptika bei BPSD belegt und auf deren geringe Effektstärken für allgemeine Verhaltensstörungen und spezifische Verhaltenssymptome hingewiesen.

Dass eine Langzeitbehandlung mit Neuroleptika schwere Nebenwirkungen haben kann, zu denen auch eine höhere Mortalitätsrate gehört, bereitet der Fachwelt mittlerweile große Sorgen.

7.12 Neue Erkenntnisse über pharmakologische Interventionen

Bisher wurden Studien über krankheitsmodifizierende Therapien an Patienten und Patientinnen mit klinisch erkennbaren Demenzsymptomen und gesicherter Demenzdiagnose durchgeführt. Inzwischen mehren sich jedoch die Beweise für die These, dass die pathologischen Vorgänge im Gehirn bereits viele Jahre im Gang sind, bevor sich klinische Symptome zeigen.

So liegt der Gedanke nahe, dass eine medikamentöse Therapie im präklinischen Stadium, noch bevor der neurodegenerative Abbauprozess eingesetzt hat, sehr viel nützlicher wäre.

Um diese Theorie testen zu können, brauchen wir allerdings neue Techniken zur Früherkennung von Demenzen in ihren präsymptomatischen Phasen.

Kasten 7-2: Neuartige Therapien

Anti-Amyloid-Therapie
Die meisten dieser Wirkstoffe setzen an drei verschiedenen Stellen an: direkt am Beta-Amyloid und an den Gamma- oder den Beta-Sekretase-Enzymen, die an der Aufspaltung des Amyloid-Präkursorproteinvorläufers (APP) beteiligt sind.
Beta-Sekretase-Enzyme
Kleinmolekulare Beta-Sekretase-Hemmer können, wie Kontrollstudien bestätigen, das Beta-Amyloid in der Zerebrospinalflüssigkeit reduzieren.
Gamma-Sekretase-Enzyme
Beispiele sind Studien mit Semagacestat und Tarenflurbil
Immuntherapie
Beispiel: aktive Immunisierung gegen Beta-Amyloid
Tau-orientierte Therapie
Tau-orientierte Therapiestrategien werden derzeit klinisch erprobt und arbeiten sowohl mit Wirkstoffen, die Hyperphosphorylierung verhindern, als auch mit Wirkstoffen, die die Stabilität und Aggregation der Mikrotubuli beeinflussen.

Anmerkungen und Literatur

1. An extremely important contribution was the ‚Lancet Commission‘ on dementia: Livingston, G., Sommerlad, A., Orgeta, V., Costafreda, S.G., Huntley, J., Ames, D., ... Mukadam, N. (2017). Dementia prevention, intervention, and care. *Lancet S0140-6736* (17), 31363–31366.
2. See the Yellow Card website. Retrieved from https:// www.mhra.gov.uk/yellowcard
4. NICE. (2011). Donezipil, galantamine, rivastigmine and memantine for the treatment of Alzheimer's disease. Technology appraisal guidance [TA217]. Retrieved from https://www.nice.org.uk/guidance/ta217/chapter/1-guidance [04.10.2017]
5. Howard, R., McShane, R., Lindesay, J., Ritchie, C., Baldwin, A., Barber.,. R., ... Philipps, P. (2012). Donepezil and memantine for moderate-to-severe Alzheimer's disease. *New England Journal of Medicine 366*(10), 893–903. https://doi.org/10.1056/NEJMoa1106668
6. For example, Murray, M.E., Kouri, N., Lin, W.L., Jack, C.R. Jr, Dickson, D.W. & Vemuri, P. (2014). Clinicopathologic assessment and imaging of tauopathies in neurodegenerative dementias. *Alzheimer's Research and Therapy* 6(1), 1.
7. Banerjee, S. (2009). The use of antipsychotic medicine for people with dementia: Time for action. An independent report commissioned and funded by the Department of Health. Retrieved from https://www.rcpsych.ac.uk/pdf/Antipsychotic%20Bannerjee%20Report.pdf [04.10.2017]
8. https://www.alzheimers.org.uk/info/20162/drugs/106/drugs_used_to_relieve_behavioral_and_psychological_symptoms/5
9. European Medicines Agency approval. Retrieved from https://www.ema.europa.eu/ema/index.jsp?curl=pages/medicines/human/referrals/Risperdal/human_referral_000022.jsp [04.11.2017]
10. See, for example, Liperoti, R., Pedone, C. & Corsonello, A. (2008). Antipsychotics for the treatment of behavioural and psychological symptoms of dementia (BPSD). *Current Neuropharmacology* 6(2), 117–124. Retrieved from https://www.ncbi.nlm.nih.gov/pmc/articles/PMC2647149 [04.10.2017]

8 Gut leben mit Demenz

8.1 Mit körperlichen Aktivitäten die Unabhängigkeit und Leistungsfähigkeit erhalten

Pflegenden zufolge ist die körperliche Funktionsfähigkeit ein wichtiger Beitrag zur Lebensqualität von Menschen mit Demenz.

In klinischen Settings und Langzeitpflegeeinrichtungen ist der hohe Stellenwert von Mobilitätserhalt und körperlichen Aktivitäten bekannt, und randomisierte Studien haben gezeigt, dass individualisierte Bewegungsprogramme realisierbar und geeignet sind, kognitiv beeinträchtigte Bewohnerinnen und Bewohner von Pflegeheimen bei Kräften und mobil zu halten und ihnen den Zugang ins Freie zu ermöglichen.[1]

Dennoch sind Menschen mit kognitiven Einschränkungen in der Regel bis heute von öffentlichen Sportangeboten für die ältere Generation und randomisierten Studien ausgeschlossen, entweder aufgrund der Aufnahmekriterien oder weil sie den Programmen und/oder Assessments nicht gewachsen sind.

8.2 Menschen bei der Erfüllung ihrer Alltagsbedürfnisse unterstützen

Ein Leben mit Demenz gilt als sehr herausfordernd, da die Erkrankung meist mit unvorhersehbaren und schwer verständlichen Veränderungen einhergeht. Demenzen sind progredient und verlangen deshalb von den Betroffenen, sich immer wieder an neu auftretende Veränderungen anzupassen. Coping und die Anpassung an die Demenzerkrankung sind deshalb zyklische und fortlaufende Prozesse.

Menschen mit Demenz versuchen zwar, ihr gewohntes Leben möglichst lange unverändert weiterzuführen, müssen sich aber dennoch auf absehbare Verschlechterungen einstellen und mit der Angst vor dem Verlust ihrer intellektuellen und sozialen Kompetenzen zurechtkommen.

8.3 Menschen unterstützen, damit sie weiter aktiv sein können

Menschen mit Demenz brauchen Unterstützung, damit sie weiter ihren Interessen nachgehen, am gesellschaftlichen Leben teilnehmen und in der Gemeinde aktiv sein können.

Sie sollen ermuntert werden, sich an der Hausarbeit zu beteiligen, z. B. das Tischdecken und Blumengießen zu übernehmen. Auch Erinnerungsarbeit hilft, ihr Selbstwertgefühl zu stärken.

Sie brauchen ein vielfältiges Angebot an Aktivitäten, die sich der fortschreitenden Demenz oder anderen gesundheitlichen Veränderungen anpassen lassen, beispielsweise Musiktherapie, Kochen, Kunsttherapie und sensorische Stimulierung.

Auch ihre Teilnahme am öffentlichen Leben ist zu fördern, z. B. durch Konzertbesuche, Ausflüge, Klassentreffen, die Mitgliedschaft in Service-Clubs und durch den Besuch von Begegnungszentren und Tagesstätten.

Menschen, die mit einer Demenz leben, sollen dazu angehalten werden und die Gelegenheit bekommen, ihre gesellschaftlichen Rollen möglichst lange fortzusetzen.

Handwerkliche Tätigkeiten sorgen für taktile Stimulierung, wecken Erinnerungen und machen Spaß. Deshalb sollen auch demenzkranke Menschen Gegenstände berühren und betasten, Lebensmittel schmecken oder an Blumen riechen dürfen. Bei allen Aktivitäten ist darauf zu achten, dass sie dabei möglichst unabhängig bleiben und ihrem eigenen Tempo folgen können.

Man muss die Person fragen und eindeutig dokumentieren, in welcher Sprache sie sich unterhalten möchte. Gegebenenfalls muss eine Übersetzerin, ein Übersetzer oder eine Pflegekraft mit der gleichen Muttersprache hinzugezogen werden. Wenn es um Alltagsgespräche geht, können Kontakte zu Besuchern und Besucherinnen, zu kirchlichen Gruppen, Vereinen oder zum Freundeskreis eine sprachliche Hilfe sein.

Auch Bücher und illustrierte Bücher in der bevorzugten Sprache sollen zur Verfügung stehen.

8.4 Eine demenzfreundliche Kommune werden

Die Nachbarschaft spielt im Leben demenzbetroffener Menschen eine entscheidende Rolle. Sie kann Grenzen setzen und voller Hindernisse sein oder aber Chancen und Möglichkeiten eröffnen. Die Demenzforschung hat diese Formen der Hilfe und Unterstützung bislang allerdings noch nicht ausreichend untersucht.

Um der wachsenden Zahl von Menschen mit Demenz und ihren Familien ein besseres Leben zu ermöglichen, haben sich Betroffene, politische Entscheidungsträger und Forschungsgruppen weltweit mit dem Konzept und der Schaffung „demenzfreundlicher Kommunen“ beschäftigt.

In Großbritannien wurden ihm Rahmen der *Prime Minister's Challenge on Dementia* drei Handlungsbereiche genannt, einer davon war die Aufforderung an alle Städte, Gemeinden und Dörfer, demenzfreundlicher zu werden.[2]

Die Programme der Alzheimer-Gesellschaft zur Entwicklung „demenzfreundlicher Kommunen“ kamen dank der oben genannten politischen Initiative zustande. Sie sollen im ganzen Land den Aufbau demenzfreundlicher öffentlicher Strukturen erleichtern und sicherstellen, dass Kommunen, die sich dieser Aufgabe verschrieben haben, entsprechend gewürdigt werden.[3]

„Eine demenzfreundliche Kommune soll ein Ort sein, dessen Bevölkerung sich zunehmend bewusst ist, dass Demenzerkrankungen das Leben sehr vieler Menschen beeinträchtigen und deshalb gemeindebasierte Lösungen nötig sind. Das verstärkte Bewusstsein wiederum wird die Diagnoseraten verbessern und die Zusammenarbeit der Anbieter von Gesundheitsdienstleistungen und von sozialen Dienstleistungen erleichtern“.[4]

Ausgangspunkt waren eine von der Alzheimer-Gesellschaft durchgeführte Studie über demenzfreundliche Kommunen, an der über 500 Personen mit Demenz teilnahmen, sowie die überaus wertvollen Erkenntnisse aus Interviews mit Betroffenen und ihren pflegenden Angehörigen.

Es gibt zwar Kommunen, die sich beispielhaft für Menschen mit Demenz einsetzen, dennoch fühlen sich viele Betroffene nicht ausreichend unterstützt und nicht zugehörig.

- Weniger als die Hälfte aller Teilnehmenden war der Meinung, ihre Region sei darauf vorbereitet, sie beim Leben mit Demenz zu unterstützen (42 %).
- Weniger als die Hälfte fühlt sich als Teil des Gemeinwesens (47 %). Der Anteil dieser Personen sinkt deutlich, je weiter ihre Demenz fortgeschritten ist.
- Fast drei Viertel (73 %) der befragten Personen bestritt, dass die Gesellschaft auf den Umgang mit Demenz vorbereitet ist.[5]

Selbst die Definitionen von „demenzfreundlich" und von „Kommune" sind keineswegs einheitlich. Der Begriff „demenzfreundlich" kann auf die Person mit Demenz bezogen sein oder aber die Person mit Demenz samt ihrer pflegenden Angehörigen meinen. Zwar wird kaum jemand bestreiten, dass die Unterstützung Pflegender zugleich den pflegebedürftigen Menschen unterstützt, dennoch bestehen viele darauf, bei der Definition von „demenzfreundlich" die demenzkranke Person im Mittelpunkt zu belassen.

Was die Sache weiter verkompliziert, ist, dass mit dem Wort „Kommune" ein Ort, die soziale und physische Umgebung, eine Organisation, eine Gruppe von Menschen, eine Gesellschaft, eine Kultur oder virtuelle Communitys gemeint sein können.

Was eine Person unter „Kommune" versteht, kann sich von der Vorstellung einer anderen stark unterscheiden.

Dazu kommt, dass soziale, kulturelle, historische, ökonomische, moralische und andere in der Kommune wirksame Faktoren die Interpretation von „Demenzfreundlichkeit" beeinflussen und die Definitionskriterien bestimmen können.

Ein Beispiel: Eine der Definitionen von „demenzfreundlich" nennt Empowerment, Engagement, Selbstvertrauen, Beteiligung, Teilhabe und sinnvolle Aktivitäten als Kennzeichen.[6] Diesen Kriterien zufolge bestünde das Ziel einer demenzfreundlichen Kommune darin, das „Personsein" demenzkranker Menschen anzuerkennen und ihr Gefühl, ein sinnvolles Leben zu leben, zu erhalten.

Zu einer anderen Definition von „demenzfreundlich" gehört die Fähigkeit, sich örtlich zu orientieren, das Sicherheitsgefühl, die Zugänglichkeit von öffentlichen Einrichtungen, gesellschaftliche Akzeptanz von Demenz und Demenzwissen.[7] Die Betonung der Zugänglichkeit öffentlicher Einrichtungen und der gesellschaftlichen Akzeptanz könnte bedeuten, dass Demenz als eine Art von Behinderung betrachtet wird.

In einer dritten Definition von „demenzfreundlich" kommt zu den oben genannten Kriterien noch die Wahrung der Menschenrechte hinzu.[8] Die besondere Erwähnung der Menschenrechte ist wohl dem Einfluss der Regierung von Schottland geschuldet. Sie ist der Auffassung, dass Menschen mit Demenz, ihre pflegenden Angehörigen und andere Pflegende das Recht auf Teilhabe, Verantwortlichkeit, Gleichbehandlung, Fairness, Empowerment und Rechtssicherheit haben.

8.5 Demenzfreundliche Milieus

Das Ziel, die Stellung von Menschen mit Demenz zu stärken, wird am besten erreicht, indem man ihre Rechte und Fähigkeiten anerkennt, damit sie sich respektiert fühlen, und indem man ihnen Entscheidungen über ihr Leben möglichst weitgehend selbst überlässt. Die große Herausforderung besteht darin, sich für eine Gesellschaft zu engagieren, in der Demenz zum Alltag gehört und Menschen mit Demenz darin unterstützt werden, möglichst lange ein erfülltes Leben zu leben und in der Demenz als Behinderung betrachtet wird.

Kasten 8-1: Umgebungsgestaltung – die Nationalen Berufsstandards

(National Occupational Standards on Environments)

- National Occupational Standard MH66.2013 – „Ermitteln, welche Umgebungsbedingungen und Verfahren die psychische Gesundheit fördern und wie diese erhalten und verbessert werden können" = Feststellen, wer für die gestaltete Umgebung und die Verfahren zuständig ist und mit diesen Personen über die Anforderungen und Erwartungen sprechen. Zur Umgebung gehören z.B. Pflegeheime, Arbeitsplätze, öffentliche Orte sowie die weitere Umgebung wie Städte, Wohnanlagen und die Landschaft, auch soziale, kulturelle und ästhetische Aspekte, die physischen Gegebenheiten und die Interaktionen der Menschen mit ihrer Umgebung. Mit „Verfahren" sind sämtliche in der Umgebung stattfindenden signifikanten Aktivitäten gemeint.

Viele Bewohnerinnen und Bewohner von Pflegeheimen empfinden das Milieu als bevormundend und einengend. Die Umgebung muss aber so beschaffen sein, dass sie ihre verbliebenen Fähigkeiten unterstützt, anstatt sie weiter zu unterminieren. Sie soll die Entwicklung und Pflege von Beziehungen ermöglichen. So gesehen können das Gebäude selbst und Gestaltung der Räumlichkeiten eine therapeutische Ressource sein, die das Wohlergehen und die Leistungsfähigkeit demenzbetroffener Personen fördert.

Als „demenzfreundlich" gilt ein Milieu, das die Beeinträchtigung kompensiert und beachtet, wie die Person mit Demenz ihre Umgebung erlebt. Zugleich nimmt es wahr, wie sich die sozialen, physischen und organisatorischen Gegebenheiten auf das Erleben der Person auswirken.

8.6 Menschen mit Demenz brauchen Nähe und Kontakt

Der Alltag demenzbetroffener Menschen wird auch vom Bedürfnis nach Nähe bestimmt und vom Wunsch, ihre Gedanken und Gefühle mitzuteilen.

Während bislang ihre Symptome und Beeinträchtigung im Fokus standen, müssen wir heute ihre Fähigkeiten und ihr Potenzial betonen, damit das Bild von Demenz ausgewogener und die Gesellschaft demenzfreundlicher wird. Mit dieser Betrachtungsweise passen sich Betroffene und ihre Familien eher an die demenzbedingten Veränderungen an und können trotz der Erkrankung ein gutes Leben haben.

Das relativ neue Konzept der Sozialen Gesundheit könnte diesen Wandel unterstützen. Es geht davon aus, dass sich Menschen trotz eines körperlichen Leidens wohlfühlen können, sofern ihnen im Kontext gesellschaftlicher Herausforderungen und Umgebungsbedingungen eine dynamische Balance zwischen ihren Möglichkeiten und Einschränkungen gelingt. Sich Sozialer Gesundheit zu erfreuen ist nicht nur für die Person mit Demenz entscheidend wichtig, sondern auch für Familienangehörige, die die Person daheim versorgen und damit eine anspruchsvolle Aufgabe übernommen haben.

In Pflegeheimen sind gemeinsame Entscheidungen wohl nur möglich, wenn Pflegepersonal und Angehörige gut miteinander kommunizieren und Familien positiv wahrgenommen werden.

Ein ausgezeichnetes Beispiel für eine Intervention zur Förderung der Sozialen Gesundheit ist das *Meeting Centres Support Programme.*[9] Das Markenzeichen dieses Programms ist die Unterstützung von Menschen mit Demenz und ihrer Pflegenden in kommunalen Begegnungsstätten, um deren soziale Teilhabe und ihre Integration ins Gemeinwesen zu fördern. Damit lassen sich wertvolle Erkenntnisse über die hilfreichsten Ansätze zur Verbesserung ihrer sozialen Teilhabe gewinnen.

Von Demenz betroffene Menschen bezeichnen soziale Beziehungen als wertvoll und betonen, dass sie ihr Leben nur mithilfe ihrer Umgebung meistern können. Bei Paaren kommt es vor allem darauf an, sich den gesamten Demenzprozess über das Gefühl von Nähe und Zusammengehörigkeit zu erhalten, damit die pflegende Seite ihren Betreuungsauftrag auf Dauer erfüllen kann. Pflegende geben an, ihre Rolle als erfüllender zu empfinden, wenn sie sich ihrem Angehörigen mit Demenz weiter nahe und verbunden fühlen. Als Voraussetzungen dafür nennen die Paare Einsatz, gegenseitige Unterstützung und gemeinsame Aktivitäten.

8.7 Die kulturellen, spirituellen und sexuellen Bedürfnisse Demenzkranker

Pflegende müssen die kulturellen, spirituellen und sexuellen Bedürfnisse der Menschen mit Demenz wahrnehmen und beantworten.

Der persönliche Auskunftsbogen „Alles über mich“ ist allen Menschen zu empfehlen, die von Pflegefachkräften versorgt werden, oder mit Demenz leben, ein Delirium entwickelt haben oder andere Kommunikationsprobleme aufweisen. Dieser Vordruck eignet sich für jedes Setting - für die Pflege zu Hause, im Krankenhaus, im Pflegeheim - er kann auch Vertretungskräften an die Hand gegeben werden und ist eine wertvolle Hilfe, wenn es um personzentrierte Versorgung geht.[10]

Der Fragebogen ist eine einfache und praktische Möglichkeit zu dokumentieren, wer die Person ist. Man kann Details über ihren kulturellen und familiären Hintergrund und über Ereignisse, Menschen und Orte eintragen, die ihr im Leben wichtig sind, ihre Vorlieben und Gewohnheiten festhalten und über ihre Charaktereigenschaften berichten.

Spiritualität ist nicht auf Glaubensüberzeugungen und Religionsausübung beschränkt, obgleich Religion zu den spirituellen Bedürfnissen eines Menschen gehören kann. Es gibt die verschiedensten Möglichkeiten Spiritualität zu leben, z. B. durch meditieren, Musik hören, beten, einen Spaziergang im Garten machen, einen Lieblingsplatz aufsuchen. Menschen mit Demenz sollen ermuntert werden, sich im Rahmen ihrer Möglichkeiten und ihren Wünschen gemäß zu betätigen.

Kasten 8-2: Das spirituelle Wohlbefinden unterstützen – die Nationalen Berufsstandards

(National Occupational Standards on Supporting Spiritual Wellbeing)

- National Occupational Standard SCDHSC0350 – „Das spirituelle Wohlbefinden der Menschen unterstützen“
= Erkennen, unter welchen Voraussetzungen man das spirituelle Wohlbefinden der Menschen fördern, erkennen, respektieren und unterstützen kann. Möglichkeiten der spirituellen Unterstützung identifizieren und entsprechende Angebote machen. Die Literatur über spirituelles Wohlbefinden evaluieren und das Wissen weitergeben.

Wenn es beide Seiten glücklich macht, kann die liebevolle Paarbeziehung fortgeführt werden. Enthemmtes Sexualverhalten ist auf feinfühlige Art einzuschränken. Weil dieses Verhalten vermutlich auf ein unbefriedigtes sexuelles Bedürfnis hinweist, soll nach Wegen gesucht werden, das Bedürfnis auf angemessene Weise zu erfüllen.

In Pflegeheimen soll es dafür Rückzugsmöglichkeiten, geeignete Möblierung (z. B. Doppelbetten) und Übernachtungsangebote geben.

8.8
Gut leben mit Demenz – was Pflegende dafür tun können

Pflegende Angehörige und andere informelle Pflegepersonen sind stets mit vielerlei Problemen konfrontiert. Die Probleme häufen sich aber und werden komplexer, wenn der Pflegebedürftige kognitiv beeinträchtigt ist, etwa aufgrund einer Demenz.

Die Pflegepersonen Demenzkranker beschreiben ihre Aufgabe als belastend und schwierig, insbesondere dann, wenn Verhaltensauffälligkeiten hinzukommen.

Die Demenz wirkt sich nicht nur direkt auf die erkrankte Person und ihre Pflegenden aus, sondern auch auf die Beziehung zwischen gepflegter und pflegender Person.

Vor allem die Partner oder Partnerinnen Demenzkranker berichten von Veränderungen ihrer Beziehung. Negativ verändern sich Dinge wie Gegenseitigkeit, Kommunikation, die Möglichkeiten für gemeinsame Aktivitäten und die Beziehungszufriedenheit.

Einige positive Beziehungsaspekte bleiben offenbar häufig intakt, etwa das Gefühl von Nähe und Zuneigung.

8.9
Die Aktivitäten den veränderten Bedürfnissen anpassen

Bei gesundheitspolitischen Maßnahmen gegen Demenzerkrankungen haben Strategien, die das Wohlbefinden Betroffener und ihrer Pflegepersonen fördern, höchste Priorität. Mit Wohlbefinden sind die positiven Aspekte der psychischen Gesundheit gemeint, wie Lebensfreude und das Ausschöpfen der eigenen Potenziale.

Menschen mit Demenz brauchen, um sich wohler zu fühlen, eine sinnvolle Beschäftigung. Das können informelle Dinge sein, wie Erinnerungscafés, Selbsthilfegruppen, Vorlese- und Singstunden oder formelle psychotherapeutische Angebote, etwa Biografie- und Erinnerungsarbeit.

Da viele Demenzbetroffene wegen ihrer kognitiven Beeinträchtigungen außerstande sind, sich selbst eine sinnvolle Beschäftigung zu suchen, müssen sie passende Angebote bekommen.

Kasten 8-3: Therapeutische Gruppenaktivitäten – die Nationalen Berufsstandards

(National Occupational Standards on Therapeutic Group Activities)

- National Occupational Standard SCDHSC0393 – „Die Teilnahme an vereinbarten therapeutischen Gruppenaktivitäten fördern“
= Erkennen, was zu tun ist, um die Teilnahme an vereinbarten therapeutischen Gruppenaktivitäten zu fördern. Aktivitäten planen und vorbereiten und Personen vorbereiten und unterstützen, damit sie teilnehmen können. Zur Evaluation der Aktivitäten beitragen.

8.10
Sich in einer fremden Umgebung zurechtfinden – Hilfen und Strategien

In allen Gemeinden, betreuten Wohneinrichtungen und Altenheimen leben auch viele Menschen mit Demenz. Sie brauchen Hilfestellung, damit sie sich in ihrer komplexen Umgebung sicher und selbstständig bewegen können.

Insbesondere Alten- und Pflegeheime, Seniorenresidenzen und ähnliche Einrichtungen sind eine Herausforderung für den Orientierungssinn. In solchen Häusern gibt es meist lange Flure mit Türen in regelmäßigen Abständen. So sehen die einzelnen Gebäudeteile oft fast gleich aus, der Blick in die Ferne ist eingeschränkt und vor Ort fehlen hilfreiche Hinweise.

Wegleitsysteme beruhen auf dem, was wir über das räumliche Vorstellungsvermögen und den Orientierungssinn des Menschen und der Tiere wissen. Bekanntlich spielt dabei ein bestimmtes Hirnareal, nämlich der Hippocampus, eine entscheidende Rolle. Genau dieser Bereich wird von den neuropathologischen Vorgängen der Alzheimer-Krankheit sehr früh geschädigt.

Pflegeheime sollen über gute Leitsysteme und Beschilderungen verfügen, damit sich die Bewohnerinnen und Bewohner leichter zurechtfinden.

Wenn es im ganzen Haus Schilder, Symbolbilder und Wegweiser gibt, finden die Leute eher zu ihren Zimmern und können Dinge schneller identifizieren. Beispielsweise verweist ein Waschlappen oder ein Schwamm an der Badezimmertür auf den Zweck dieses Raums.

Auffallende Hinweise sind Gedächtnisstützen, die das Gehirn entlasten, indem sie die Aufnahme- und Verarbeitungskapazitäten schonen.

Man weiß allerdings noch relativ wenig darüber, wie die Beschilderungen oder Orientierungshilfen der Pflegeheime beschaffen sein müssen, damit sie alten Menschen mit und ohne Demenz echte Hilfen sind.

Kasten 8-4: Sich am Assessment des sozialen Unterstützungsbedarfs beteiligen – die Nationalen Berufsstandards

(National Occupational Standards on Collaborating in the Assessment of Need for Social Support)

- National Occupational Standard SFHGEN75 – SQA Code HC9T 04 – „Zusammen mit anderen das Bedürfnis nach einer unterstützenden Umgebung und nach sozialer Unterstützung in der Gemeinde einschätzen und dieses Bedürfnis erfüllen“ = Dafür sorgen, dass die Gemeinde pflegebedürftige Personen und ihre Angehörigen unterstützt und sie mit den nötigen Hilfsmitteln ausstattet.

8.11 Die materielle Umgebung anpassen

Die materielle Umgebung ist ein entscheidender Faktor, wenn es gilt, die Unabhängigkeit, Orientierung und Sicherheit Demenzbetroffener zu fördern und ihre Privatsphäre zu schützen.

Technische Hilfsmittel tragen zur Sicherheit von Menschen mit Demenz bei und erleichtern ihre Überwachung.

Dazu gehören Alarmsysteme für Notfälle, Sturzdetektoren, Überschwemmungsmelder, Wassertemperaturanzeiger und Beleuchtungen. All diese Dinge leisten einen Beitrag zum Wohlergehen, zur Eigenständigkeit und Sicherheit demenzkranker Menschen und zur Beruhigung ihrer Pflegepersonen.

Kasten 8-5 enthält Tipps zur Sturzprävention.

Kasten 8-5: Demenzfreundliches Wohnen

Bodenbelag – rutschfeste Oberflächen; Verschüttetes und Urin sofort aufwischen. Mit schnelltrocknenden Methoden und Präparaten putzen, die den Boden nicht glänzend machen. Kein gemusterter Bodenbelag, der visuell behinderten Personen ein Gefälle oder Treppen vorgaukeln könnte; Treppen deutlich markieren.

Beleuchtung – angemessene und gleichmäßige Beleuchtung, auch der Treppen. Kein grelles Licht; den Weg zur Toilette nachts beleuchten. Sicherstellen, dass die Nachtbeleuchtung verlässlich und sicher ist.

Mobilität – Gefahren aus dem Weg räumen, d.h. überflüssige Gegenstände und andere Stolperfallen in den Zimmern und auf den Stationen möglichst reduzieren. Dafür sorgen, dass der Bedarf an bestimmten Gehhilfen festgestellt wird, dass diese die richtige Höhe haben, in gutem Zustand und in Reichweite sind.
Schuhwerk – ungeeignetes Schuhwerk kann die Sturzgefahr weiter erhöhen, besonders von Personen mit Gangschwierigkeiten, Gleichgewichtsproblemen und mit Problemen der unteren Gliedmaßen, die die körpereigenen Reize nicht mehr wahrnehmen.

Umgebungsgefahren sind unbedingt zu beseitigten, einmal weil sie Menschen gefährden, aber auch, weil andernfalls das Personal demotiviert wird und andere Maßnahmen zur Sturzprävention womöglich unterlassen werden.

8.12 Die Folgen demenzbedingter Wahrnehmungsverzerrungen minimieren

Beim Bau von Krankenhäusern hat der Gedanke, dass das Design die Unabhängigkeit kognitiv beeinträchtigter Patienten und Patienten ermöglichen oder unterstützen soll, bislang keine Rolle gespielt. Wahrnehmungsstörungen und Probleme mit dem räumlichen Sehen gehören jedoch zu den auffallendsten Symptomen der meisten Demenzerkrankungen.

Eine schlecht beleuchtete Umgebung mit einheitlich weißen Wänden, Decken und Fußböden, in der Hinweisschilder weitgehend fehlen und Unordnung herrscht, ist für Menschen mit Demenz schwer zu verkraften.

Sie finden sich z.B. auf der Krankenstation nicht zurecht, weil alles so gleichförmig aussieht.

Eine „negative Umgebung“ erhöht die Wahrscheinlichkeit, dass demenzkranke Patienten und Patientinnen agitierter und verwirrter werden, dass ihre Mobilität und ihre sozialen Interaktionen abnehmen und die Gefahr weiterer Gesundheitskomplikationen zunimmt.

8.13 Mehr Selbstbestimmung durch das Persönliche Budget

Seit 1996 [in Deutschland seit 2008. Anm. d. Ü] haben Menschen mit Behinderung Anspruch auf direkte Geldleistungen, d.h. auf ein Persönliches Budget, mit dem sie ihre Unterstützung selbst organisieren können.

Aus langjähriger wissenschaftlicher Begleitung weiß man, dass das Persönliche Budget den Menschen ein sehr viel besseres Leben ermöglicht, wenn damit eine eigene Assistenzkraft finanziert wird (statt die Regelversorgung mit ambulanten Pflegekräften oder die Dienste einer Sozialstation in Anspruch zu nehmen) und wenn die Zahlungen hoch genug sind, um neben den persönlichen Betreuungsbedürfnissen auch Freizeitbeschäftigungen und soziale Bedürfnisse zu erfüllen.

Kasten 8-6: Menschen in finanziellen Angelegenheiten unterstützen – die Nationalen Berufsstandards

(National Occupational Standards on Supporting People over Financial Affairs)

- National Occupational Standard SCDHSC0346 – „Menschen in finanziellen Angelegenheiten unterstützen“
= Dafür sorgen, dass Menschen beim Umgang mit ihren finanziellen Angelegenheiten unterstützt werden und ihnen den Zugang zu Informationen und Beratung ermöglichen.

■ National Occupational Standard SCDHSC0347 – „Menschen beim Umgang mit ihrem Persönlichen Budget unterstützen" = Den Unterstützungsbedarf von Menschen ermitteln, die ein Persönliches Budget beantragen und nutzen wollen. Sie sollen befähigt werden, sich über das Persönliche Budget zu informieren und die Informationen auszuwerten.

Diese Art der selbstgesteuerten Unterstützung steht auch Menschen mit Demenz zu, nachdem eine Fachkraft den Unterstützungsbedarf festgestellt hat.

Wer von dieser Möglichkeit Gebrauch macht, kann seine Versorgung den eigenen Wünschen entsprechend planen und organisieren – wobei natürlich auch die Hilfen der Angehörigen, des Freundeskreises und der Nachbarschaft nicht zu vergessen sind.

Die Sozialbehörden zahlen den Geldbetrag, den sie ansonsten dem Anbieter von Dienstleistungen entrichten müssten, in Form eines Persönlichen Budgets an die leistungsberechtigte Person direkt aus. Die Empfänger und Empfängerinnen können sich die benötigte Unterstützung selbst einkaufen und Zeit und Ort der Hilfestellung selbst bestimmen.

Mit dem Persönlichen Budget kann man:

- von jedem beliebigen Anbieter Unterstützungsleistungen einkaufen, z. B. einem privaten Pflegedienst oder einer Freiwilligenorganisation
- eine Assistenzkraft einstellen
- Gerätschaften und Hilfsmittel finanzieren, die zur Mobilität beitragen oder andere Bedürfnisse erfüllen.

Dem Wanless Review vom März 2006 zufolge, wurde das Persönliche Budget überwiegend für Assistenzkräfte ausgegeben.[11]

Aus der Praxis wird seit einiger Zeit allerdings berichtet, dass es den meisten Leistungsbeziehern schwerfällt, die Verantwortung für ihre Versorgung selbst zu tragen und das Management ihrer Betreuungskräfte selbst zu übernehmen.

8.14 Demenzspezifische Beratung, Handlungsempfehlungen und partnerschaftliche Zusammenarbeit

Kasten 8-7: Kooperation – die Nationalen Berufsstandards

(National Occupational Standards on Co-Production)

■ National Occupational Standard MH68.2013 – „An der Erstellung von Handlungsplänen mitwirken, die es den Akteuren ermöglichen, die Umgebungsbedingungen und Verfahren zu verbessern, um die psychische Gesundheit zu fördern"
= Die Unterstützung der Nutzer und Nutzerinnen der Serviceleistungen und anderer Akteure gewinnen. Mit ihnen zusammen an der Verbesserung der Umgebungsbedingungen und Verfahren arbeiten und die Umsetzung der Pläne unterstützen.

Betroffene und alle Akteure sollen kooperieren, um die bauliche und soziale Umgebung den Bedürfnissen von Menschen mit Demenz anpassen und ihre körperliche und emotionale Sicherheit gewährleisten zu können. Diese Aufgabe erfordert demenzspezifische Beratung und demenzspezifische Handlungsempfehlungen.

Mit „Gemeinschaftsarbeit" (*co-production*) ist gemeint, dass Bürger und Bürgerinnen, die Nutzer von Dienstleistungsangeboten, wichtige Bezugspersonen, pflegende Angehörige, und Dienstleister ein Arbeitsbündnis schließen und Entscheidungen treffen oder Angebote schaffen, mit denen alle Beteiligten zufrieden sind. Damit die Treffen keine Alibiveranstaltungen sind, bei denen lediglich Punkte abgehakt werden, müssen die Teilnehmenden gleichberechtigt sein und sich auf Augenhöhe begegnen.

Diese Art der Kooperation ist werteorientiert und beruht auf dem Grundsatz, dass die künftigen Nutzer und Nutzerinnen einer Dienstleistung an deren Entwicklung zu beteiligen sind, da sie am besten wissen, wie das Angebot beschaffen sein muss.

8.15 Technische Hilfsmittel helfen!

Technische Hilfsmittel tragen zur Unabhängigkeit der demenzbetroffenen Person bei und ermöglichen sinnvolle Beschäftigungen. Die Vorteile personzentrierter Betreuungsansätze sind unumstritten.

Die meisten Menschen wollen auch im Alter unabhängig bleiben. Dank technischer Hilfsmittel können heute viele alte Menschen lange zuhause leben, bevor sie in eine Betreuungseinrichtung wechseln müssen.

Die Menschen sollen auch selbst etwas für ihre Gesundheit tun, ihr Gesundheitswissen erweitern und die Dienstleistungsangebote besser kennenlernen, was wiederum die Inanspruchnahme und Kosten der Angebote verändern und sich positiv auf ihre Gesundheit auswirken wird.

„Technische Hilfsmittel“ ist ein Sammelbegriff für „Gerätschaften oder Anlagen, mit deren Hilfe eine Person etwas tun kann, was sie ohne deren Hilfe nicht tun könnte, oder die eine Aufgabe erleichtern und sicherer machen“.[12]

Ein anderes technisches Hilfsmittel ist „TeleCare“. Das heißt, dass die Leute in ihren Wohnungen fernbetreut werden und die Kommunikation telefonisch oder per Skype erfolgt. Auch diese Anlagen tragen zur Unabhängigkeit bei und erhöhen die persönliche Sicherheit. Zur TeleCare gehören auch Hausnotrufe, die auf Knopfdruck Hilfe organisieren, Sensoren und Bewegungsmelder sowie Videokonferenzschaltungen zur Kommunikation mit pflegenden Angehörigen.

Kasten 8-8: Technische Hilfsmittel/technische Geräte – die Nationalen Berufsstandards

(National Occupational Standards on Assistive Devices/Technologies)

- National Occupational Standard SFHCHS239 – SQA Code HD0A 04 – „Menschen die Nutzung technischer Hilfsmittel und technischer Geräte ermöglichen“
  = Es gilt der Grundsatz, dass Menschen befähigt werden müssen, Selbstfürsorge zu übernehmen und dass ganzheitliche Betreuung, Selbstmanagement und Unabhängigkeit entscheidend wichtig sind. Sicherstellen, dass die Verfahren die aktuellsten Informationen spiegeln und die Richtlinien auf dem neuesten Stand sind.

„Telemedizin“ ist eine kostengünstige Möglichkeit, alte chronisch kranke Menschen in ihrer Häuslichkeit zu überwachen, teure Krankenhausaufenthalte zu vermeiden und sicherzustellen, dass ihnen im Notfall schnell geholfen wird. Telemedizin ist eine Unterstützungstechnologie, die es erlaubt, das Befinden zuhause lebender Patientinnen und Patienten aus der Ferne zu überwachen.

Umfragen haben ergeben, dass die soziale Isolation alter Menschen zunimmt. Die negativen Auswirkungen sozialer Isolation auf Gesundheit, Wohlbefinden und Lebensqualität der alten Menschen ist wissenschaftlich bestätigt. Geselligkeit ist ein bewährter Schutzfaktor, der psychische Belastungen verhindert und das Befinden verbessert. Viele vereinsamte Menschen entwickeln ein negatives Selbstbild, das sich dann verfestigt und ihre Lebenszufriedenheit beeinträchtigt.[13]

Zur sozialen Einbindung gehören geeignete Wohnarrangements, ein tragfähiges soziales Netzwerk und die Teilnahme am gesellschaftlichen Leben. Der Eindruck sozialer Isolierung ist vom gefühlten Ausmaß der sozialen Unterstützung und der Einsamkeit abhängig.

Schließlich trägt eine stärkere gesellschaftliche Einbindung auch zur Erhöhung des „Sozialkapitals" bei.

Anmerkungen und Literatur

1. Teri, L., Logsdon, R.G. & McCurry, S.M. (2008). Exercise interventions for dementia and cognitive impairment: the Seattle Protocols. *J Nutr Health Aging* 12(6), 391–394.
2. See, for example, https://www.alzheimers.org.uk/download/downloads/id/1742/the_prime_ministers_challenge_on_dementia_annual_report_of_progress.pdf
3. Retrieved from https://www.alzheimers.org.uk/info/20115/making_your_community_more_dementia-friendly/341/how_to_become_a_recognised_dementia-friendly_community [07.11.2017]
4. Retrieved from https://www.alzheimers.org.uk/download/downloads/id/1918/building_dementia_friendly_communities_a_priority_for_eveyone_-_executive_summary.pdf [07.11.2017]
5. Retrieved from https://www.alzheimers.org.uk/download/downloads/id/1918/building_dementia_friendly_communities_a_priority_for_eveyone_-_executive_summary.pdf [07.11.2017]
6. Green, G. & Lakey, L. (2013). *Building dementia-friendly communities: a priority for everyone.* Alzheimer's Society. Retrieved from https://www.actonalz.org/sites/default/files/documents/Dementia_friendly_communities_full_report.pdf [07.11.2017]
7. Smith, K., Gee, S., Sharrock, T. & Croucher, M. (2016). Developing a dementia-friendly Christchurch: perspectives of people with dementia. *Australasian Journal on Ageing* 35, 188–192.
8. Alzheimer's Disease International. (2016). *Dementia Friendly Communities: key principles.* Retrieved from https://www.alz.co.uk/adi/pdf/dfc-principles.pdf [07.11.2017]
9. See https://www.meetingdem.eu
10. See https://www.alzheimers.org.uk/download/downloads/id/3423/this_is_me.pdf
11. See https://www.kingsfund.org.uk/projects/wanless-social-care-review
12. *With Respect to Old Age: Long Term Care – Rights and Responsibilities.* A Report by the Royal Commission on Long Term Care, 1999.
13. See, for a fuller discussion, Singh, A. & Misra, N. (2009). Loneliness, depression and sociability in old age. *Ind Psychiatry J* 18(1), 51–55.

9 Partner in der Demenzpflege

9.1 Familienangehörige, andere Pflegepersonen und soziale Netzwerke

Kasten 9-1: Familien und Pflegepersonen unterstützen – die Nationalen Berufsstandards

(National Occupational Standards on Supporting Families and Care Partners)

- National Occupational Standard SCDHSC0390 – „Familien beim Erhalt ihrer Beziehungen zu den erweiterten sozialen Strukturen und zu ihrem sozialen Umfeld unterstützen"
  = Die gesellschaftliche Inklusion fördern, indem man Familien/Angehörige beim Erhalt ihrer Beziehungen zur Gemeinde unterstützt.
- National Occupational Standard SFHCMC5 – „Eine partnerschaftliche Beziehung zwischen Team, Patientinnen/Patienten, pflegenden Angehörigen und anderen Pflegepersonen herstellen"
  = Versorgungsansätze für Patienten/Patientinnen und ihre Pflegepersonen entwickeln, die ihnen eine aktive und respektierte Rolle zuweisen.

Pflegeplanung und Betreuung werden in vielen Fällen von Familienangehörigen und/oder anderen nahestehenden Menschen übernommen. Die Pflegetätigkeit hat ihre guten Seiten: Sie kann sinnstiftend und erfüllend sein, die Paarbeziehung stärken und Freundschaften festigen.

Dass viele Pflegende dabei selbstbewusster werden und ein Gefühl von Selbstwirksamkeit und Kompetenz entwickeln, ist ein weiterer positiver Aspekt. Wer die Betreuung eines alzheimerkranken Familienmitglieds als befriedigende Aufgabe empfindet und dafür Lob und Anerkennung bekommt, fühlt sich weniger belastet und ist in besserer emotionaler Verfassung.

Eine Demenzdiagnose zu erhalten ist ein einschneidendes Ereignis, das einen Transformationsprozess in Gang setzt. Aus der gewohnten innerfamiliären Beziehung zwischen zwei Menschen, die sich nahestehen, wird eine Pflegedyade.

Wer immer die Pflegerolle übernimmt (Ehepartner/Ehepartnerin, der erwachsene Sohn/die erwachsene Tochter), wird nach und nach zur „Pflegeperson" (*care partner*), die vom Gedanken an die Aufgabe, die nun auf sie zukommt, vielleicht überwältigt ist. Pflegende Angehörige und andere Pflegepersonen fühlen sich in der Zeit nach der Diagnose oft sehr unter Stress, weil es ihnen an Informationen und Wissen über die Erkrankung, an formalen Hilfen und Unterstützung fehlt.

Gespräche mit der demenzbetroffenen Person über ihre künftigen Versorgungswünsche werden meist erst in den späteren Stadien der Erkrankung geführt, wenn Angehörige in Krisensituationen schwierige Entscheidungen treffen müssen oder eine Notlage eintritt (z. B. die Pflegeperson plötzlich ausfällt und ihren Angehörigen nicht mehr versorgen kann). Pflegebedürftige sind dann oft nicht mehr fähig, ihre Wünsche zu äußern und Entscheidungen zu beeinflussen.

Soziale Netzwerke sind „strukturierte soziale Beziehungen, deren Charakter von der Anzahl und Häufigkeit der Kontakte und Begegnungen mit den Beteiligten bestimmt wird."[1] Wenn eine Seite eines Paares dementiell erkrankt und die andere Pflegeaufgaben übernimmt, sind unterstützende Netzwerke vorhanden, die bereits vor der Diagnose da waren, etwa erwachsene Kinder, nahe Verwandte, der Freundeskreis und die Nachbarschaft.

Die verschiedenen Netzwerke sind wertvolle Ressourcen, die dem Wohlbefinden sowohl der gepflegten Person als auch dem Wohlergehen der pflegenden und versorgenden Familienmitglieder zugutekommen.

Mehrere Studien haben Familien als Pflegenetzwerke untersucht und festgestellt, dass bestimmte Familienkonstellationen (z. B. größere Familie, größere Verwandtschaft, mehr weibliche Familienmitglieder, räumliche Nähe) mit mehr geleisteten Pflegestunden korrelieren und dass der Netzwerktyp (z. B. Verwandtschaft, Freundeskreis, erweiterter Bekanntenkreis) und die Zusammensetzungen der Netzwerke bestimmen, ob Unterstützung zur Verfügung steht oder nicht.[2] Die Funktionen der einzelnen Netzwerke im Hinblick auf Pflegerollen wurden bislang noch nicht ausreichend erforscht.

Wer die Betreuung eines demenzkranken Menschen übernimmt, hat meist auch selbst einen erheblichen und spezifischen Unterstützungsbedarf. Denn es ist gut möglich, dass über die Zeit hinweg immer weniger informelle Helfer und Helferinnen bereit sind, die Pflegeperson zu entlasten. Als Folge zieht sie sich aus den bestehenden sozialen Netzwerken zurück, weil die Pflege ihres Angehörigen mit fortschreitender Krankheit immer zeitaufwändiger wird.

9.2 Partnerschaftlich pflegen

Kasten 9-2: Partnerschaft mit Pflegepersonen – die Nationalen Berufsstandards

(National Occupational Standards on Partnerships with Care Partners)

- National Occupational Standard SCDHSC0227 – „Einen Beitrag zur partnerschaftlichen Zusammenarbeit leisten"
  = Ermitteln, wie eine partnerschaftliche Zusammenarbeit mit Pflegepersonen zustande kommt. Mit pflegenden Angehörigen und anderen Pflegepersonen zusammenarbeiten, um bestimmte Ziele zu erreichen und sie befähigen, die Wirksamkeit ihrer Unterstützungsbemühungen zu beurteilen.
- National Occupational Standard SCDHSC0387 – „Mit Pflegepersonen partnerschaftlich zusammenarbeiten"
  = Gemeinsam mit pflegenden Angehörigen und anderen Pflegepersonen Menschen unterstützen oder versorgen. Auf Ressourcen, Serviceleistungen und Einrichtungen hinweisen, die helfen, auch ihre eigenen Unterstützungsbedürfnisse zu erfüllen.
- National Occupational Standard SCDHSC0426 – „Familien, Pflegepersonen und andere Unterstützungskräfte befähigen, die Versorgung eines Menschen zu übernehmen"
  = Familien, Pflegepersonen und andere Unterstützungskräfte befähigen und ermuntern, die Versorgung eines Menschen zu übernehmen.

Angehörige, andere informell Pflegende und Pflegefachkräfte müssen partnerschaftlich zusammenarbeiten.

In Großbritannien haben professionell Pflegende Handreichungen entwickelt, um die Angehörigen psychisch Kranker besser in die stationäre psychiatrische Behandlung einbinden zu können (*The Triangle of Care – Carers Included: A*

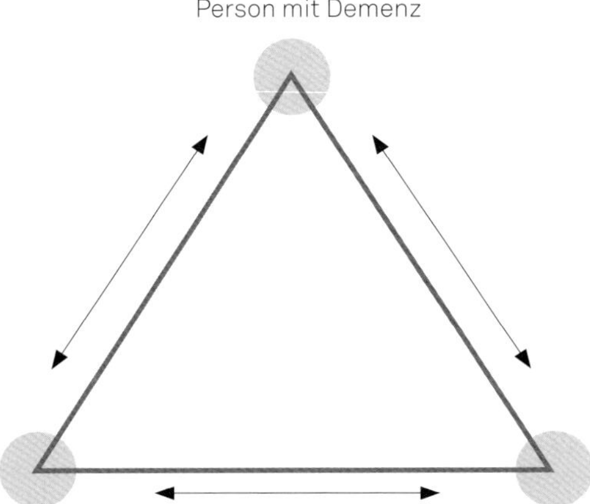

Abbildung 9-1: Die Pflegetriade

Guide to Best Practice in Acute Mental Health Care). Die „Pflegetriade“ (s. **Abb. 9-1**) ist eine therapeutische Allianz zwischen der hospitalisierten Person, den ärztlichen und pflegerischen Fachkräften und den Angehörigen bzw. anderen Pflegepersonen. Sie erhöht das Sicherheitsfühl der Kranken, unterstützt die Genesung und erhält ihr Wohlbefinden.[3]

Wird ein Patient oder eine Patientin in ein Akutkrankenhaus eingewiesen, sind für die Angehörigen folgende sechs Punkte wichtig:[4]

- Die Angehörigen werden beim Erstkontakt oder möglichst bald danach über die an der Versorgung beteiligten Fachkräfte und deren Hauptfunktionen informiert.
- Das Stationspersonal ist „angehörigenfreundlich“, d. h. im Umgang mit Angehörigen geschult, und kann sie mit geeigneten Strategien in die Pflege einbinden.
- Es gibt Datenschutzprotokolle, Vorschriften zur Vertraulichkeit und zur geregelten Informationsweitergabe.
- Es gibt eine für die Angehörigenintegration verantwortliche Stelle.
- Das Personal stellt sich den Angehörigen vor, sie bekommen eine Einführung in die Stationsarbeit und werden über alle wesentlichen Behandlungsschritte informiert.
- Die Angehörigen erhalten verschiedene Unterstützungsangebote.

9.3 Die gewohnten Familienbeziehungen verändern sich

Sorgearbeit und die Betreuung eines kranken Familienmitglieds beeinträchtigen die psychische und physische Gesundheit der Pflegeperson. Die negativen Folgen wurden an anderer Stelle bereits ausführlich dargestellt. Die häusliche Pflege eines Menschen mit Demenz beeinträchtigt die Gesundheit der Pflegeperson und führt deshalb zur baldigen Einweisung des Patienten oder der Patientin in ein Pflegeheim.[5] Auch der Zusammenhang zwischen chronischem Stress durch die Pflegetätigkeit und einem schlechteren Gesundheitszustand, erhöhter Morbidität und Mortalität ist bekannt. Wer pflegende Angehörige unterstützen will, muss demnach die Stressbelastung verhindern oder verringern.

Die Situation ist allerdings noch deutlich komplexer.

Zahlreiche Studien haben sich mit den Auswirkungen der Pflegesituation auf Paarbeziehungen beschäftigt, nur wenige mit den Auswirkungen auf die Beziehungen zwischen erwachsenen Kindern und ihren Eltern oder auf andere Beziehungskonstellationen. Dieser Einschränkung muss man sich bei der Betrachtung der Forschungsergebnisse stets bewusst sein. Wie Demenzpflege die Beziehungen je nach ethnischer Zugehörigkeit, sexueller Orientierung und im Zusammenhang mit Behinderung und Scheidung verändert, ist weitgehend unbekannt.

Die häusliche Betreuung eines demenzbetroffenen Familienmitglieds wird die gewohnten Beziehungen verändern: Die Verhaltens- und Persönlichkeitsveränderungen können pflegende Angehörige dazu bringen, den Pflegebedürftigen anders, nämlich eher wie ein Kind, zu behandeln. In vielen Fällen werden auch die Beziehungen der Pflegeperson zu ihren Geschwistern mit zunehmendem Betreuungsbedarf angespannter.

Viele Angehörige, die sich ganz der Pflege eines demenzkranken Familienmitglieds widmen, fühlen sich gesellschaftlich isoliert und von versteckten Kosten finanziell belastet. Dennoch kann die Pflegetätigkeit eine sehr befriedigende Erfahrung sein und den Zusammenhalt der Familie stärken, weil alle dabei Nähe und innige Begegnungen erleben.

9.4 Die Bedürfnisse der Pflegeperson erkennen und einschätzen

Kasten 9-3: Die Bedürfnisse der Pflegepersonen ermitteln und erfüllen – die Nationalen Berufsstandards

(National Occupational Standards on Assessing and Addressing the Needs of Carers)

- National Occupational Standard SCDHSC0427 – „Die Bedürfnisse der Pflegepersonen und pflegenden Angehörigen ermitteln"
= Die Lage einschätzen und den Unterstützungsbedarf der Pflegepersonen und pflegenden Angehörigen ermitteln.
- National Occupational Standard SFHCHDHN3 – „Pflegepersonen befähigen, Unterstützungsangebote wahrzunehmen, Verhinderungspflege oder Kurzzeitpflege zu beanspruchen"
= Sicherstellen, dass die Verfahren den aktuellen Informationen und Richtlinien entsprechen.

In Großbritannien ist die örtliche Gesundheitsbehörde verpflichtet, den Unterstützungsbedarf der pflegenden Angehörigen einer demenzkranken Person zu ermitteln. Aufgrund des Assessments wird dann entschieden, ob sie sich finanziell an ihrer Unterstützung beteiligt. Alle Angehörigen haben ein Recht auf dieses Assessment, auch wenn sie ihre Unterstützung am Ende vielleicht selbst bezahlen müssen.

Ziel ist es, den individuellen Hilfebedarf, das Ausmaß und die Art der benötigten Unterstützung und Fragen der Kostenübernahme zu klären. Auch wenn das Assessment ergibt, dass die Pflegeperson nicht unterstützungsberechtigt ist, kann es wertvolle Informationen über die Natur und das Ausmaß der aktuell unbefriedigten Bedürfnisse liefern und auf mögliche künftige Bedürfnisse hinweisen.

Die Bedarfsprüfung erfolgt meist in Form eines Gesprächs oder mithilfe eines vorab zur Verfügung gestellten Fragebogens.

Die Kriterien für den Unterstützungsbedarf und für die Finanzierung der Hilfen sind landesweit gleich.

Es gibt verschiedene Formen der Verhinderungspflege. Die Pflegeperson kann sich stundenweise vertreten lassen, damit sie sich erholen kann, sie kann die pflegebedürftige Person auch halb- oder ganztags in einer Tagespflegestätte betreuen lassen oder eine stationäre Kurzzeitpflege organisieren. Kurzzeitpflege kann für einige Tage oder mehrere Wochen in Anspruch genommen werden.

Manchmal verfehlt die Verhinderungspflege allerdings ihren Zweck. Bekannte Gründe dafür sind: der hohe Organisationsaufwand für ein paar Erholungstage, die Unterbrechung der eingespielten Routine, Schuldgefühle der Pflegeperson und ihr Gefühl, nicht loslassen zu können, wenn andere ihren Angehörigen betreuen, die Sorge, sein Gesundheitszustand könnte sich in der fremden Umgebung verschlechtern, Befürchtungen hinsichtlich der Rückkehr in den Pflegealltag.

In den vergangenen zehn Jahren entwickelte sich der Trend zu Tagespflegeeinrichtungen hin. Die Kommunen und stadtteilbezogenen Initiativen haben erkannt, wie wichtig sie sind und dass sie Teil des Dienstleistungsangebots sein müssen.

9.5 Familien sind komplex und divers

Die Alzheimer-Gesellschaft (2014) in Großbritannien berichtet in ihrem Dokument *Dementia: Opportunity for Change*[6] von schätzungsweise 500000 pflegenden Angehörigen und anderen informellen Pflegepersonen, die dem Staat jährlich etwa 7 Milliarden Pfund an Pflegekosten ersparen.

Familien sind komplexe Gebilde aus verschiedenen miteinander verbundenen, semi-autonomen, konkurrierenden und kooperierenden Mitgliedern. Die einzelnen Familienmitglieder sind Teil eines komplexen adaptiven Systems, in dem sie als Individuen wirken, Teams bilden oder Zweckbündnisse eingehen.

Demographische und gesellschaftliche Entwicklungen beeinflussen die Möglichkeiten von Familien, ihre betagten Mitglieder zuhause zu versorgen. Während das traditionelle Modell der Kernfamilie immer seltener wird, entstehen in der modernen Gesellschaft neue pluralistische Familienformen. Die meisten alten Menschen werden von Angehörigen betreut, wenngleich ihr Engagement je nach Familienstruktur variiert und die Verantwortung unterschiedlich verteilt ist.

Um feststellen zu können, welche Familien resilient und der Betreuung ihrer älteren Mitglieder gewachsen sind und welche eher nicht, müssen, besonders angesichts pluralistischer Familienmodelle, weitere wissenschaftliche Untersuchungen stattfinden.

9.6 Pflegende und Gepflegte haben nicht immer die gleichen Bedürfnisse

Oft unterscheiden sich die Bedürfnisse der Pflegeperson von denen der Person mit Demenz. Die Bedürfnisse werden sich mit fortschreitender Demenz immer deutlicher unterscheiden und schließlich den Punkt erreichen, an dem eine stationäre Pflege unumgänglich ist oder eine formellere Unterstützung durch einen ambulanten Pflegedienst benötigt wird.

In solchen Situationen ist es wichtig anzuerkennen, dass sich viele Angehörige wie bisher für die demenzbetroffene Person verantwortlich fühlen. Man muss ihnen Gelegenheit geben, sich in welcher Form auch immer und so lange sie möchten an der Betreuung zu beteiligen.

Manche Angehörige wollen, auch wenn die Person inzwischen in einem Pflegeheim lebt, weiter bestimmte Versorgungsaufgaben übernehmen, etwa das Wäschewaschen oder ihr Lieblingsessen kochen.

9.7 Soziokulturelle Unterschiede in der Wahrnehmung der Pflegerolle

Die Pflegerolle wird nicht von allen Menschen gleich interpretiert. Aus zahlreichen Untersuchungen ist bekannt, dass die häusliche Betreuung eines älteren Familienmitglieds, das chronische Gesundheitsprobleme hat und funktional eingeschränkt ist, den psychischen und physischen Gesundheitszustand der Pflegeperson verschlechtert.

Größere theoretische und methodische Präzision bei der Untersuchung der Pflegetätigkeit, wie sie von den verschiedenen ethnischen und kulturellen Gruppen erbracht wird, könnte helfen, pflegende Angehörige diverser kultureller und ethnischer Herkunft mit den richtigen Interventionen und Unterstützungsangeboten zu entlasten.

In der Fachliteratur über Ethnizität und Pflegetätigkeit wurde stets betont, dass sich kulturelle Wertvorstellungen auf die Pflegetätigkeit auswirken und diese Auswirkungen explizit gemessen und eingeschätzt werden müssen. Es genügt also nicht, die kulturellen und ethnischen Pflegeunterschiede pauschalisierend nur anhand der Gruppenzugehörigkeit zu studieren.

9.8 Jüngere Pflegepersonen und ihre Probleme

Die meisten Untersuchungen über Angehörige, die eine demenzkranke Person betreuen, unterscheiden nicht zwischen Eheleuten oder Paaren und jugendlichen oder erwachsenen Söhnen und Töchtern.

Nicht wenige junge Menschen zwischen 16 und 18 Jahren, die Pflegeaufgaben übernehmen, müssen die Schule, ihren Beruf oder ihre Ausbildung vernachlässigen und berichten von psychischen Problemen.

Demenzen entwickeln sich schrittweise, was für die Familie problematisch werden kann. Junge Pflegepersonen können viele Serviceleistungen nur bis zu ihrem 18. Lebensjahr in Anspruch nehmen. Einer Umfrage zufolge blicken 79 % aller jungen pflegenden Angehörigen besorgt in die Zukunft, weil sie den Eindruck haben, es fehle an geeigneten Hilfen.[7]

Wegen seiner Gedächtnisprobleme vergisst der demenzbetroffene Mensch vielleicht Verabredungen und Mitteilungen, was die Planungssicherheit der Familie beeinträchtigt. Wenn wichtige Informationen vergessen werden, reagieren die Kinder zunehmend besorgt, verwirrt und ängstlich.

Manche Kinder und Jugendliche entwickeln Schuldgefühle und schämen sich. Wenn sie Besuch von Freunden oder Freundinnen haben, ist ihnen das Zusammentreffen mit ihrem vergesslichen und womöglich wesensveränderten Elternteil peinlich.

9.9 Mit Pflegepersonen einfühlsam, wirksam und zeitgerecht kommunizieren

Der individuelle Bindungsstil der Pflegeperson und ihre Zufriedenheit mit der Paarbeziehung haben auch Auswirkungen darauf, wie sie den emotionalen Zustand des Partners oder der Partnerin wahrnimmt und auf seinen oder ihren Zustand emotional reagiert. Ein Beispiel: Ängstlich gebundene Menschen (die stark von der Fürsorge und Liebe anderer Menschen abhängig sind) fühlen sich von der Pflegetätigkeit deutlich stärker belastet als weniger ängstlich gebundene. Im Unterschied dazu berichten Pflegende mit vermeidendem Bindungsstil (denen Intimität und Abhängigkeit von anderen Menschen eher unangenehm sind) von geringerem Stressempfinden.

Das NHS-Programm *Compassion in Practice* mit den sechs zentralen Forderungen *Care* (Fürsorge), *Compassion* (Mitgefühl), *Commitment* (Engagement) und *Competence* (Können)[8] deckt mit den „6Cs" alle pflegerelevanten Werte und Verhaltensweisen ab. Diese Konzepte sind zwar nicht neu, werden jedoch, auf diese Art zusammengefasst, zur Vision und zu einer Strategie mit dem Ziel, die bleibenden Werte und Überzeugungen zu bekräftigen, die der Pflege zugrunde liegen, wo immer sie stattfinden mag.

9.10 Pflegepersonen, die Informationssuche und -nutzung erleichtern

In der Zeit nach der Demenzdiagnose brauchen Angehörige ganz spezifische Informationen. Sie sollen das Krankheitsbild begreiflich machen, die Betreuungsplanung erleichtern, Unterstützungsangebote aufzeigen und die Familie in dieser angespannten Situation etwas beruhigen.

Die Diagnose verunsichert die Angehörigen und viele bekommen von den Gesundheitsfachleuten keine guten Erklärungen. Kein Wunder, dass sie ängstlich werden, sich hilflos fühlen und dann selbst nach Informationen suchen.

Pflegende Angehörige und andere Pflegepersonen geben an, dass sie gern über die örtlichen Unterstützungsangebote informiert worden wären, besonders in der Zeit unmittelbar nach der Demenzdiagnose.

Sie hätten sich auch gewünscht, mehr über die Krankheit und ihre Behandlungsmöglichkeiten zu erfahren und mit Fachleuten über praktische Fragen sprechen zu können, etwa über erforderliche Wohnraumanpassungen. Sie hätten gern Auskunft über die spezifischen Betreuungsanforderungen und über mögliche Hilfen in Finanzangelegenheiten gehabt.

Viele Angehörige machen sich Sorgen über den weiteren Krankheitsverlauf und die bevorstehende Institutionalisierung ihres Bekannten mit Demenz.

9.11 Pflegepersonen helfen, Optionen abzuwägen und Entscheidungen zu treffen

Gemeinsame Entscheidungsfindung ist ein Konsultationsprozess zwischen einer praxiserfahrenen Fachkraft und dem Patienten oder der Patientin, im Laufe dessen sie gemeinsam gesundheitsrelevante Entscheidungen treffen. Dieser Konsultationsprozess findet statt, nachdem über die Optionen und deren Vor- und Nachteile gesprochen und dabei die individuellen Wertvorstellungen, Vorlieben und Lebensumstände berücksichtigt wurden.

Gemeinsame Entscheidungsfindung ist kein weiterer Schritt, der dem Beratungsgespräch hinzugefügt wird, vielmehr stellt sie einen Rahmen für die Kommunikation mit den Patientinnen und Patienten über ihre Gesundheitsversorgung und ihre Wahlmöglichkeiten dar. Sie ist eine Struktur, die auch der Gesprächsqualität zugutekommt.

9.12 Sich über die Lebensgeschichte und Präferenzen der Person informieren

Um ganzheitlich betreuen zu können, müssen wir die Person als Individuum mit ganz eigenen Problemen, Präferenzen und Bedürfnissen wahrnehmen – wozu auch weitere Erkrankungen, soziale Themen und die allgemeinen Lebensumstände gehören – und dürfen wir uns nicht lediglich auf eine bestimmte Aufgabe oder einen bestimmten Zustand konzentrieren.

Die moderne Gesundheitspflege folgt einem „ganzheitlichen Ansatz" – ärztliche und pflegerische Fachleute können Hausbesuche machen und im Gespräch mit formalen und informellen Pflegepersonen und mit den Angehörigen wichtige Informationen über das Befinden, die Bedürfnisse und Wünsche der zu betreuenden Person sammeln.

9.13 Zur Entwicklung bedarfsgerechter Praktiken und Serviceleistungen beitragen

Kasten 9-4: Unterstützungsprogramme für Pflegepersonen und pflegende Angehörige entwickeln – die Nationalen Berufsstandards

(National Occupational Standards on Developing Programmes to Support Carers and Families)

- National Occupational Standard SCDHSC0428 – „Die Entwicklung von Unterstützungsprogrammen für Pflegepersonen und pflegende Angehörige vorantreiben" = Den Bedarf einschätzen und die Entwicklung von Unterstützungsprogrammen für Pflegepersonen und pflegende Angehörigen vorantreiben.

9.14
Die psychischen und praktischen Bedürfnisse der Pflegeperson ermitteln

Die psychischen und praktischen Bedürfnisse der pflegenden Angehörigen müssen, um sie über die örtlichen Unterstützungsangebote informieren zu können, mit geeigneten Methoden eingeschätzt werden. Die meisten demenzbetroffenen Menschen werden von einem Familienmitglied oder einer befreundeten Person unterstützt. Etwa drei Viertel aller alten Menschen mit moderater bis schwerer Demenz werden von Angehörigen betreut. Wer sich hauptverantwortlich um einen anderen Menschen kümmert, erlebt eine Reihe von Veränderungen.

Viele pflegende Angehörige geben an, dass ihre eigenen Bedürfnisse zu kurz kommen. Praktische Hilfen im Alltag können ihnen das Leben erheblich erleichtern.

Da sich die Pflegetätigkeit auf jeden Menschen anders auswirkt, müssen sich die Hilfen den individuellen Bedürfnissen anpassen. Eine einzige Serviceleistung wird die anhaltenden und wechselnden Bedürfnisse der Pflegenden vermutlich nicht vollständig erfüllen; ihre diversen Wünsche und Vorlieben erfordern eine Vielfalt an Angeboten.

Pflegende Angehörige brauchen und schätzen Assessments, die ihnen Informationen zugänglich machen, neue oder zusätzliche Unterstützungsmöglichkeiten aufzeigen und Gelegenheit bieten, objektiv über ihre Lebenssituation zu sprechen.

Pflegepersonen wollen in Entscheidungen einbezogen werden. Sie möchten, dass ihre Expertise anerkannt wird, wollen wissen, wen sie im Notfall kontaktieren können und brauchen ein Unterstützungsangebot, das auf ihre Bedürfnisse eingeht. Unterstützung spielt auch eine entscheidende Rolle, wenn Menschen mit Demenz akut in ein Krankenhaus eingewiesen werden müssen. In Großbritannien war in diesem Punkt die *John's Campaign*[9] ein bemerkenswerter Erfolg.

9.15
Was tun, wenn Pflegende und Gepflegte unterschiedliche Bedürfnisse haben?

Wenn Pflegepersonen Bedürfnisse haben, die sich von denen der Person mit Demenz unterscheiden, kommt es nicht selten zu Konflikten.

Mit zunehmender Demenz nimmt die Fähigkeit ab, eigene Entscheidungen zu treffen. Menschen mit Demenz, deren Autonomie bedroht ist, können ihre nachlassenden Fähigkeiten nicht ohne die Hilfe ihrer Pflegenden kompensieren.

In der Demenzpflege wie in der Gesundheitsversorgung generell gilt das Prinzip „Gutes zu tun“. Das bedeutet, dass alle an der Versorgung Beteiligten moralisch verpflichtet sind, zum größten Nutzen der Patienten und Patientinnen zu handeln und sie vor Schaden zu bewahren. Das „Nicht-Schaden“-Prinzip hingegen bedeutet, aktiv keinen Schaden zuzufügen.

Der Gegenpol von Autonomie ist Paternalismus, der wie folgt definiert werden kann:

> *„die vorsätzliche Missachtung der Wünsche oder Handlungen einer Person durch eine andere Person, die die Missachtung der Wünsche mit ihrem Ziel rechtfertigt, Gutes zu tun oder Schaden von der Person, deren Wünsche oder Handlungen missachtet werden, abzuwenden oder Schadensbegrenzung zu betreiben“.*[10]

Demnach ist Paternalismus auch in der Demenzpflege ein Thema und kann in seiner „weichen“ Form bedeuten, dass Helfer und Helferinnen die Person sanft überreden, dass sie durch ihr Verhalten schlechte Entscheidungen der Person verhindern oder sie vor den möglichen schädlichen Folgen ihrer Wünsche oder Handlungen bewahren.

In der Demenzpflege ist das Thema Autonomie besonders schwierig, da Menschen mit Demenz, die allein zuhause leben, äußerst verletzbar und gefährdet sind. Ihre Risiken sind vielfältig: Ernährungsprobleme, Sturzgefährdung, Probleme mit der Körperpflege und mit dem Medikamentenmanagement, Brandgefahren, Gefahr, sich zu verlaufen, Finanzbetrug und gesellschaftliche Isolierung. All diese Probleme gefährden ihre Autonomie.

Die häusliche Betreuung eines demenzkranken Menschen kann die ethische Frage aufwerfen, wie das Recht auf Autonomie mit seiner Sicherheit und seinem Wohlbefinden vereinbar ist – ein moralisches Dilemma. Ein Dilemma kann (a) „ein schwieriges Problem sein, für das es offenbar keine befriedigende Lösung gibt, oder (b) eine Situation, in der es nur die Wahl zwischen zwei gleichermaßen unbefriedigenden Optionen gibt. Ein ethisches Dilemma entsteht, wenn sich moralische Werte und Überzeugungen oder Ansprüche widersprechen".[11]

Einer neueren Untersuchung zufolge neigen professionelle Pflegekräfte dazu, die Klagen älterer Menschen kleinzureden und sie nur dann über ihre Alltagsaktivitäten bestimmen zu lassen, wenn die betrieblichen Abläufe dadurch nicht gestört werden.[12]

9.16 Personalisierte Pflege – was ist das?

Professionell Pflegende müssen wissen, was personalisierte Versorgung bedeutet, beispielsweise erkennen, welche Auswirkungen die Bewilligung eines persönlichen Budgets haben kann.

Personalisierung heißt, Menschen als Individuen mit bestimmten Stärken und Eigenheiten zu betrachten und sie ins Zentrum ihrer Pflege und Versorgung zu stellen. Der herkömmliche Betreuungsansatz hat in vielen Fällen dazu geführt, dass Pflegebedürftige die Art ihrer Unterstützung nicht beeinflussen konnten und dass sie nicht die richtige Hilfe bekamen.

Personalisierte Versorgungsansätze wie die Selbstgesteuerte Unterstützung und das Persönliche Budget sollen Menschen befähigen, ihren Hilfebedarf selbst zu erkennen, und zu wählen, wie und wann sie unterstützt werden möchten. Um ihr Leben nach eigenen Wünschen gestalten und informierte Entscheidungen treffen zu können, brauchen sie Informationen, Fürsprache und Beratung.

Personalisierung ist ein relativ neuer Begriff, dessen Bedeutung nicht klar definiert ist. Auch die Vorstellungen von den praktischen Auswirkungen personalisierter Versorgung gehen auseinander. Mit Personalisierung kann gemeint sein, dass:

- die Hilfe den individuellen Bedürfnissen angepasst wird und zwar in allen Pflege- und Unterstützungssettings,
- Menschen dabei unterstützen werden, sich in einer Art „Gemeinschaftsproduktion" aktiv an der Entwicklung, Erbringung und Evaluation von Dienstleistungen zu beteiligen,
- die Rolle pflegender Angehöriger und anderer Pflegepersonen anerkannt und ihnen geholfen wird, neben ihren Pflegeverpflichtungen ein eigenes Leben zu führen,
- die kommunalen Serviceangebote und Ressourcen allen Bürgerinnen und Bürgern zugänglich gemacht werden.

Das *Department of Health* hat klargestellt, dass alle Menschen die Möglichkeit haben sollen, über ihre Lebensführung zu entscheiden, selbst wenn sie in einem Pflegeheim wohnen.[13] Es geht demnach in jedem Pflegesetting um bessere Unterstützung, die sich an den individuellen Wünschen und Vorlieben orientiert.

Diese Vorgabe sollte sich zumindest ebenso stark auf die Bewohner und Bewohnerinnen von

Pflegeheimen und auf andere Institutionen auswirken, in denen personalisierte Betreuungsansätze vielleicht noch nicht so verbreitet sind. Die freien Dienstleister spielen eine entscheidende Rolle, wenn es darum geht, stationär betreuten Menschen personalisierte Lösungen anzubieten.

Schließlich soll sich nicht der Mensch dem Angebot anpassen, sondern das Angebot dem Menschen.

Personzentrierte Pflege und personzentrierte Planung bedeuten das Gleiche, wobei im Bereich der Demenzpflege und der Altenpflegeeinrichtungen überwiegend von personzentrierter Planung gesprochen wird.

Anmerkungen und Literatur

1. Soulsby, L.K. & Bennett, K.M. (2015). How relationships help us to age well. *The Psychologist* 28(2), 110–113.
2. Koehly, L.M., Ashida, S., Schafer, E.J. & Ludden, A. (2015). Caregiving networks – using a network approach to identify missed opportunities. *J Gerontol B Psychol Sci Soc Sci* 70(1), 143–154.
3. Retrieved from https://professionals.carers.org/sites/default/files/thetriangleofcare_guidetobestpracticeinmentalhealthcare_england.pdf [04.10.2017]
4. Carers Trust. (2016). *The Triangle of Care – Carers Included: A Guide to Best Practice in Acute Mental Health Care*, p. 3.
5. See, for example, Etters, L., Goodall, D. & Harrison, B.E. (2008). Caregiver burden among dementia patient caregivers: a review of the literature. *J Am Acad Nurse Pract* 20(8), 423–428.
6. Retrieved from https://www.alzheimers.org.uk/download/downloads/id/2317/dementia_2014_opportunity_for_change.pdf
7. See https://carepartners.org/key-facts-about-carepartners-and-people-they-care
8. NHS England. *The 6Cs*. Retrieved from https://www.england.nhs.uk/leadingchange/about/the-6cs [04.10.2017]
9. See http://johnscampaign.org.uk
10. Beauchamp, T.L. & Childress, J.F. (2012). *Principles of Biomedical Ethics 7*. Oxford: Oxford University Press, p. 215.
11. Davies, A.J., Fowler, M.D. & Aroskar, M.A. (2010). *Ethical Dilemmas and Nursing Practice*. New York: Pearson Prentice Hall, p. 7.
12. Persson, T. & Wästerfors, D. (2009). „Such trivial matters". How staff account for restrictions of residents' influence in nursing homes. *Journal of Aging Studies* 23(1), 1–11.
13. See, for example, King's Fund (2010). *People in control of their own health and care: The state of involvement*. Retrieved from https://www.kingsfund.org.uk/sites/default/files/field/field_publication_file/people-in-control-of-their-own-health-and-care-the-state-of-involvement-november-2014.pdf [07.11.2017]

10 Gleichheit, Vielfalt und Inklusion

10.1 Kulturelle Vielfalt, Gleichheit in der Demenzpflege

Fachkräfte in der Gesundheitsversorgung und der Sozialen Arbeit können durch die Art, wie sie ihre Aufgaben erfüllen, Diskriminierungen entgegenwirken. Sie sind dazu verpflichtet,

- Gleichheit,
- Vielfalt und
- Inklusion

zu fördern.

Was immer wir tun, soll im Sinne dieser Prinzipien sein. Das gelingt, wenn wir

- durch personzentrierte Versorgung Vielfalt (Diversität) respektieren,
- die unserer Fürsorge anvertrauten Menschen als Individuen behandeln,
- inklusiv arbeiten und erkennen, dass jeder Mensch einen positiven Beitrag zur Gesellschaft und zur eigenen Versorgung leisten kann,
- uns diskriminierenden Praktiken, die wir an unserer Arbeitsstelle bemerken, mutig entgegenstellen.

Inklusion ist ein Menschenrecht. Inklusion bedeutet, alle Menschen einzubeziehen, unabhängig von ethnischer Herkunft, Geschlecht, Behinderung, medizinischen oder anderen Bedürfnissen, Kultur, Alter, Religion und sexueller Identität. Alle sollen den gleichen Zugang zu Dienstleistungen und gleiche Chancen haben, niemand soll unter Diskriminierung und Intoleranz leiden.

Inklusion heißt, unser universales „Menschsein“ und unsere wechselseitige Abhängigkeit anzuerkennen. Inklusion heißt, dass wir Menschen verschieden und doch eine Einheit sind.

Wer inklusiv handelt, wehrt Exklusion ab. Wer Inklusion fördern will, sorgt dafür, dass die Unterstützungssysteme allen Menschen, die ihrer bedürfen, zugänglich sind. Es ist eine gesamtgesellschaftliche Aufgabe, Hindernisse beiseite zu räumen, die der Inklusion entgegenstehen.

Pflege- und Serviceleistungen sollen in kulturell angemessener Weise erbracht werden. So sollen z. B.:

- die jeweiligen Speisevorschriften beachtet werden
- die Menschen in ihrer Sprache angesprochen werden
- Bedingungen geschaffen werden, die es ermöglichen, religiöse Ansichten zu äußern und religiöse Feiertage zu beachten.

Aus Untersuchungen ist bekannt, dass Demenzen in verschiedenen Kulturen unterschiedlich interpretiert werden. Das bedeutet, dass diese Unterschiede bei der Diagnose einer Demenz zu berücksichtigen sind. Einer ethnographischen Studie zufolge gelangen Fachkräfte, die bei der Diagnostik auch die Religion und Kultur der Person berücksichtigen, womöglich zu einer anderen Symptominterpretation.[1]

Wenn es um die Übernahme von Pflegeverantwortung geht, ist die zentrale Rolle der Familie in vielen Kulturen einer der Schlüsselaspekte.

Im spanischen Kulturkreis gibt es das Konzept des *familismo*, was bedeutet, dass die Bedürfnisse der Familie den Bedürfnissen der einzelnen Familienmitglieder übergeordnet sind. Diese Auffassung beeinflusst auch pflegerelevante Entscheidungen.

10.2 Alter

Die Europäische Menschenrechtskommission hat schwere und systematische Verstöße gegen die Grundrechte alter ambulant betreuter Menschen festgestellt.

Die Kommission hält Altersdiskriminierung für den entscheidenden Faktor, der erklärt, weshalb alte Menschen von Pflegediensten benachteiligt werden.[2] Sie hat Fälle aufgedeckt, in denen das Alter einer Person über die Finanzierung und Bereitstellung ambulanter Pflegedienstleistungen bestimmt hat.

Die Belastungen pflegender Angehöriger und anderer unbezahlter Pflegekräfte sind hinreichend bekannt; besonders schwierig ist ihre Situation jedoch, wenn sie eine Person mit früh einsetzender Demenz versorgen.

Das relativ junge Alter früh erkrankter Personen bedeutet, dass sie wegen der Demenzsymptome ihre Arbeit verlieren. Arbeitslosigkeit hat für Betroffene meist schwerwiegende finanzielle, psychische und soziale Folgen, etwa veränderte oder kompliziertere Familienbeziehungen, geringeres Selbstbewusstsein und das Gefühl von Inkompetenz und Sinnlosigkeit.

10.3 Behinderung

Die Definition von Behinderung im *Equality Act* von 2010 schließt auch Demenzen mit ein. [in Deutschland: Allgemeines Gleichbehandlungsgesetz von 2016. Anm. d. Ü.]

Der *Care Quality Commission* (CQC) zufolge standen im März 2013 in England etwa 462 910 Pflegeheimplätze zur Verfügung[3]. Die CQC berichtet, dass

- sehr viele Menschen, die reguläre Sozialdienstleistungen in Anspruch nehmen, aufgrund ihrer Behinderung vom Antidiskriminierungsgesetz geschützt wären – selbst wenn sich viele, insbesondere ältere Menschen, nicht als behindert bezeichnen würden,
- etwa 278 000 Pflegeheimplätze speziell für Menschen mit Demenz bestimmt sind,
- die Zahl der demenzbetroffenen Bewohner und Bewohnerinnen von Pflegeheimen, die aus vermeidbaren Gründen in ein Krankenhaus eingewiesen werden, 30 % höher ist als die Zahl nicht dementer hospitalisierter Personen.[4]

Menschen mit Behinderung unter 65 Jahren sind oft über einen langen Zeitraum hinweg betreuungsbedürftig – manche ihr Leben lang, etwa wenn sie körperlich oder sensorisch beeinträchtigt, lernbehindert oder psychisch krank sind.

Die Organisation der Sozialfürsorge und die Art und Weise, wie die Leistungen erbracht werden, kann darüber entscheiden, ob die Rechte von Menschen mit Behinderungen gewahrt bleiben. Unabhängigkeit ist ein Prinzip, das allen anderen Menschenrechten zugrunde liegt.

Der UN-Menschenrechtsausschuss betont in seinem Bericht das Recht von Menschen mit

Behinderung auf ein unabhängiges Leben. Er weist ebenfalls daraufhin, dass dieses Recht auch für Menschen mit Behinderung gilt, die in einem Pflegeheim leben.[5]

Dieses Recht ist im Artikel 19 der UN-Behindertenrechtskonvention verankert. Der Bericht des Menschenrechtsausschusses enthält Empfehlungen zur Durchsetzung dieser Rechte sowie einige Ausführungsbestimmungen.

10.4 Ethnische Herkunft

Demenzerkrankungen kommen in allen ethnischen Gruppen vor. In England gehören etwa 15000 Demenzbetroffene einer ethnischen Minderheit an. Man geht davon aus, dass das Demenzwissen dort geringer ist als in der Bevölkerungsmehrheit.[6]

Wir müssen uns fragen, ob die vorhandenen Unterstützungsangebote für Menschen mit Demenz und ihre pflegenden Angehörigen die kulturellen Unterschiede ausreichend berücksichtigen, ob bei Menschen, die einer ethnischen Minderheit angehören, die Demenz rechtzeitig diagnostiziert wird und ob sie nach der Diagnose ausreichend unterstützt werden.

Die ethnische Herkunft kann ein entscheidender Faktor sein, wenn es um das subjektive Verständnis von Demenzerkrankungen geht und um die Bereitschaft Betroffener, Hilfe zu suchen.

Aus vielen Untersuchungen ist bekannt, dass die Zahl der Demenzkranken steigt und dass es in Großbritannien immer mehr betagte Menschen gibt, die einer ethnischen Minderheit angehören (*black, Asian and minority ethnic groups, BAME-Communitys)*. Sie alle sollen die Möglichkeit haben, im Alter am Ort ihrer Wahl (zumindest so lange sie dazu in der Lage sind) und wann immer möglich und erwünscht, unter anderen alten Menschen mit oder ohne Demenz zu leben.

Die Zahl der Menschen mit Demenz aus BAME-Gruppen wird, wenn diese Population altert, deutlich steigen. Schätzungen des *Centre for Policy on Ageing* und des *Runnymede Trust* zufolge leben in England und Wales fast 25000 Menschen mit Demenz aus BAME-Gruppen. Ihre Zahl wird bis zum Jahr 2026 voraussichtlich auf 50000 und bis zum Jahr 2051 auf über 172000 steigen.[7]

10.5 Religionszugehörigkeit und Weltanschauung

Religionszugehörigkeit, Glaubensüberzeugungen und Weltanschauung haben vielerlei Auswirkungen auf die sozialen Unterstützungsangebote, beispielsweise hinsichtlich:

- der Ernährung; bestimmte Lebensmittel sind erlaubt, andere verboten
- der vorgeschriebenen Fastenzeiten, z.B. im Hinduismus und im Islam
- der Sabbatvorschriften im orthodoxen Judentum.

10.6 Assessment und Pflegeplanung der Gleichstellungsthematik anpassen

Assessment und Pflegeplanung müssen die Themen Gleichstellung und Gleichberechtigung berücksichtigten. Auf diese Weise wird jeder Mensch als Individuum behandelt und seiner Kultur, Behinderungen, seines Geschlechts und seiner sexuellen Identität entsprechend versorgt.

Die Menschen nehmen an Aktivitäten teil, die zu ihrem Alter und ihrer Kultur passen, und sind Teil ihrer lokalen Community. Sie bleiben mit ihrer Familie, ihrem Freundeskreis und ihren Bevollmächtigten in Verbindung und werden bei der Pflege angemessener persönlicher, familiärer und sexueller Beziehungen unterstützt. Sie leben möglichst unabhängig, behalten ihren gewohnten Lebensstil bei und können ihre Fähigkeiten voll entfalten. Ihre Würde und ihre Rechte werden jederzeit geachtet.

Da Demenz eine Alterskrankheit ist, stellt Altersdiskriminierung eine weitere Belastung dar, die die Stigmatisierung Demenzkranker verstärkt, sodass eine „Doppelbestrafung" stattfindet. Alte Frauen mit Demenz werden noch stärker benachteiligt als alte Männer mit Demenz.

Dass Frauen in vielen Gesellschaften im Alter diskriminiert werden, ist hinreichend belegt. So kommt es zur „Dreifachbestrafung" von Frauen – sie werden aufgrund ihres Alters, ihres Geschlechts und der Demenzerkrankung diskriminiert.

10.7 Frauen und Demenz

Wie aktuelle Zahlen und Prognosen zeigen, liegt die durchschnittliche Lebenserwartung von Frauen fast weltweit über der von Männern. Es gibt also bezüglich der Lebenserwartung einen geschlechtsspezifischen Unterschied (*gender gap*).

Frauen leben, bestimmte ethnische Gruppen ausgenommen, auch mit höherer Wahrscheinlichkeit in kommunalen Einrichtungen, etwa in Pflegeheimen.[8] Es gibt mehrere Erklärungen für diesen Unterschied, etwa die ungleichen Altersprofile von Männern und Frauen, die sich im Alter verstärken. Dazu kommt, dass in Pflege- und Sozialberufen überwiegend Frauen tätig sind, was bedeuteten kann, dass in Pflegeheimen die spezifischen Bedürfnisse von Männern zu kurz kommen. **Abbildung 10-1** gibt eine Übersicht über die erhöhte Lebenserwartung von Frauen im Vergleich zu Männern.

Die Mehrzahl, nämlich etwa 61 % der Demenzbetroffenen, sind Frauen, 39 % sind Männer.[10] Das größere Erkrankungsrisiko mit steigendem Alter erklärt auch, weshalb aufgrund ihrer höheren Lebenserwartung mehr Frauen an Demenz leiden[11].

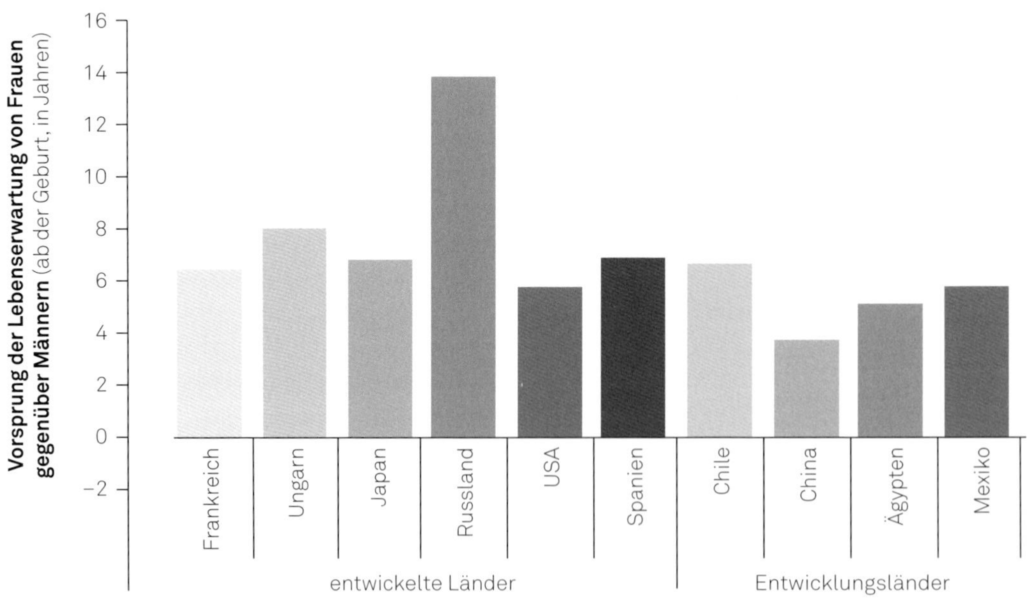

Abbildung 10-1: Frauen und Lebenserwartung[9]

Da die verschiedenen Demenztypen verschiedene Prävalenzraten haben, ist die Lebenserwartung nicht der einzige Faktor, den es zu berücksichtigen gilt. Auch die Mehrzahl der pflegenden Angehörigen und Pflegepersonen sind weiblich; einige Studien nennen Zahlen zwischen 60 % und 70 %.[12]

Pflegende Angehörige sind die weitgehend vergessenen und unsichtbaren Arbeitskräfte, deren gesundheitliche und soziale Bedürfnisse übersehen werden. Die unterfinanzierten Gesundheits- und Sozialsysteme der reichen Länder verlassen sich gern auf die unbezahlte Pflegetätigkeit der Angehörigen und in Entwicklungsländern sind fast keine anderen Formen der Altenpflege bekannt.

Weil das Alter der größte Risikofaktor ist, sind auch die meisten Demenzkranken 65 Jahre alt und älter. Folglich muss man, wenn dieses Thema diskutiert wird, das Geschlecht auch im Kontext des Alters berücksichtigen.

In gewissen Bereichen der klinischen Forschung sind Frauen ebenfalls benachteiligt. Von den meisten frühen Medikamentenstudien waren Frauen aus Sicherheitsgründen ausgeschlossen. Einseitig an Männern orientierte Forschungsarbeiten könnten sich auf die evidenzbasierte Medizin und den künftigen Umgang mit Demenzsyndromen auswirken.

10.8 Geschlecht und sexuelle Identität

Viele Erbringer gesundheitlicher und sozialer Dienstleistungen nehmen bei der Planung und beim Betrieb ihrer Einrichtungen keine Rücksicht auf die Bedürfnisse von LGBTI-Personen, also von Menschen, die der Heteronormativität nicht entsprechen. Die Abkürzung LGBTI setzt sich aus den englischen Begriffen *lesbian, gay, bisexual, transsexual, intersexual* zusammen.

Wer selbstverständlich davon ausgeht, dass alle Menschen heterosexuell oder cisgender sind (d.h. deren Geschlechtsidentiät mit dem Geschlecht übereinstimmt, dem sie nach der Geburt zugeordnet wurden), diskriminiert womöglich ungewollt Menschen, die außerhalb dieser Norm leben und sich mit ihrer Geschlechtszuweisung nicht identifizieren.

Viele LGBTI-Personen beklagen, dass offenbar Unterstützungsangebote fehlen, die ihre Bedürfnisse erkennen und erfüllen. Manche bekennen sich erst als Demenzbetroffene zu dieser Gruppe, weil sie vorher das Stigma und Diskriminierungen gefürchtet haben. Wie viele LGBTI-Personen derzeit in Pflegeheimen oder Hospizen leben, ist nicht bekannt.

Für Kitwood[13] bedeutet „Personsein", dass ein Individuum spezifische Attribute besitzt. Er verwendet diesen Begriff in seiner Demenztheorie und plädiert für den Erhalt des Personseins, indem man die einzigartigen biopsychosozialen Umstände der Person berücksichtigt, zu denen auch die Sexualität gehört. Die entscheidenden psychologischen Komponenten des Personseins sind Sicherheit und Trost, Einbeziehung, Beschäftigung und eine wertgeschätzte Identität.

Weitere Forschungsarbeiten werden zeigen, was für den Erhalt des Personseins von LGBTI-Personen zu tun ist, deren Sexualität vielleicht demenzbedingt verdeckt ist. Personzentrierte Demenzpflege bedeutet schließlich auch die Anerkennung der sexuellen Orientierung und sexuellen Identität.

Ältere, in stationären Settings lebende LGBTI-Personen geben an, dass Diskriminierungen von Pflegekräften, vom Verwaltungspersonal und von Mitbewohnerinnen und Mitbewohnern ausgehen können. In institutionell homophoben Einrichtungen oder Settings, in denen sie sich diskriminiert fühlen, sind ihre psychische Sicherheit und damit ihr Personsein gefährdet.

10.9 Diversität der Familienstrukturen und Communitys

Kasten 10-1: Diversität der Familienstrukturen und Communitys in Großbritannien[14]

Im Jahr 2001 gab es etwa 17 Millionen Familien, 2011 war die Zahl auf 17,9 Millionen angestiegen. Die Zahl der unverheiratet zusammenlebenden Paare stieg um 0,7 Millionen, die der Einelternfamilien um 0,4 Millionen, während die Zahl der verheirateten Paare um 0,3 Millionen zurückging.
Im Jahr 2001 lebten etwa 48,8 Millionen Menschen in einer Familie, 2011 war die Zahl auf 50,7 Millionen angestiegen.
Im Jahr 2010 war die häufigste Familienform das verheiratete Paar mit oder ohne Kinder, wobei 2001 etwa 72,4 % aller Familien in dieser Form lebten, 2011 nur noch 67,2 %.
Der Anteil der unverheiratet zusammenlebenden Paare mit und ohne Kinder stieg von 12,5 % aller Familien im Jahr 2001 auf 16,0 % im Jahr 2011, der Anteil der Einelternfamilien von 14,8 % im Jahr 2001 auf 16,1 % im Jahr 2011.
Im Jahr der Umfrage (2011) waren 46,3 % aller Familien mit Kindern Einkindfamilien.

Da aus einer Gesellschaft mit hoher Mortalität und hoher Fertilität eine Gesellschaft mit geringer Mortalität und geringer Fertilität geworden ist, ist die Zahl der gleichzeitig lebenden Generationen gestiegen, während die Zahl der Vertreter jeder Generation gesunken ist.

An der weißen Bevölkerungsmehrheit Großbritanniens ist zu beobachten, dass es früher mehr Großfamilien mit vielen Mitgliedern gab, heute dagegen mehr Mehrgenerationenfamilien. Die höhere Lebenserwartung kann bestimmte familiale Rollen zeitlich verlängern, etwa die Jahre als Ehefrau oder Ehemann, als Eltern erwachsener Kinder, Schwester oder Bruder.

Die abnehmende Fertilität wiederum kann die Dauer anderer Rollen, ja selbst die Chancen auf bestimmte Rollen reduzieren, etwa auf die Position eines Bruders oder einer Schwester.

In BAME-Gruppen und den Communitys lesbischer, schwuler, bisexueller und transgender Personen können sich die veränderten Familienstrukturen jedoch ganz anders auswirken.

Im Jahr 2016 gab es in Großbritannien 7,7 Millionen Single-Haushalte, 54,2 % davon waren Ein-Frau-Haushalte, 45,8 % Ein-Mann-Haushalte.[15]

10.10 Stigma, Mythen und Stereotypen

Heute wird den Rechten, der Würde und dem Wohlergehen demenzbetroffener Menschen zunehmend mehr Aufmerksamkeit geschenkt. Das Interesse an der Schaffung demenzfreundlicher Kommunen und an ähnlichen Initiativen nimmt zu, und in vielen europäischen Ländern wurden nationale Demenzstrategien entwickelt. Die „Glasgow Declaration" ruft die Europäische Kommission auf, eine europaweite Demenzstrategie zu entwickeln.

Dessen ungeachtet werden Demenzen oft noch als Stigma empfunden.

Stigmatisierung ist ein komplexes soziales Phänomen, ein Prozess, durch den Individuen, die in unerwünschter Weise von der gesellschaftlichen Norm abweichen, entwertet und offen oder verdeckt diskriminiert werden. Das kann stigmatisierte Personen oder Gruppen veranlassen, die empfundene Stigmatisierung zu internalisieren und sich selbst herabzusetzen.

Stigma ist auch die Bezeichnung für eine diskreditierende Eigenschaft der Person: „In unserer Vorstellung wird sie so von einer ganzen und gewöhnlichen Person zu einer befleckten, beeinträchtigten herabgemindert".[16] Das

Attribut an sich ist nicht stigmatisierend, wird jedoch zum Stigma, wenn ihm eine gewisse Bedeutung zugeschrieben wird (d.h., es ist sozial konstruiert).

Wir sind uns zwar alle einig, dass eine Demenz heutzutage kein Stigma mehr sein darf, wissen aber noch zu wenig darüber, welche Assoziationen Demenzerkrankungen auslösen und weshalb sie stigmatisiert sind.

Tatsache ist, dass die Wahrnehmung von Demenz als Stigma neben den sozialen und emotionalen Folgen auch gesundheitliche Auswirkungen hat, da sie in vielen Fällen eine frühzeitige Diagnose verhindert.

Was medizinische Fachkräfte mit Demenz assoziieren oder was Fachkräfte glauben, was die Öffentlichkeit mit Demenz assoziiert, ist weitgehend unbekannt – wobei sich die Meinungen und Wahrnehmungen der Gesundheitsfachpersonen von denen des Laienpublikums vielleicht nicht wesentlich unterscheiden.

Falls sich diese beiden Gruppen in der Wahrnehmung von Demenz als Stigma nicht unterscheiden und falls diese Wahrnehmung das medizinische Wissen, die Ausbildung und Expertise der in Heil- und Gesundheitsberufen tätigen Personen überschattet, sind sie wohl nicht geeignet, gegen die Stigmatisierung anzukämpfen.

Stigmatisierung besteht aus drei Aspekten, nämlich aus Stereotypen, Vorurteilen und Diskriminierung.

Stereotypen sind kollektive Beurteilungen bestimmter Gruppen (z.B. von Menschen mit Demenz), Vorurteile sind emotionale Reaktionen auf eine stereotypisierte Person, Diskriminierung äußert sich in Verhaltensweisen, die auf Vorurteile zurückgehen. Dann wird z.B. die Person oder Gruppe gemieden, genötigt oder abgesondert.

10.11 Früh einsetzende Demenz – Prävalenz und Folgen

Wenn die Demenz vor dem 65. Lebensjahr beginnt, spricht man von früh einsetzender Demenz.

Die Alzheimer-Gesellschaft schätzt, dass in Großbritannien etwa 42 000 jüngere demenzkranke Menschen leben. Das sind 5 % aller Demenzbetroffenen. Alle für die Versorgung von Menschen mit Demenz zuständigen Organisationen und Einrichtungen müssen sich dieser Zahl bewusst sein.

Bis noch vor 20 Jahren gingen medizinische Fachleute und die Öffentlichkeit davon aus, dass fast nur über 65-Jährige an Demenz erkranken. Vermutlich ist das der Grund, weshalb sich die meisten Forschungsarbeiten mit dieser Altersgruppe beschäftigt haben.

Es liegen derzeit keine landesweiten Studien über Menschen mit früh einsetzender Demenz vor, da an solchen Studien, um an verlässliche Zahlen zu kommen, sehr viele Personen teilnehmen müssten.

Es gibt einige wenige lokale Untersuchungen der Prävalenz früh einsetzender Demenz, etwa eine 2003 in drei Londoner Bezirken durchgeführte Studie. Sie ergab eine Prävalenzrate von 54 auf 100 000 Personen zwischen 30 und 64 Jahren und in der Altersgruppe der 45–64-Jährigen eine Prävalenzrate von 98 auf 100 000 Personen.[17]

10.12 Die Rechte pflegender Angehöriger

Der Zensus von 2011 hat ergeben, dass es in England über 1,8 Millionen pflegende Angehörige und andere informelle Pflegepersonen gibt, die 60 Jahre und älter sind – das sind fast 16 % der Bevölkerung in dieser Altersgruppe. Die Gruppe der 60 bis 64-Jährigen ist mit der hohen

Zahl von 20% daran beteiligt, verglichen mit 12,6% der Allgemeinbevölkerung. Die Zahl der 85-jährigen und älteren pflegenden Angehörigen ist in der letzten Dekade um 128% gestiegen.[18]

Die Gruppe der betagten pflegenden Angehörigen wird oft übersehen, obwohl sich viele unermüdlich und in allen wesentlichen Belangen um ihren Bekannten mit Demenz kümmern. Dabei schadet die Pflegetätigkeit ihrer eigenen physischen und psychischen Gesundheit, sie sind finanziell belastet und womöglich so erschöpft, dass sie der häuslichen Pflege nicht mehr gewachsen sind.

Pflegepersonen (*care partner*) stehen einem anderen Menschen, meist einer verwandten oder befreundeten Person, im Alltag helfend zur Seite. Sie unterscheiden sich von professionell Pflegenden und von ehrenamtlichen Pflegekräften.

Dem *Care Act* (Gesundheitsreformgesetz) von 2014 zufolge haben pflegende Angehörige und andere informell Pflegende das Recht auf Assessment ihrer Belastung und auf Unterstützung. Das Gesetz trat im April 2015 in Kraft. Es bezieht sich hauptsächlich auf erwachsene pflegende Angehörige – auf Personen von 18 Jahren und darüber, die eine andere erwachsene Person zuhause versorgen. Junge Pflegende (unter 18-Jährige) und Erwachsene, die ein behindertes Kind betreuen, fallen unter das Kinderschutzgesetz, das ihnen das Recht auf Assessment und Unterstützung sichert.

Die lokalen Behörden sind verpflichtet, den Unterstützungsbedarf pflegender Angehöriger zu ermitteln, wenn diese Unterstützungsbedarf signalisieren. Voraussetzung für ein Assessment ist also nicht mehr wie bisher, dass die Pflegeperson ‚regelmäßig Pflegetätigkeiten in beträchtlichen Umfang ausübt'. Das bedeutet, dass mehr pflegende Angehörige auf ihre Belastung hin eingeschätzt werden können. Die Pflegeperson ist unterstützungsberechtigt, wenn sie die Anspruchskriterien erfüllt und die gepflegte Person im Zuständigkeitsbereich der Behörde lebt (d.h. dort ihren ersten Wohnsitz hat).

Der *Children and Families Act 2014* (das Kinder- und Familienschutzgesetz) ist eine wichtige Neuerung für pflegende Kinder und Jugendliche (*young care partners*), junge Erwachsene und ihre Familien. Er ergänzt Absatz 17 des *Children Act* von 1989.

Das Gesetz stärkt die Rechte pflegender Kinder und Jugendlicher, pflegender junger Erwachsener und ihrer Familien auf ein strukturiertes Assessment ihrer Belastung, auf Informationen und ganzheitliche Familienhilfe.

Die zuständigen Behörden sind verpflichtet, die Gruppe dieser Pflegepersonen zu identifizieren, ihre Belastung einzuschätzen und sie zu unterstützen. Sie müssen mit anderen Organisationen zusammenarbeiten, damit alle jungen Pflegepersonen erfasst werden.

10.13 Die besonderen Probleme jüngerer Pflegepersonen

Die meisten Pflegedienste und Serviceangebote orientieren sich an den Bedürfnissen des Menschen mit Demenz und seiner Hauptpflegeperson.

Viele junge Menschen, die bei einem Elternteil mit früh einsetzender Demenz leben, haben selbst emotionale Probleme, Probleme mit der Schule und mit dem früh an Demenz erkrankten Elternteil und offenbar besonders dann, wenn der Vater betroffen ist.

Viele dieser jungen Leute fühlen sich isoliert, überrumpelt und schlecht auf die Rolle einer Pflegekraft vorbereitet.

Eine neuere Untersuchung der Verantwortungsbereiche pflegender Kinder und Jugendlicher in den verschiedensten Pflegesituationen hat ergeben, dass sich deren psychische und physische Gesundheit über die Zeit verschlechtert, besonders in den Jahren des Übergangs ins Erwachsenenalter.[19]

Viele schämen sich des Verhaltens ihrer Mutter oder ihres Vaters und sind deshalb isoliert. Sie laden z.B. ihre Freunde und Freundinnen nicht mehr ein, was dann wiederum ihr Verhältnis zum demenzbetroffenen Elternteil beeinträchtigt. Die vom Leben mit einem Elternteil mit früh einsetzender Demenz ausgelösten Belastungen müssen im Kontext der Gesundheit und des Wohlbefindens der gesamten jungen Bevölkerung betrachtet werden.

Die Situation pflegender Kinder und Jugendlicher ist bislang kaum erforscht, auch die Fachliteratur gibt wenig Hinweise auf ihre Unterstützungsbedürfnisse.

Ist ein Elternteil von einer Behinderung betroffen, ob von einer körperlichen oder einer psychischen, hat das vielfältige Auswirkungen auf die Kinder und oft schwere finanzielle Belastungen zur Folge. Nicht selten muss der gesunde Elternteil neben der Sorge für den Partner oder die Partnerin und die Familie, mehr bezahlte Arbeit annehmen, weshalb die Nöte der mitbetroffenen Kinder und jungen Leute leicht übersehen werden.

10.14 Demenz bei Menschen mit einer Lernbehinderung

Intellektuell eingeschränkte Menschen werden im Alter häufiger demenzkrank als andere alte Menschen. In einer Studie wird gar eine fünffach erhöhte Demenzinzidenz genannt.[20]

Bei Erwachsenen mit einer intellektuellen Einschränkung äußert sich die Demenz, je nach Natur und Ausmaß der Behinderung, oft anders als bei anderen Demenzbetroffenen.

Bei Menschen mit Trisomie 21 machen sich die Folgen der gestörten Frontallappenfunktion (Veränderungen der Persönlichkeit, der Stimmungslage und des Verhaltens) zeitlich oft noch vor Sprach- und Gedächtnisveränderungen bemerkbar.

Bei Menschen mit einer anderen Lernbehinderung ist, wie ihre Betreuungskräfte angeben, die generelle Zustandsverschlechterung meist das erste Anzeichen einer Demenz, gefolgt von Veränderungen der Stimmungslage und des Verhaltens. Auch der frühe Beginn eines anderen Leidens kann die kognitive Leistungsfähigkeit beeinträchtigen.

Körperliche Gebrechen, einschneidende Lebensereignisse (z.B. ein Todesfall) oder Veränderungen der persönlichen Lebensumstände (z.B. Wohnsitz- oder Personalwechsel) können das Verhalten und die Kognitionen der lernbehinderten Person negativ beeinflussen und fälschlicherweise der Demenz zugeschrieben werden.

Die Broschüre *Dementia and People with Intellectual Disabilities*[21] informiert über einige Kernpunkte:

> *„Intellektuell eingeschränkte Menschen, ihre Angehörigen und Pflegepersonen müssen die Möglichkeit haben, sich über das Wesen intellektueller Einschränkungen und die damit verbundenen Gesundheitsrisiken zu informieren und zwar bereits früh in ihrem Leben und besonders beim Übergang ins Erwachsenendasein und danach".*

10.15 Diskriminierende Praktiken hinterfragen

Diskriminierende Praktiken verletzen das Recht eines Menschen auf würdige und respektvolle Behandlung.

Diskriminierung ist eine vorgefasste Meinung über das Mitglied einer bestimmten Gruppe, die nur auf ihrer Gruppenzugehörigkeit beruht und dazu führt, dass diese Person weniger wohlwollend oder schlecht behandelt wird.

Diese Haltung ist oft veränderungsresistent und auch von neuen Informationen nicht zu erschüttern.

Fachkräfte in Gesundheitsberufen dürfen keinesfalls zulassen, dass Vorurteile ihre praktische Arbeit beeinflussen.

Die meisten Menschen sind in der einen oder anderen Form schon einmal diskriminiert worden, z. B. als alte, junge oder weibliche Menschen, als schwule, lesbische oder transgender Personen oder Angehörige einer ethnischen Minderheit. Diskriminierendes Verhalten ist in vielen Fällen der negativen Einstellung gegenüber anderen Menschen geschuldet. Wer einer Person oder Gruppe aufgrund ihrer Andersartigkeit negative Eigenschaften unterstellt, wird sie auch entsprechend behandeln.

Wenn es in einer Gesellschaft negative Einstellungen und Vorbehalte gegenüber bestimmten Individuen oder Gruppen gibt, werden diese vermutlich auch unterdrückt und benachteiligt.

Kasten 10-2: Die Persönlichkeitsrechte wahren – die Nationalen Berufsstandards

(National Occupational Standards on Upholding the Rights of Individuals)

- National Occupational Standard SCDHSC0234 – „Die Persönlichkeitsrechte wahren“
= Darauf achten, dass Menschen nicht in ihren Rechten verletzt werden. Dazu gehört das Recht auf Selbstbestimmung, auf Respektierung ihrer Persönlichkeit und auf Geheimhaltung ihrer vertraulichen Mitteilungen.
- National Occupational Standard SCDHSC0452 – „Sich aktiv für Methoden und Verfahren einsetzen, die die Rechte und Pflichten einer Person achten, Gleichheit fördern und Diversität anerkennen“
= Die Voraussetzung für die Respektierung der Rechte und Pflichten, der Gleichheit und Diversität der Menschen schaffen. Dazu gehört die Entwicklung von Praktiken, die sicherstellen, dass die Systeme die Persönlichkeitsrechte beachten und Diversität respektieren.
- National Occupational Standard SCDHSC3111 – „Sich für die Persönlichkeitsrechte einsetzen und die Diversität der Menschen anerkennen“
= Sich aktiv für die Persönlichkeitsrechte und das Recht auf Diversität einsetzen. Dazu gehört die Förderung einer Kultur, in der alle Menschen geschätzt und respektiert werden
- National Occupational Standard SFHSS01 – „Sich für die Gleichheit, Diversität und Rechte aller Menschen engagieren“
= Die Gleichheit und Diversität der Menschen, ihre Rechte und Pflichten anerkennen.

10.16 Menschenrechte – die internationale Gesetzgebung

Zehn einzelne UN-Menschenrechtsabkommen ergänzen die „Allgemeine Erklärung der Menschenrechte“. Sie sind das Herzstück des internationalen Systems zur Durchsetzung und zum Schutz der Menschenrechte. Jedes UN-Mitglied hat an einer oder mehreren dieser wichtigsten Konventionen mitgewirkt. Zusammen bilden sie die Grundlage des Systems der universellen und unveräußerlichen Menschenrechte, auf die weltweit jeder Mensch von Geburt an Anspruch hat. Großbritannien hat mehrere der UN-Menschenrechtsabkommen ratifiziert, 2008 auch das Übereinkommen und das fakultative Protokoll über die Rechte von Menschen mit Behinderung.

10.16.1 Europäische Menschenrechtskonvention und Europäischer Gerichtshof für Menschenrechte

Der Europarat hat der Allgemeinen Erklärung der Menschenrechte durch die Europäische Menschenrechtskonvention Wirkung verliehen.

Großbritannien hat sie 1950 unterzeichnet und 1951 ratifiziert. Alle 47 Mitgliedstaaten des Europarats haben die Menschenrechtskonvention unterzeichnet. Die Artikel 2 bis 14 der Konvention benennen die von der Konvention geschützten Rechte.

(Der Europäische Gerichtshof für Menschenrechte ist nicht mit dem in Luxemburg ansässigen Europäischen Gerichtshof zu verwechseln, der als höchstes Gericht der EU für das Europarecht zuständig ist, nicht jedoch für die Gesetzgebung der einzelnen Mitgliedsländer.)

10.17 Die Auswirkungen von Diskriminierung und Stigmatisierung

Diskriminierung und Stigmatisierung beeinträchtigen das Leben der Person mit Demenz sowie das ihrer Angehörigen und Pflegenden maßgeblich.

Wenngleich die Reduzierung diskriminierender Praktiken offiziell ausdrücklich gewünscht ist, gibt es nach wie vor gewisse Unklarheiten, die verhindern, dass Fachkräfte die erwünschte positivere Haltung entwickeln und ihre demenzkranke Klientel nicht länger benachteiligen.

Die Unterfinanzierung gerontopsychiatrischer Einrichtungen wird auch künftig die Entwicklung besserer Unterstützungsangebote für Menschen mit Demenz unterminieren und verhindern, dass sich die berufliche Sozialisierung der Fachkräfte und das gesellschaftliche Klima verändern.

Um zeitnah einen echten Wandel der Pflegekultur zu bewirken, müssten Pflegekräfte in ihrer Ausbildung sehr viel mehr über Selbstreflexion und nicht diskriminierendes Arbeiten erfahren.

Die allgemeine Diskriminierung wirkt sich auch auf die Gesundheit der Pflegepersonen aus. Viele pflegende Angehörige:

- haben keine Zeit, sich ordentlich zu ernähren
- sind körperlich und seelisch erschöpft
- müssen ihre Berufstätigkeit vernachlässigen.

Pflegefachkräfte und soziale Einrichtungen spielen bei der Unterstützung unbezahlter Pflegepersonen eine entscheidende Rolle. Sie können ihnen das Leben wesentlich erleichtern.

10.18 Gleichheit, Vielfalt und Menschenrechte – die Gesetzgebung

Dem *Equality Act* von 2010 zufolge ist es unzulässig, Menschen aufgrund bestimmter Unterscheidungsmerkmale unfair zu behandeln. Das Gesetz führt aus, was mit Chancengleichheit und Diskriminierungsschutz gemeint ist. Es soll die Gleichbehandlung und den Respekt vor Diversität fördern und sicherstellen, dass alle Menschen, ungeachtet ihrer Unterschiede, Wertschätzung und Chancengleichheit erfahren.

Der *Equality Act* nennt neun schutzwürdige Merkmale von Individuen:

- Alter
- Behinderung
- Geschlechtsumwandlung
- Ehe und Lebenspartnerschaft
- Schwangerschaft und Mutterschaft
- ethnische Herkunft
- Religion oder Glaubensüberzeugung
- Geschlecht
- sexuelle Orientierung.

Der *Human Rights Act* von 1998 integriert die Artikel der Europäischen Menschenrechtskonvention in die Gesetzgebung Großbritanniens. Das Menschenrechtsgesetz hat keine neuen Rechte geschaffen, vielmehr verdeutlicht es, dass die Gerichte des Landes das Gesetz möglichst weitgehend im Sinne der Menschenrechtskonvention auslegen sollen.

Das Gesetz legt im Detail dar, wie Menschen von staatlichen Behörden und öffentlichen Einrichtungen behandelt werden sollen. Es verpflichtet sie, ihr Handeln an der Menschenrechtskonvention zu orientieren. Verabschiedet das Parlament ein Gesetz, das gegen die Konventionen verstößt, können die Gerichte das Gesetz als nicht mit der Menschenrechtskonvention vereinbar erklären.

Der *Mental Capacity Act* von 2005 (Patientenverfügungsgesetz) dient dem Schutz entscheidungsunfähiger Menschen.

Der *Care Act* von 2014 bündelt alle Gesetze, die Pflege und Unterstützung regeln. Das Prinzip des Wohlergehens ist das neue Herzstück dieser Gesetzgebung. Ziel ist es, Pflege- und Unterstützungsleistungen klarer und fairer zu machen, die Betroffenen ins Zentrum der Entscheidungen zu rücken, die Personalisierung einzuschließen und weiterzuentwickeln.

Der *Health and Social Care Act* von 2012 will neue Serviceangebote unterstützen, das Mitspracherecht der Patienten und Patientinnen stärken und so das staatliche Gesundheitswesen „modernisieren".

Anmerkungen und Literatur

1. Elliot, K.S., & Di Minno, M. (2006). Unruly grandmothers, ghosts and ancestors: Chinese elders and the importance of culture in dementia evaluations. *Journal of Cross Cultural Gerontology* 21, 157–177.
2. EHRC. (2011). *Close to Home: An inquiry into older people and human rights in home care.* Retreived from https://www.equalityhumanrights.com/sites/default/files/close_to_home.pdf []07.11.2017]
3. Care Quality Commission. (2014). *Equality counts: Equality information for CQC in 2013.* Retreived from https://www.cqc.org.uk/sites/default/files/documents/edhr_annual_report_january_2014final.pdf [07.11.2017]
4. Care Quality Commission. (2013). *The state of health care and adult social care in England in 2012/13.* Retrieved from https://www.cqc.org.uk/sites/default/files/documents/cqc_soc_report_2013_lores2.pdf [04.10.2017]
5. Joint Committee on Human Rights. (2012). *Implementation of the Right of Disabled People to Independent Living.* Retrieved from https://www.publications.parliament.uk/pa/jt201012/jtselect/jtrights/257/257.pdf [04.10.2017]
6. Healthcare for London. (2011). *Dementia Services Guide, Appendix 9: Equality Impact Assessment.* Retrieved from https://www.londonhp.nhs.uk/wp-content/uploads/2011/03/09-Dementia-EqIA.pdf [04.10.2017]
7. Cited in All-Party Parliamentary Group on Dementia (2013). *Dementia does not discriminate: The experience of black, Asian and minority ethnic communities.* Retrieved from https://www.alzheimers.org.uk/download/downloads/id/1857/appg_2013_bame_report.pdf [04.10.2017]
8. Care Quality Commission. (2014). *Equality counts: Equality information for CQC in 2013.* Retrieved from https://www.cqc.org.uk/sites/default/files/documents/edhr_annual_report_january_2014final.pdf [04.10.2017]
9. Adapted from Figure 2. *Females Advantage in Life Expectancy at Birth for Selected Countries in 2008.* (Obtained from the US Census Bureau Database)' in Bamford, S.-M. (2011). *Women and Dementia – Not forgotten*, p. 16, The International Longevity Centre UK (ILC-UK). Retrieved from https://www.mscforum.pt/images/Women_and_Dementia_pdf_191.pdf [04.10.2017]
10. Alzheimer's Research UK. (2015). *Women and Dementia: A Marginalised Majority.* Retrieved from https://www.alzheimersresearchuk.org/wp-content/uploads/2015/03/Women-and-Dementia-A-Marginalised-Majority1.pdf [04.10.2017]
11. Alzheimer's Disease International. (2015). *Women and Dementia: A global research review.* Retreived from https://www.alz.co.uk/sites/default/files/pdfs/Women-and-Dementia.pdf [04.10.2017]
12. Alzheimer's Disease International. (2015). *Women and Dementia: A global research review.* Retrieved from https://www.alz.co.uk/sites/default/files/pdfs/Women-and-Dementia.pdf [07.10.2017]
13. Kitwood, T. (1997). *Dementia Reconsidered: The Person Comes First.* Buckingham: Open University Press.
14. Macrory, I./Office for National Statistics. (2012). *Measuring National Well-being – Households and Families, 2012.* Retrtieved from https://webarchive.nationalarchives.gov.uk/20160105160709/http://www.ons.gov.uk/ons/dcp171766_259965.pdf [04.10.2017]

15. Office for National Statistics. (2016). *Families and households in the UK: 2016*. Retrieved from https://www.ons.gov.uk/peoplepopulationand-community/birthsdeathsandmarriages/families/bulletins/familiesandhouseholds/2016 [04.10.2017]
16. Goffman, E. (1963). *Stigma*. London: Penguin.
17. Social Care Institute for Excellence. (2013). *Dementia Gateway: Young Onset Dementia*. Retrieved from https://www.scie.org.uk/dementia/resources/files/young-onset-dementia.pdf [04.10.2017]
18. Carers UK and Age UK. (2015). *Caring into later life: The growing pressure on older carers*. Retrieved from https://www.carersuk.org/for-professionals/policy/policy-library/caring-into-later-life [04.10.2017]
19. Cass, B., Brennan, D., Thomson, C., Hill, T., Purcal, Ch., Hamilton, M. & Adamson, E. (2011). *Young carers: Social policy impacts of the caring responsibilities of children and young adults*. Report prepared for ARC Linkage Partners, October 2011. Retrieved from https://www.adhc.nsw.gov.au/data/assets/file/0005/255686/Young_Carers_Report_Final_October_2011_w_cover_page.pdf [04.10.2017]
20. Strydom, A., Chan, T., King, M., Hassiotis, A. & Livingston, G. (2013). Incidence of dementia in older adults with intellectual disabilities. *Res Dev Disabil* 34(6), 1881–1885. https://doi.org/10.1016/j.ridd.2013.02.021.
21. Faculty for People with Intellectual Disabilities of the British Psychological Society Division of Clinical Psychology and the Intellectual Disabilities Faculty of the Royal College of Psychiatrists. (2015). *Dementia and People with Intellectual Disabilities: Guidance on the assessment, diagnosis, interventions and support of people with intellectual disabilities who develop dementia*. Retrieved from https://www.bps.org.uk/system/files/Public%20files/rep77_dementia_and_id.pdf [04.10.2017]

11 Rechtslage, Ethik und Absicherung

Die gute gesundheitliche und soziale Versorgung vulnerabler Menschen ist ein moralischer Imperativ, während die kosteneffiziente Versorgung ein wirtschaftlicher Imperativ darstellt.

11.1 Fürsorgepflicht und sichere Pflegepraktiken

Die Fürsorgepflicht ist im Delikt- und Schadensersatzrecht gesetzlich verankert. Sie gilt für jedes Individuum und fordert die Einhaltung zumutbarer Standards bei der Versorgung, um keinen Schaden zuzufügen. In Großbritannien war der Fall *Donoghue vs. Stevenson* (1932)[1] bahnbrechend. Er hat das Konzept der Vernachlässigung als Verstoß gegen die Fürsorgepflicht etabliert und Grundprinzipien aufgestellt, die eine Person zur Versorgung einer anderen Person verpflichten.

Als Pflegefachkräfte sind wir gegenüber allen pflege- und unterstützungsbedürftigen Menschen in unserem Einsatzbereich fürsorgepflichtig. Das bedeutet, dass wir ihr Wohlbefinden fördern und sie vor Schaden, Missbrauch und Verletzung schützen müssen.

Wie gut sich eine Person fühlt, könnte man daran messen, wie positiv sie über sich denkt und wie positiv sie sich empfindet. Der für den jeweiligen Beruf geltende Verhaltenskodex benennt, welches Verhalten erwartet wird.

Unsere Fürsorgepflicht erstreckt sich auch auf andere Beschäftigte – im Krankenhaus beispielsweise auf Ärzte und Ärztinnen, Pflegekräfte und in anderen Gesundheitsberufen Tätige, aber auch auf das Küchenpersonal, die Reinigungskräfte und das Wartungspersonal. Wer in der ambulanten Pflege arbeitet, wird vermutlich in verschiedenen Haushalten Einsatz finden und dort neben der pflegebedürftigen Person noch anderen Menschen begegnen.

Wir sind jedem Individuum zur Fürsorge verpflichtet, somit auch all jenen, denen wir im Rahmen unserer Tätigkeit begegnen.

Pflegefachkräfte müssen ihrer Fürsorgepflicht mit dem entsprechenden Fachwissen und Können nachkommen, dürfen jedoch nur innerhalb ihrer Rolle tätig werden. Halten Pflegekräfte das Wohl eines Patienten oder einer Patientin für gefährdet, sind sie verpflichtet, ihre Bedenken und Befürchtungen der zuständigen Stelle zu melden.

Für jeden Arbeitsbereich im Gesundheitswesen gelten eigene Verhaltensvorschriften und Handlungsanweisungen, über die man sich vor Stellenantritt informieren muss. Die jeweils gültigen Vereinbarungen sollten dokumentiert sein, sind jedoch auch dann verbindlich, wenn sie nur mündlich weitergegeben werden.

11.2 Fürsorgepflicht, Persönlichkeitsrechte und die Wünsche pflegender Angehöriger

Wenn eine Pflegefachkraft den Verdacht hat, dass ein demenzkranker Mensch von seinen Angehörigen, einem anderen Familienmitglied oder einer befreundeten Person geschädigt wird, ist sie gesetzlich und moralisch verpflichtet, ihn zu schützen.

Wenngleich ein sorgfältiges Assessment manchmal den Schluss nahelegt, dass nur durch die Verlegung in ein Pflegeheim die Interessen der vulnerablen Person gewahrt bleiben, sollte dieser Schritt nie von vornherein anvisiert werden.

Da die Bedürfnisse der Person mit Demenz bezogen auf Autonomie und Wohlbefinden hoch komplex sein können, müssen die Vorteile einer seit langer Zeit bestehenden Beziehung gegen Art und Ausmaß der Schädigung abgewogen werden.

11.3 Wirksam kommunizieren und informierte Entscheidungen ermöglichen

Menschen mit Demenz müssen über ihre geplante Behandlung oder Betreuung aufgeklärt werden, damit sie, dank wirksamer Kommunikation und im Rahmen ihrer Möglichkeiten, informierte Entscheidungen treffen können.

Um ihre Würde zu wahren, sollen sie an allen Entscheidungen, die ihre Person betreffen, teilhaben können, z. B. selbst bestimmen was sie essen, wie sie sich kleiden und wann sie zu Bett gehen möchte, aber auch ein Mitspracherecht haben, wenn es um weittragende Entscheidungen geht, etwa um die Form ihrer Betreuung und Unterstützung.

Nur wer informiert ist, kann sich entscheiden. Nur wer die Optionen, die Risiken und möglichen Auswirkungen kennt, kann eine fundierte Entscheidung treffen (*informed choice*).

Manchmal hat eine Person Entscheidungsschwierigkeiten, selbst wenn ihr alle Informationen zu Verfügung stehen.

Gesundheitsfachpersonen haben mehrere Möglichkeiten, ihren Schutzbefohlenen zu einer informierten Entscheidung zu verhelfen: Man kann ihnen die Sache näher erläutern, jemanden finden, der aus eigener Erfahrung berichten kann oder eine spezialisierte Fachkraft hinzuziehen.

Manche Menschen sind außerstande, entscheidungsrelevante Informationen zu verstehen und zu behalten oder ihre Entscheidung zu kommunizieren. In dem Fall sind sie vermutlich aufgrund fehlender geistiger Leistungsfähigkeit entscheidungsunfähig. Es ist gut möglich, dass eine Person Alltagsentscheidungen treffen kann – etwa ihre Bekleidung auswählen oder einen Essenswunsch äußern – mit komplexeren Sachverhalten jedoch überfordert ist. Beim geringsten Zweifel an der Entscheidungsfähigkeit einer Person soll sich die Pflegekraft mit anderen beraten oder Unterstützung suchen.

Viele Menschen sind, um eigene Entscheidungen treffen zu können, auf Beistand angewiesen. Für eine Person mit Demenz können folgende Dinge hilfreich sein:

- ihr funktionierendes Hörgerät oder ihre Brille
- leicht verständliche Erklärungen
- eine Person, die ihr den Sachverhalt in ihrer Muttersprache erklären kann
- für ein Gespräch über die anstehende Entscheidung die beste Tageszeit wählen.

Mehrere Faktoren können die Einwilligungsfähigkeit einer Person beeinträchtigen, etwa Aufregung, Fatigue, Schmerzen oder die Medikation. In solchen Fällen sollte man nicht gleich auf Entscheidungsunfähigkeit schließen.

Es muss alles Mögliche getan werden, damit ein Patient oder eine Patientin die Chance hat, eine eigene Entscheidung zu treffen. Fachkräfte sollen prüfen:

- ob die Person tatsächlich alle relevanten Informationen erhalten hat
- ob ihr die Informationen in leicht verständlicher Form präsentiert wurden
- ob es ihr in einer anderen Umgebung vielleicht leichter fällt, die Informationen zu verarbeiten und eine fundierte Entscheidung zu treffen?

11.4 Was tun, wenn die Person entscheidungsunfähig ist?

Wie soll man verfahren, wenn das Denkvermögen einer Person so gestört ist, dass sie in eine Behandlung oder in ihre pflegerische Versorgung nicht mehr einwilligen kann? Manche Menschen können einer bestimmten Intervention zustimmen, einer anderen dagegen nicht. Auch eine zeitlich schwankende Entscheidungsfähigkeit ist möglich.

Dem *Mental Capacity Act* von 2005 zufolge gilt eine Person so lange als entscheidungsfähig, bis das Gegenteil bewiesen ist.

Im Zweifelsfall sollen die zuständigen Gesundheitsfachkräfte ermitteln, ob der Patient oder die Patientin geistig in der Lage ist, die anstehende Entscheidung zu treffen. Dieses Assessment und die daraus gezogenen Schlüsse sollen in der Krankenakte vermerkt werden.

Das Gesetz verpflichtet auch zu allen geeigneten und angemessenen Maßnahmen, die der Person eine eigene Entscheidung ermöglichen. Dazu gehören folgende Schritte:

- die relevanten Informationen liefern
- angemessen kommunizieren
- die Person beruhigen, für eine entspannte Atmosphäre sorgen
- die Person unterstützen.[2]

11.5 Unabhängige Begutachtung der geistigen Leistungsfähigkeit

Der *Mental Capacity Act* sieht vor, dass ein *Independent Mental Capacity Advocate* (IMCA) hinzugezogen werden muss, also eine unabhängige Fachkraft, die in Vertretung einer entscheidungsunfähigen Person entscheidet, wenn ein „schwerwiegender medizinischer Eingriff“ oder eine Einweisung in ein Krankenhaus oder Pflegeheim ansteht. [In Deutschland muss bei Gericht eine gesetzliche Betreuung beantragt werden. Anm. d. Ü.]

Die Hinzuziehungspflicht besteht, wenn es außer einer professionellen oder bezahlten Pflegekraft keine andere Person gibt, die konsultiert werden kann, um festzustellen, ob die Maßnahme im Interesse der Person liegt.

Die Rechte dieser unabhängigen Fachkraft sind gesetzlich verankert. Sie darf z. B. Beweise sammeln und daraufhin ein Gutachten erstellen, aus dem hervorgeht, was dem Wohl des Patienten oder der Patientin dient.

11.6 „Best-Interest“-Entscheidungen

Ist eine Person einwilligungsunfähig, muss in ihrem Interesse entschieden werden. Kann ein Mensch mit Demenz nicht mehr selbst entscheiden, sind die Pflegefachkräfte verpflichtet zu tun, was in seinem besten Interesse liegt. Bei „Best-Interest“-Entscheidungen sind folgende Überlegungen angezeigt:

- Inwieweit kann die Person an der Entscheidung mitwirken? Die Pflegekräfte sollen sich nach ihren Ansichten und Wünschen erkundigen (auch nach ihren Ansichten und Wünschen in gesunden Tagen) und die Person nach Möglichkeit an allen Besprechungen

teilnehmen lassen, in denen über sie entschieden wird.
- Berücksichtigt die Entscheidung den kulturellen Hintergrund der Person und ihre religiösen Überzeugungen?
- Was sagen andere, die die Person gut kennen? Pflegekräfte sollen mit Angehörigen, Freunden und Freundinnen sprechen, aber auch mit anderen Pflegekräften, die den Patienten oder die Patientin besonders gut kennen.
- Wie lassen sich Einschränkungen der Entscheidungsfreiheit minimieren?

Pflegefachkräfte werden zwar nicht über die Art der Behandlung der Pflegebedürftigen entscheiden, wirken aber oft an ihrer Behandlung mit – z. B. indem sie den Patienten oder die Patientin bei der Medikamenteneinnahme unterstützen oder eine Salbe auftragen.

In dem Fall kann das Pflegepersonal davon ausgehen, dass

- die Person will, dass die Pflegekraft an ihrer Behandlung mitwirkt oder
- über ihre Behandlung nicht selbst entscheiden kann und diese in ihrem besten Interesse erfolgt.

Hat eine Ärztin oder ein Arzt die Behandlung verordnet, dürfen die Pflegekräfte getrost davon ausgehen, dass sie im Interesse des Menschen mit Demenz liegt und seinem Wohle dient.

Wehrt sich die Person allerdings häufig und so heftig gegen die Behandlung, dass sie fixiert werden muss, soll die Pflegedienst- oder Heimleitung den zuständigen Arzt oder die zuständige Ärztin bitten, die „Best-Interest"-Entscheidung zu überdenken und nach weniger restriktiven Optionen Ausschau zu halten.

11.7 Die Patientenverfügung informiert über die Wünsche der Person

Wer eine Patientenverfügung (man spricht auch von Vorsorgevollmacht oder Patiententestament) verfasst, kann vorab festlegen, welche spezifischen medizinischen Maßnahmen er oder sie später einmal wünscht oder ablehnt.

Rechtlich bindend ist eine Patientenverfügung nur, wenn sie mit dem *Mental Capacity Act* im Einklang steht und bestimmte Bedingungen erfüllt.

Sie informiert die Angehörigen, Pflegenden und Gesundheitsfachkräfte darüber, ob die Person die Unterlassung bestimmter ärztlicher Behandlungen wünscht, sollte sie eines Tages nicht mehr selbst entscheiden oder ihre Entscheidung nicht mehr mitteilen können. Das gilt auch für Menschen mit Demenz.

Eine gültige und zur aktuellen Situation passende Patientenverfügung informiert das für die Gesundheitsfürsorge und Sozialbetreuung zuständige Team über die Behandlungswünsche des Verfassers oder der Verfasserin und erteilt praktische und rechtlich bindende Handlungsanweisungen.

Jede medizinische Maßnahme, die die Person ablehnt, muss in der Patientenverfügung ausdrücklich genannt werden.

Die Person kann in bestimmten Situationen eine Behandlung ablehnen, in anderen dagegen wünschen. In dem Fall muss klar und deutlich festgelegt sein, unter welchen Umständen sie auf die Behandlung verzichtet.

Jeder Mensch hat das Recht, ein Therapieangebot abzulehnen, das den Tod lediglich hinausschiebt (sog. lebensverlängernde Maßnahmen), muss die Entscheidung jedoch in der Patientenverfügung festhalten.

Die Ablehnung einer Behandlung ist etwas anderes als Tötung auf Verlangen oder die Bitte um aktive Sterbehilfe. Beihilfe zum Suizid und aktive Sterbehilfe sind in Großbritannien [auch in Deutschland, Anm. d.Ü.] strafbar.

Lebenserhaltende Maßnahmen sind Therapien, die eine ausgefallene oder geschwächte Körperfunktion ersetzen oder unterstützen. So kann z.B. ein Beatmungsgerät das Atmen erleichtern oder ein Antibiotikum den Körper bei der Infektionsabwehr unterstützen.

11.8 Vernachlässigung, Misshandlung, Ausbeutung

Gewalt gegen ältere Menschen hat viele Gesichter. Sie kann sich in Form von Einschüchterungen und Drohungen, von Vernachlässigung und finanzieller Betrügerei äußern. Die häufigsten Formen von Gewalt in der Altenbetreuung sind:

- **körperliche Gewalt:** die willentliche Anwendung von Gewalt gegen einen älteren Menschen, die körperliche Schmerzen, eine Verletzung oder eine Beeinträchtigung verursacht.
- **psychische Gewalt:** alte Menschen unangemessen ansprechen oder schlecht behandeln, wodurch sie seelisch leiden oder sich gedemütigt fühlen.
- **sexuelle Gewalt:** sexueller Kontakt mit einer älteren Person, ohne deren Zustimmung.
- **von der Pflegeperson vernachlässigt oder verlassen werden**
- **finanzelle Ausbeutung:** die unbefugte Verwendung des Vermögens oder Eigentums eines älteren Menschen. Eine skrupellose Pflegeperson könnte z.B.:
  - Scheckkarten, Kreditkarten oder Bankkonten missbräuchlich verwenden
  - Bargeld oder Haushaltsgegenstände stehlen oder Schecks fälschen
  - Identitätsdiebstahl begehen.

11.9 Verdacht auf Vernachlässigung, Misshandlung oder Ausbeutung – was tun?

Kasten 11-1: Schutzmaßnahmen/Absicherung – die Nationalen Berufsstandards

(National Occupational Standards on Safeguarding)

- National Occupational Standard H5S0 04 (SCDHSC0035) – „Die Rechte von Menschen schützen"
  = Ermitteln, wie Menschen in ihren Rechten geschützt werden können und bei jeder Tätigkeit ihren Schutz lückenlos garantieren.
- National Occupational Standard SCDLMCB1 – „Praktiken einführen und fördern, die Menschen in ihren Rechten schützen"
  = Ermitteln, wie Menschen geschützt werden können und bei jeder Tätigkeit, auch in Leitungsfunktionen, ihren Schutz lückenlos garantieren.

Gefährliche oder illegale Praktiken am Arbeitsplatz müssen den Vorgesetzten gemeldet werden. In den meisten Organisationen gibt es Vorschriften oder Übereinkommen, die das Anzeigeverfahren (*whistle-blowing*) regeln. Arbeitgeber sollen die Beschäftigten darüber informieren, wie Missstände aufgedeckt und angezeigt werden. Pflegekräfte sind verpflichtet, Dinge zu melden, die sie nicht billigen oder die illegal sind. Sie müssen auch Beschäftigte melden, die ihre Pflichten vernachlässigen. In den meisten Fällen wird man zuerst mit der Stationsleitung sprechen müssen.

Kasten 11-2: Health and Social Care Act 2008

(Regulated Activities) Regulations 2014

Regulation 13: Zweck dieser Vorschrift ist es, die Nutzer und Nutzerinnen von Dienstleistungen vor Misshandlung oder unangemessener Behandlung zu schützen. Zu den unangemessenen Behandlungen gehören Diskriminierung und unrechtmäßige Fixierung, z.B. ein unangemessener Freiheitsentzug im Sinne des *Mental Capacity Act* von 2005.

Die Dienstleister sind gesetzlich verpflichtet, Missbrauch und Misshandlung, gesetzeswidrige Diskriminierung und unzulässige Fixierungen kompromisslos zu ahnden. Die Nulltoleranzstrategie bezieht sich auf:

- Vernachlässigung
- erniedrigende Behandlung
- unnötige oder unverhältnismäßige Fixierung
- Freiheitsberaubung.

Die Anbieter von Serviceleistungen müssen alles tun, um zu verhindern, dass die Nutzer und Nutzerinnen ihrer Angebote vom Personal oder anderen Personen, mit denen sie möglicherweise Kontakt haben, Besucherinnen und Besucher eingeschlossen, hintergangen oder schlecht behandelt werden.

Zu Missbrauch und ungehörigem Umgang zählen Behandlungen, die die Betroffenen erniedrigen, die wichtige Aspekte ihrer Bedürfnisse ignorieren und unangebrachte Zwangsmaßnahmen.

Unter Zwangsmaßnahmen versteht man den Einsatz oder die Androhung von Gewalt sowie physische, medikamentöse oder mechanische Methoden des Freiheitsentzugs, um den Widerstand einer Person gegen eine bestimmte Maßnahme zu brechen.

Wird irgendeine Form der Misshandlung vermutet, entdeckt oder von Dritten angezeigt, muss der Dienstleistungsanbieter unverzüglich einschreiten. Zu den Maßnahmen gehören die Untersuchung des Geschehens und/oder die Abgabe des Falls an die zuständige Behörde. Dabei spielt es keine Rolle, ob der Vorfall von einer Person innerhalb oder außerhalb der Einrichtung gemeldet wurde.

Die *Care Quality Commission* (CQC) kann Verstöße gegen die Vorschriften strafrechtlich verfolgen, wenn deren Missachtung dazu führt, dass der Nutzer oder die Nutzerin des Serviceangebots einen vermeidbaren Schaden erleidet oder einer erheblichen Gefahr ausgesetzt wird.

Die CQC muss Einrichtungen und Dienstleistern, die nicht überzeugend darlegen können, dass sie sich künftig an die Vorschriften halten können und werden, die Zulassung versagen.

Der *Care Act* von 2014 schreibt den lokalen Behörden und anderen Teilen des Gesundheitssystems genau vor, mit welchen Maßnahmen sie verletzliche Menschen vor der Gefahr, misshandelt oder vernachlässigt zu werden, schützen müssen.

Die zuständigen Behörden müssen für Absicherung sorgen und Schutzmaßnahmen ergreifen, z.B. ein dienststellenübergreifendes Aufsichtssystem installieren. Sie müssen Aufsichtspersonen benennen und diese beauftragen, Misshandlung und Vernachlässigung zu verhindern oder sofort zu unterbinden, gegebenenfalls Ermittlungen durchzuführen oder Dritten einen Ermittlungsauftrag zu erteilen, wenn sie den Eindruck haben, eine unterstützungs- oder pflegebedürftige Person sei in Gefahr, Opfer von Gewalt oder Vernachlässigung zu werden. Die Aufsichtsperson ist zudem beauftragt herauszufinden, was in solchen Fällen zu unternehmen ist.

11.10 Was tun, wenn eine informierte Einwilligung nicht möglich ist?

Jede klinische Intervention bedarf der Einwilligung des Patienten oder der Patientin.

Manche kognitiv eingeschränkten Menschen sind jedoch nicht mehr in der Lage, ihren Willen zu äußern und ihre Einwilligung zu erteilen.

Nach jahrelangen Konsultationen und juristischen Prüfungen bietet der *Mental Capacity Act* von 2005 den gesetzlichen Rahmen für „Best-Interest"-Entscheidungen im Namen entscheidungsunfähiger Personen.

Wegen der anhaltenden Verwirrung und aufgrund risikoscheuer Praktiken kann es auch heute noch vorkommen, dass kognitiv eingeschränkte Personen in ihren Rechten verletzt und gegen ihre Interessen behandelt werden und dass sich ihr „bestes Interesse" mit dem „besten medizinischen Interesse", wie von ärztlicher Seite definiert, vermischt.

Das Prinzip der informierten Einwilligung bedeutet, dass ohne Zustimmung des Patienten oder der Patientin durchgeführte medizinische Interventionen grundsätzlich strafbar sind, egal wie unklug oder ungerechtfertigt seine oder ihre Entscheidung auch erscheinen mag.

11.11 Auf Anzeigen reagieren

Wird ein Fall von Missbrauch oder Vernachlässigung angezeigt, ist die Leitung der Einrichtung in Absprache mit dem Träger/der einweisenden Dienststelle für die erste Reaktion verantwortlich. Unter Umständen muss die Leitung allerdings sofort handeln, um die gefährdete Person zu schützen (z. B. die Polizei oder andere Notfalldienste kontaktieren).

Wird die Person – als Teil der Soforthilfe – an einen sicheren Ort gebracht, bleibt die Finanzierungspflicht beim Träger der Einrichtung/der einweisenden Dienststelle.

Während die Ermittlungen laufen, wird überprüft, ob der ursprüngliche Gewaltpräventionsplan überarbeitet werden muss.

Im Einvernehmen mit dem Einrichtungsträger/der einweisenden Dienststelle wird die Leitung der Einrichtung die betroffene Person, falls angemessen, auf mögliche Verletzungen oder andere Probleme hin ärztlich untersuchen lassen.

Die Einrichtungsleitung wird dann die nötige Absicherung und die Schutzvorkehrungen koordinieren. Dazu gehört die Sammlung von Informationen über den Vorfall, von Hintergrundinformationen über den Dienstleistungsanbieter und/oder die beteiligten Personen sowie die unverzügliche Benachrichtigung des Trägers der Einrichtung/der einweisenden Dienststelle und weiterer relevanter Behörden.

Der Einrichtungsträger/die einweisende Dienststelle muss, dem Absicherungskonzept folgend, eine Verbindung zwischen der gefährdeten Person und ihren Angehörigen, ihren Pflegepersonen/ihrer Interessensvertretung herstellen.

Sie alle müssen beispielsweise über das Sicherheitskonzept und dessen Aktualisierungen sowie über die Ermittlungen und deren aktuellen Stand informiert werden. Vielleicht muss auch eine Kontaktperson bestimmt werden, die dafür sorgt, dass die Einrichtungsleitung stets über den Verlauf der Ermittlungen Bescheid weiß.[3]

11.12 Evidenzbasierte Verfahren zum Assessment von Vernachlässigung oder Misshandlung

Seit einigen Jahren wird auf europäischer und nationaler Ebene verstärkt über das Thema Misshandlung und Vernachlässigung älterer Menschen diskutiert.

Die Weltgesundheitsorganisation (WHO) und das *International Network of the Prevention of Elder Abuse* haben erkannt, dass es sich dabei um ein signifikantes globales Problem handelt.[4]

Gewalt gegen alte Menschen in Pflegesituationen hat eine Reihe negativer Folgen: Sie beeinträchtigt die Lebensqualität, verschlechtert den Gesundheitszustand, führt zu Suizidneigung und erhöht die Mortalität der Betroffenen.

Der Schutz alter Menschen vor schlechter Behandlung stellt alle Länder und viele Bereiche vor große Herausforderungen.

Öffentliche Einrichtungen, Programmplaner, Pflegedienste und Patientenschutzorganisationen sind sich zunehmend bewusst, dass der Missbrauch älterer Menschen, genau wie Kindesmissbrauch, nicht länger hinzunehmen ist. Wir brauchen Vorschriften und Maßnahmen, die sicherstellen, dass alle alten Menschen, die zunehmend von der Versorgung und Hilfe anderer abhängig sind, vor Misshandlung und Vernachlässigung geschützt sind und ihr Alter in Würde verbringen können.

Betagte Menschen in Pflegesituationen, insbesondere Menschen mit komplexen Bedürfnissen, gelten als besonders gefährdet, schlecht behandelt, vernachlässigt und in ihren Grundrechten verletzt zu werden.

Wenngleich inzwischen einige Instrumente zur Verfügung stehen, müssen weitere Forschungsanstrengungen unternommen werden, um die Assessment- und Screeningmethoden zu verfeinern sowie die Erstdiagnostik und Ergebnisgenauigkeit zu verbessern.

Dank geeigneter Instrumente können Missbrauchsfälle früher aufgedeckt und alte Menschen besser geschützt und unterstützt werden. Sie können verhindern, dass Gewalt gegen Ältere wie auch Misshandlungen noch zunehmen.

11.13 Wer ermittelt bei Vernachlässigung oder Misshandlung?

Kasten 11-3: Verschiedene Schutzorganisationen

Lokale Behörden

Alle lokalen Behörden sind verpflichtet, in partnerschaftlicher Zusammenarbeit mit anderen öffentlichen Einrichtungen, Freiwilligenorganisationen, den Nutzern und Nutzerinnen der Serviceleistungen und mit den vertraglich verpflichteten Anbietern von Serviceleistungen für das Wohl und den Schutz der Rechte vulnerabler Menschen zu sorgen.

Sozialdienste

Sozialpädagogen und Sozialpädagoginnen sind für die Identifikation von Situationen zuständig, die das Einschreiten einer erfahrenen Fachkraft erfordern. Die Intervention kann präventiv oder auf gesetzlicher Grundlage erfolgen, wenn Erwachsene oder Kinder vor Misshandlung, Missbrauch oder Ausbeutung geschützt und möglicherweise in Obhut genommen werden müssen.

Der *Care Act* 2014 bietet den gesetzlichen Rahmen und erklärt, wie die lokalen Behörden und andere staatliche Einrichtungen den Schutz Erwachsener und Kinder vor Misshandlung, Missbrauch und Vernachlässigung sicherstellen können.

Gesundheitsdienstleister

Bei der Planung stationärer Gesundheitsdienste und der Gesundheitsförderung von Familien muss sichergestellt werden, dass die mit diesen Aufgaben betrauten Dienstleister mit entsprechenden Verfahren und Vorschriften den Schutz vulnerabler Personen in allen Settings der Gesundheitsversorgung sicherstellen.

Freiwillige und Ehrenamtliche

Freiwilligenorganisationen sind verpflichtet, ihren Vorschriften entsprechend jeden Verdacht auf Misshandlung den zuständigen Behörden zu melden.

Polizei

Hauptaufgabe der Polizei ist der Schutz von Leben und Eigentum und die Aufrechterhaltung der öffentlichen Sicherheit und Ordnung durch die Verhinderung von Straftaten und die Beseitigung von Störungen.

Bewährungshilfe

Bewährungshelfer und Bewährungshelferinnen sind von Amts wegen bestellt und gesetzlich verpflichtet, verurteilten Straftätern und Straftäterinnen „helfend und betreuend zur Seite zu stehen" und sie wirksam zu überwachen, um weitere Straftaten zu verhindern und die Öffentlichkeit zu schützen.

Staatsanwaltschaft

Sie ist die unabhängige Anklagebehörde und für Strafverfolgung und Strafvollstreckung zuständig. Sie wird bei Verdacht auf eine Straftat aktiv, wobei Bagatelldelikte ausgenommen sind.

Wohnungshilfen/Mietervereine

Diese Organisationen helfen bei der Beschaffung einer behindertengerechten Wohnung, beraten bei Mietangelegenheiten, verhandeln mit den örtlichen kommunalen Wohnungsgesellschaften, vertreten die Interessen von Mietern und Mieterinnen und unterstützen Ehrenamtliche in der Obdachlosenhilfe.

Opferschutzorganisationen

Klienten und Klientinnen können an Opferschutzorganisationen verwiesen werden, wenn sie Interessenvertretung, Unterstützung und praktische Hilfen brauchen, um mit den materiellen und psychischen Folgen einer Straftat, gleich welcher Art, zurechtzukommen.

11.14 Im Notfall Informationen weitergeben!

Erwachsene Menschen haben grundsätzlich das Recht auf Unabhängigkeit, Entscheidungsfreiheit und Selbstbestimmung, wozu auch das Recht gehört, über ihre persönlichen Daten zu bestimmen. Im Kontext von Sicherheits- und Schutzmaßnahmen können diese Rechte unter bestimmten Umständen außer Kraft gesetzt werden.

Notfälle oder lebensbedrohliche Situationen können die Weitergabe wichtiger Informationen an die zuständigen Rettungsdienste auch ohne Einwilligung der betroffenen Person rechtfertigen.

Das Gesetz erlaubt den Austausch sensibler persönlicher Daten zwischen den zuständigen Organisationen, falls das öffentliche Interesse höher wiegt als der Datenschutz – z.B. wenn damit ein schweres Verbrechen verhindert werden kann.

Der *Data Protection Act* 1998 ermöglicht den legalen Informationsaustausch.

In jeder Einrichtung sollte es Datenschutzrichtlinien geben, die auch die Weitergabe von Informationen regeln.

Eine einzelne angestellte Person ist nicht berechtigt, eine persönliche Vertraulichkeitsgarantie abzugeben.

In der direkten Pflege tätige Fachkräfte und Ehrenamtliche sollen den Datenschutzrichtlinien ihrer Einrichtung folgen und ihre Bedenken der zuständigen Stelle melden – also in der Regel zuerst dem oder der direkten Vorgesetzten, außer in Notsituationen.

Es zeugt von gutem fachlichem Verhalten, sich um die Zustimmung der Person zu bemühen, bevor Informationen weitergegeben werden. Wenn es ohne erhöhtes Risiko möglich ist, soll die Person informiert werden, dass eine Information ohne ihre Zustimmung weitergegeben werden musste.

Wenn Menschen in Gefahr sind, misshandelt oder vernachlässigt zu werden, dürfen die Managementinteressen der Einrichtung nicht schwerer wiegen als die Anzeigepflicht.

11.15 „Einwilligungsfähigkeit" definieren

Der *Mental Capacity Act* beruht auf fünf Grundprinzipien:

- Jeder Mensch hat das Recht auf eigene Entscheidungen. Man muss stets von Entschei-

dungsfähigkeit ausgehen, solange nicht das Gegenteil erwiesen ist.
- Jeder Mensch hat das Reicht auf Entscheidungshilfen. Man muss alles tun, um die Person zu unterstützen, damit sie eigene Entscheidungen treffen und ihre Entscheidungen mitteilen kann, bevor von Entscheidungsunfähigkeit gesprochen wird.
- Jeder Mensch hat das Recht auf Entscheidungen, die anderen unklug oder seltsam erscheinen mögen.
- Im Fall der Entscheidungsunfähigkeit eines Menschen müssen alle stellvertretenden Entscheidungen in seinem besten Interesse liegen.
- Im Fall der Entscheidungsunfähigkeit eines Menschen muss bei stellvertretenden Entscheidungen die Option gewählt werden, die seine Rechte und Freiheit des Patienten am wenigsten einschränkt.

11.16 Was Verdachtsanzeigen verhindert

Die Gründe für die Scheu von Pflegenden, Gewalt gegen ältere Menschen anzuzeigen, sind wohl die gleichen wie bei anderen Problemen im Gesundheits- und Sozialwesen.

Die *Association of Directors of Adult Social Services* (ADASS) hat eine sehr gute Schrift herausgegeben, die erläutert, wie sich Hürden und Hindernisse auf die Reaktionen von Pflegekräften auswirken, die Sicherheitsbedenken haben.[5]

Verständnisprobleme

- Fehlendes Bewusstsein oder Unsicherheit über richtiges und falsches Verhalten; unklare Rechte und Standards und keine klare Vorstellung von dem, was „Missbrauch/Misshandlung" bedeutet.
- Defensive Haltung der Organisation und des Personals – Beschwerden und Verdachtsanzeigen werden abgewehrt und nicht positiv beantwortet.

Kommunikationsprobleme

- Unsicherheit über die richtige Anlaufstelle, über die richtige Form und den richtigen Zeitpunkt der Anzeige.
- Fehlende Möglichkeit, sich mit einer Person des Vertrauens zu beraten und von ihr unterstützt zu werden.
- Sprachbarrieren oder unzureichende Bildung.

11.17 Freiheitsentziehende Maßnahmen

Der Alltag mancher Menschen mit Demenz muss reglementiert werden, damit sie z. B. nachts nicht umherwandern oder aus dem Haus gehen.

Das Pflegepersonal in Heimen und Krankenhäusern muss sicherstellen, dass alle Schutzmaßnahmen mit möglichst geringen Restriktionen verbunden sind. Dennoch gibt es Fälle, in denen zwingend notwendige Pflegemaßnahmen nur möglich sind, indem man die Freiheit des Patienten oder der Patientin einschränkt.

Freiheitsentziehende Maßnahmen (FEM) können bis zur „Freiheitsberaubung" gehen.

Ein Freiheitsentzug liegt vor, wenn „die Person unter fortlaufender Aufsicht und Kontrolle steht, wenn sie nicht frei ist, sich zu entfernen und unfähig ist, der Maßnahme zuzustimmen".[6]

Fachkräfte müssen, wenn sie eine freiheitsentziehende Maßnahme ergreifen wollen, eine Reihe rechtlicher Vorgaben erfüllen, die sog. *Deprivation of Liberty Safeguards* (DoLS). Sie sollen die Person, deren Freiheit eingeschränkt wird, schützen und sicherstellen, dass die Maßnahme angemessen ist und ihrem Wohle dient.

Da Freiheitsentzug jedoch sehr unterschiedlich definiert wird, sind die meisten Menschen mit Demenz, die in einem Heim leben oder im Krankenhaus liegen, in irgendeiner Form davon betroffen. Die rechtlichen Voraussetzungen für die Anwendung freiheitsentziehender Maßnahmen sorgen dafür, dass sie im Interesse der Person und nur mit angemessenen Mitteln erfolgen.

Hier die wichtigsten Bestandteile der Schutzvorschriften und Absicherungen:

- Die pflegebedürftige Person braucht einen Betreuer/eine Betreuerin oder einen Bevollmächtigten/eine Bevollmächtigte, d.h. eine mit bestimmten Rechten ausgestattete Person, die ihre Versorgung überwacht.
- Die Person (oder ihre Stellvertretung) hat das Recht, sich gegen die FEM zu wehren und das Betreuungsgericht einzuschalten.
- Es muss sichergestellt sein, dass die FEM regelmäßig überprüft und nicht länger als unbedingt notwendig angewandt wird.

Der Europäische Gerichtshof für Menschenrechte hat bestätigt, dass Freiheitsentzug der Europäischen Menschenrechtskonvention entsprechen muss und in jedem Fall drei Elemente hat:

1. das objektive Element des Gewahrsams an einem begrenzten Ort für eine nicht unerhebliche Zeit
2. das subjektive Element, dass die Person dem Gewahrsam nicht zugestimmt hat
3. der Gewahrsam mit dem Zustand der Person begründet ist.

Den meisten Fällen, die vor dem Europäischen Gerichtshof für Menschenrechte verhandelt wurden, war gemeinsam, dass die Einwilligung fehlte und der Staat die Verantwortung trug, weshalb man sich auf das subjektive Element konzentrierte. Der Gerichtshof orientiert sich bei der Frage, ob die Freiheit zurecht entzogen wurde, am *Guzzardi*-Prinzip. Dies bedeutet, dass von der „konkreten Situation" der betreffenden Person auszugehen ist und „Kriterien, wie etwa Art, Dauer, Auswirkungen und Form der Durchführung der [restriktiven] Maßnahme berücksichtigt werden müssen".[7]

11.18 Möglichkeiten der Entscheidungsfindung

Es gibt grundsätzlich folgende Möglichkeiten, zu einer Entscheidung zu kommen:

- eine gültige Wahl
  - eine aktuelle gültige Wahl
  - eine vorab getroffene gültige und anwendbare Wahl
- eine hypothetische Wahl (ersatzweise Entscheidung)
- „Best-Interest"-Entscheidung.

11.19 Entscheidungen im Interesse der Person

Der *Mental Capacity Act* (MCA) fördert eine ganzheitliche Sicht auf das Leben einer Person und zeigt auf, wie der oder die Hauptverantwortliche zu einer Entscheidung kommt und zwar unter Berücksichtigung dessen, was die entscheidungsunfähige Person gewünscht hätte, wenn sie noch selbst entscheiden könnte.

Weshalb wird der zentrale Grundsatz vom Wohl und vom besten Interesse einer Person (oder das Schutzziel) im Sinne der Patientenverfügung, die die Person möglicherweise formuliert hat, vom *Mental Capacity Act* nicht definiert?

Es gibt drei mögliche Gründe dafür:

1. Erstens könnte man behaupten, dass man nicht versuchen sollte zu beurteilen, was eine Person in ihre Patientenverfügung ge-

schrieben hätte; das entspräche dem MCA-Ansatz.
2. Zweitens könnte man behaupten, dass die Begriffe „gültig" und „anwendbar" so zentral wichtig sind, dass sie sehr viel genauer erklärt werden müssten, bevor man das „beste Interesse" (oder das Schutzziel) anhand einer für gültig gehaltenen Patientenverfügung definiert.
3. Drittens könnte man das Konzept vom Wohl und vom besten Interesse der Person, das von einer externen Ersatzentscheidung abhängig ist, ablehnen, weil man den Grundsatz ablehnt, dass eine gültige und anwendbare Patientenverfügung immer letztentscheidend sein muss.

Schwierig und komplex sind Situationen, in denen das Wohl der pflegenden Angehörigen oder anderer Pflegenden und gleichzeitig das Wohl der entscheidungsunfähigen Person bedacht werden muss.

11.20 Stellvertretend entscheiden

Viele Menschen mit Demenz erreichen ein Stadium, in dem sie keine eigenen Entscheidungen mehr treffen können.

Von diesem Zeitpunkt an sind andere für Entscheidungen über die Lebensführung und Gesundheitsversorgung, über medizinische Behandlungen und die Versorgung am Lebensende verantwortlich, nämlich ein gerichtlich bestellter Betreuer oder eine gerichtlich bestellte Betreuerin oder eine vorab vom Patienten oder von der Patientin bevollmächtigte Person.

Die Angehörigen müssen sich mit zahlreichen ethischen Problemen auseinandersetzen, nicht zuletzt mit der Frage, wie sie die komplexen Entscheidungsfindungsprozesse so gestalten können, dass das Recht der Person auf autonome Entscheidungen gewahrt bleibt, ohne dabei ihrer eigenen Lebensqualität zu schaden.

Die gesetzlichen Regelungen in Sachen Stellvertretung, Betreuung und Bevollmächtigung unterscheiden sich von Land zu Land.

In Großbritannien [auch in Deutschland. Anm. d. Ü.] können Menschen im Vollbesitz ihrer geistigen Kräfte einer Person eine Vollmacht für bestimmte Aufgabenkreise erteilen, z. B. für die Gesundheitssorge und die Vermögenssorge, und ihr gestatten, auch andere Dinge stellvertretend zu entscheiden. Es können auch mehrere Personen bevollmächtigt werden.

Wenn das Betreuungsgericht keine Berufsbetreuerin oder keinen Berufsbetreuer bestellt hat, wird diese Rolle meist von einem Familienmitglied übernommen.

11.21 Rechtliche Voraussetzungen

Um über die finanziellen Angelegenheiten und das Eigentum einer Person mit Demenz zu entscheiden, also die Vermögenssorge übernehmen zu können, müssen bestimmte rechtliche Voraussetzungen erfüllt sein. Es gibt drei Möglichkeiten:

11.21.1 Bevollmächtigung

Man kann einer Person des Vertrauens die Vollmacht erteilen, über Geldangelegenheiten und seinen Besitz zu entscheiden. Die Wahl der Vertrauensperson steht jedem frei. Sie ist die gesetzliche Vertreterin oder der Bevollmächtigte, der oder dem man bestimmte stellvertretende Entscheidungen gestatten kann.

Zwei Aufgabenkreise sind besonders wichtig: Vermögenssorge und Gesundheitssorge. Man kann eine Vollmacht für beide Aufgaben erteilen oder nur für eine, eine Person für beide Aufgaben oder für jede Aufgabe eine andere Person bevollmächtigen. [In DE greifen hier die rechtlichen Grundlagen des Betreuungsrechts, in der CH das Erwachsenenschutzrecht. Anm. d. Lek.].

11.21.2 Stellvertretung

Ist jemand nicht mehr in der Lage, finanzielle Dinge selbst zu ordnen, kann das Betreuungsgericht auf Antrag eine Person bestellen, die die Finanzangelegenheiten stellvertretend regelt. Diese Aufgabe wird meist eine verwandte Person, eine Berufsbetreuerin oder ein Berufsbetreuer übernehmen. Sie sind verpflichtet, im Interesse und zum Wohl der Person mit Demenz zu handeln.

11.21.3 Berechtigung

Die Rentenkasse oder Krankenkasse kann eine Person bestimmen, die befugt ist, die Versicherungsleistungen der bezugsberechtigen Person entgegenzunehmen und mit dem Geld deren Ausgaben zu decken, z. B. Haushaltsrechnungen zu bezahlen, Lebensmittel und persönliche Dinge einzukaufen oder die Heimunterbringung zu finanzieren. Die oder der Berechtigte darf jedoch nur über die Verwendung von Sozial- oder Versicherungsleistungen bestimmen.

11.22 UN-Behindertenrechtskonvention

Großbritannien [auch Deutschland. Anm. d. Ü.] hat 2009 die UN-Behindertenrechtskonvention ratifiziert. Das Übereinkommen soll die Rechte von Menschen mit langfristigen körperlichen, psychischen, intellektuellen und sensorischen Beeinträchtigungen schützen und wird sowohl von den Vertragsstaaten als auch vom Europäischen Gerichtshof für Menschenrechte als Interpretationshilfe genutzt.

Die UN-Behindertenrechtskonvention gilt als revolutionär und als Paradigmenwechsel zur Bekräftigung der Allgemeinen Menschenrechte von Menschen mit Behinderungen.

Zweck dieses Übereinkommens ist es, „den vollen und gleichberechtigten Genuss aller Menschenrechte und Grundfreiheiten durch alle Menschen mit Behinderungen zu fördern, zu schützen und zu gewährleisten und die Achtung der ihnen innewohnenden Würde zu fördern“.[8]

Die Konvention deckt ein breites Spektrum ab, nämlich alle bürgerlichen, politischen, wirtschaftlichen, sozialen und kulturellen Rechte.

Diese Rechte sind umfassend und betreffen z. B. das Recht auf Leben, auf Zugang zur Justiz, auf unabhängige Lebensführung, Bildung, Arbeit und Beschäftigung und auf Teilhabe am kulturellen Leben. Zwei Artikel sind für das Patientenverfügungsgesetz und den Schutz vor freiheitsentziehenden Maßnahmen besonders relevant:

Im Artikel 12 geht es um die gleiche Anerkennung von Menschen mit Behinderungen vor dem Recht.[9]

Artikel 14 fordert die Freiheit und Sicherheit der Person und führt aus, dass „das Vorliegen einer Behinderung in keinem Fall eine Freiheitsentziehung rechtfertigt“.[10]

Die UN-Behindertenrechtskonvention gab den Anstoß zur Entwicklung von Programmen zur unterstützten Entscheidungsfindung.

Insbesondere Artikel 12 (gleiche Anerkennung von Menschen mit Behinderung vor dem Recht) wurde vom zuständigen UN-Komitee dahingehend interpretiert, dass die Vertragsstaaten mit geeigneten Maßnahmen gewährleisten müssen, dass der Wille und die Präferenzen von Menschen mit Behinderungen geachtet werden und der Artikel nicht von Handlungen, selbst wenn sie objektiv betrachtet im Interesse der Person liegen, außer Kraft gesetzt wird.

Die *Deprivation of Liberty Safeguards* (DoLS) sind mit Artikel 14 der UN-Behindertenrechtskonvention, wie er vom UN-Komitee interpretiert wird, wohl nicht vereinbar, weil im Artikel 14 steht, dass jede Freiheitsentziehung aufgrund der tatsächlichen oder gefühlten Behinderung einer Person (selbst wenn noch andere Gründe vorliegen, wie Selbstgefährdung) einer gesetzeswidrigen Freiheitsberaubung gleichkommt.

Im *Bournewood*-Fall[11] ging es um einen lernbehinderten Mann, der nicht fähig war, in eine Krankenhauseinweisung einzuwilligen, allerdings keinen Einspruch erhob, als er in seinem eigenen Interesse ins Krankenhaus verlegt wurde. Das Gericht entschied, dass informelle Auslegungen vom „besten Interesse" durch Fachpersonen für Gesundheit und Soziale Arbeit, ohne das Recht auf Einspruch oder das Recht in Berufung zu gehen, gegen die Menschenrechte verstoßen.

Anmerkungen und Literatur

1. See www.scottishlawreports.org.uk/resources/dvs/donoghue-v-stevenson-report.html
2. Department of Health. (2009). *Reference guide to consent for examination or treatment (second edition)*. Retrieved from https://www.gov.uk/government/publications/reference-guide-to-consent-for-examination-or-treatment-second-edition [04.10.2017]
3. See, for example: Social Care Institute for Excellence. (2012). *Protecting adults at risk: Good practice guide*. Retrieved from https://www.scie.org.uk/publications/adultsafeguardinglondon/files/sections/cross-borough-protocol.pdf
4. World Health Organization. *Elder abuse*. Retrieved from https://www.who.int/ ageing/projects/elder_abuse/en [04.10.2017]
5. ADASS. (2011). *Carers and safeguarding adults – working together to improve outcomes*. Retrieved from https://http://static.carers.org/files/carers-and-safeguarding-document-june-2011-5730.pdf
6. Alzheimer's Society. *Deprivation of Liberty Safeguards (DoLS)*. Retrieved from https://www.alzheimers.org.uk/info/20032/legal_and_financial/129/deprivation_of_liberty_safeguards_dols/2
7. Guzzardi v Italy (7367/76) [1980] ECHR 5. Retrieved from https://publications.parliament.uk/pa/ld200607/ldjudgmt/jd071031/homejj-2.htm [07.11.2017]
8. UNCRPD, Article 1 – Purpose. Retrieved from https://www.un.org/development/ desa/disabilities/convention-on-the-rights-of-persons-with-disabilities/article-1-purpose.html
9. UNCRPD, Article 12 – Equal recognition before the law. See www.un.org/development/desa/disabilities/convention-on-the-rights-of-persons-with-disabilities/article-12-equal-recognition-before-the-law.html
10. UNCRPD, Article 14 – Liberty and security of person. Retrieved from https://www.un.org/development/desa/disabilities/convention-on-the-rights-of-persons-with-disabilities/article-14-liberty-and-security-of-person.html
11. HL v United Kingdom (45508/99) [2004] ECHR 471. There is a useful case summary on the 1COR website, retrieved from https://www.1cor.com/1315/?form_1155.replyids=952

12 Menschen mit Demenz in ihrer letzten Lebensphase

12.1

Pflegepfade, individualisierte Pflegepläne und psychosoziale Bedürfnisse

Wenngleich der Einschätzung von Demenz als terminale Erkrankung oft vehement widersprochen wird, gehen wir davon aus, dass Demenz eine maligne Erkrankung ist.[1] Es gibt keine einfache Methode zu definieren, wann die letzte Lebensphase beginnt und End-of-Life Care oder Palliative Care angezeigt sind.

Der WHO-Definition zufolge ist Palliative Care ein Ansatz zur Verbesserung der Lebensqualität von Patienten und Patientinnen und ihrer Angehörigen, die mit den Problemen einer lebensbedrohlichen Erkrankung konfrontiert sind.

Das geschieht durch Prävention und Linderung von Leiden, durch frühzeitiges Erkennen sowie exzellentes Einschätzen und Behandeln von Schmerzen und anderen physischen, psychosozialen und spirituellen Problemen.

Menschen mit einer malignen Langzeiterkrankung werden fortlaufend auf eine Zustandsverschlechterung hin beobachtet.

Entscheidungen über End-of-Life Care und Behandlungen in der letzten Lebensphase eines Familienmitglieds sind oft recht schwierig.

Es ist möglich, dass die Ziele der palliativen Versorgung und die Interventionspläne verändert werden müssen. Bei der Palliative Care liegt der Schwerpunkt weniger auf der Wiederherstellung von Gesundheit und Unabhängigkeit, vielmehr werden die Fragilität und Wechselbeziehungen der menschlichen Existenz sowie die Vulnerabilität (auch der Pflegenden) anerkannt. Viele Angehörige sind verunsichert und zögern, über die künftige Betreuung ihres Verwandten zu entscheiden, weil sie in einer unsicheren Situation das Beste für ihn tun wollen.

Die Entscheidungsmuster pflegender Angehöriger unterscheiden sich je nach ihren früheren Erfahrungen mit End-of-Life Care, ihrem Bildungsstand, ihrer subjektiven Belastung, ihrem seelischen Leiden und ihrer kulturellen Herkunft. Es verwundert nicht, dass es für Pflegende oft sehr belastend ist, gesundheitsbezogene Entscheidungen für die gepflegte Person zu treffen. Entscheidungen über eine mögliche End-of-Life Care gehören zu den allerschwierigsten.

Wenn Angehörige im Streit miteinander liegen oder die Familiendynamik gestört ist, wird eher eine intensive medizinische Behandlung, seltener Palliative Care gewählt.

Doch auch Angehörige, die keinen Konflikt haben, gehen im Zweifelsfall meist auf Nummer sicher und entscheiden sich für eine lebenserhaltende Behandlung der Person mit Demenz.

12.1.1 Patientenverfügung

Das Nachlassen der geistigen Leistungsfähigkeit, etwa aufgrund einer Demenz oder eines Delirs, kann den Anstoß für Gespräche über eine Patientenverfügung geben. Der *Mental Capacity Act* von 2005 regelt die stellvertretende Entscheidungsfindung für eine Person, die einzelne Dinge nicht mehr selbst entscheiden kann oder vollkommen entscheidungsunfähig ist. Das Gesetz trat 2007 in Kraft.

Bei fortschreitender Demenz nimmt die Fähigkeit ab, sich über die eigenen Wertvorstellungen zu unterhalten und Wünsche äußern. Das Verfassen einer Patientenverfügung gilt nicht als normaler Bestandteil der Demenzpflege. Die *National Dementia Strategy* und ein von der Alzheimer Gesellschaft in Auftrag gegebenes Gutachten empfehlen jedoch, die Patientenverfügung beizeiten zu verfassen.

Eine Patientenverfügung kann als Ergebnis eines Diskussionsprozesses verstanden werden. Sie wird formuliert, nachdem sich die Person mit ihren Pflegenden und meist auch mit nahestehenden Menschen über ihre künftige Betreuung unterhalten hat.

Was unterscheidet eine Patientenverfügung von einer allgemeinen Zukunftsplanung? Zweck der Patientenverfügung ist es, die Wünsche und Präferenzen einer Person festzuhalten und zwar im Kontext ihres sich verschlechternden Zustands sowie des absehbaren Verlusts ihrer Entscheidungsfähigkeit und der Möglichkeit, ihren Willen zu kommunizieren.

Die Gesprächsergebnisse sollen schriftlich in Form einer Patientenverfügung niedergelegt werden. Es empfiehlt sich, die Patientenverfügung regelmäßig zu überprüfen und, sofern die Person ihr Einverständnis erteilt, allen zugänglich zu machen, die an ihrer medizinischen und pflegerischen Versorgung beteiligt sind.

Die Person kann im Zuge des Gesprächs:

- ihre Wünsche und Präferenzen äußern
- künftige Situationen definieren, in denen sie bestimmte Behandlungen verweigert
- zur Durchsetzung ihrer Wünsche eine Bevollmächtigte/einen Bevollmächtigten ernennen.

12.2 Vorausverfügung und Willenserklärungen

Jeder Mensch kann sich noch im Vollbesitz seiner geistigen Kräfte vorab für oder gegen bestimmte medizinische Behandlungen entscheiden, sollte er einmal seine Entscheidungsfähigkeit verloren haben und/oder seinen Willen nicht mehr äußern können, wenn die Situation eine solche Entscheidung erfordert[2].

Eine Vorausverfügung wirkt in die Zukunft und kann allgemeinere Aussagen über die gewünschte Betreuung und Versorgung enthalten. In dieser Vereinbarung kann man auch religiöse Anschauungen und persönliche Wertvorstellungen niederlegen und auf wichtige Lebensaspekte hinweisen.

12.3 Schmerzdiagnose und Schmerzmanagement bei Menschen mit fortgeschrittener Demenz

Wie lassen sich die Schmerzen bei Menschen im Spätstadium einer Demenz am besten erfassen und lindern? Schmerzen gehören zwar zu den häufigsten Symptomen Demenzkranker, werden jedoch oft nicht erkannt und nicht ausreichend behandelt.

Hauptgrund dafür ist, dass es Demenzkranken zunehmend schwerer fällt, ihre Bedürfnisse zu kommunizieren.

Um sich in eine Person einfühlen zu können, die ihre Empfindungen nicht mehr verlässlich in Worte kleiden kann, muss man umso stärker auf ihre nonverbalen Äußerungen achten; Beziehungen können sich nicht ohne Kommunikation entwickeln und eine gute Pflegequalität ist nicht ohne Beziehungen möglich.

Bislang gibt es nur wenige Forschungsarbeiten über das Schmerzassessment bei Menschen im letzten Demenzstadium. Studienschwerpunkte sind meist die Fähigkeit von Pflegepersonen, Schmerzen zu prognostizieren und die Validität und Nützlichkeit der verschiedenen Instrumente zum Assessment von Schmerzen bei Menschen in der letzten Lebensphase.

Folgende von einer Expertengruppe der *International Association for the Study of Pain* (IASP, 1986) entwickelte Schmerzdefinition ist allgemein akzeptiert: „Schmerz ist ein unangenehmes Sinnes- und Gefühlserlebnis, das mit einer wirklichen oder drohenden Gewebeschädigung einhergeht oder mit den Begriffen einer solchen Schädigung beschrieben werden kann“[3].

Schmerz ist ein komplexes Symptom und eine sehr individuelle Sache. Die *International Association of Hospice and Palliative Care* stellt fest: „Schmerz ist, was der Patient sagt“. Demnach alles, was die Person als Schmerz beschreibt und empfindet. Niemand anders als die Person selbst kann den Schmerz erleben, wissen, wie er sich anfühlt und wie er sich körperlich und emotional tatsächlich auswirkt.

Für die oft unzureichende Schmerzbehandlung von Menschen mit Demenz gibt es mehrere Gründe:

- Patienten und Patientinnen mit Demenz können aufgrund ihrer Sprachstörungen ihre Schmerzen nicht mehr eindeutig kommunizieren.
- Pflegende Angehörige und andere Pflegepersonen merken oft nicht, dass der Patient oder die Patientin Schmerzen hat.
- Oft werden bestimmte Verhaltensauffälligkeiten – z. B. wiederholte Hilferufe – der Demenz zugeschrieben und nicht auf Schmerzen zurückgeführt.
- Manche glauben, Menschen mit Demenz spürten keine Schmerzen oder würden das Schmerzereignis wegen ihrer Gedächtnisschwäche schnell wieder vergessen.

Viele betagte Menschen sind zwar demenzbetroffen, ihre Schmerzen haben aber oft die gleichen Ursachen wie die Schmerzen anderer alten Menschen. Deshalb ist stets genau abzuklären, ob neben der Demenz eine andere Krankheit oder Beeinträchtigung vorliegt, z. B. Osteoarthritis, ein Magengeschwür oder Druckgeschwüre, neuere Verletzungen oder ein Knochenbruch.

Vielen Kranken bereiten insbesondere Bewegungen der Gliedmaßen Schmerzen, wenn sie z. B. im Bett umgelagert werden oder wenn sie beim An- oder Ausziehen unterstützt werden. Auch Verbandswechsel können schmerzhaft sein.

Wie erkennt man nun, dass jemand Schmerzen hat? Am besten fragt man die Person direkt danach. Viele Menschen mit moderater ja selbst mit fortgeschrittener Demenz sind noch in der Lage, über ihre Schmerzen zu informieren. Bitte einfache Fragen stellen, weil manche Menschen nicht verstehen, was mit „Schmerzen“ gemeint ist. „Tut es weh?“ oder „Ist es wieder schlimm?“ sind dann die besseren Formulierungen.

Eine Person mit gestörtem Kurzzeitgedächtnis kann womöglich nur über einen akuten Schmerz informieren und ihre Schmerzen vor fünf Minuten oder fünf Stunden vergessen haben.

Manchmal sind auch Fragen nach der Schmerzintensität schwierig, weil die Person vielleicht nicht beschreiben kann, wie stark der Schmerz ist und wie oft er auftritt.

12.4 Schmerzen mit validierten Instrumenten erfassen

Pflegende haben verschiedene Möglichkeiten, die Schmerzen Demenzkranker zu erfassen, insbesondere von Menschen, die sich nicht mehr verbal mitteilen können.[4]

Durch Beobachtung des Verhaltens kommunikationsbeeinträchtigter Menschen kann man zwar Belastungen identifizieren, jedoch nicht zwischen körperlichem und seelischem Leiden unterscheiden. Für solche Fälle stehen spezifische und validierte Schmerzassessmentinstrumente zur Verfügung.

Mit einem wissenschaftlich erprobten Instrument können Pflegende die Schmerzursache und -intensität ermitteln sowie erkennen, wann er auftritt und was ihn lindert oder verstärkt. Das Instrument kann beweisen, dass die Person körperlich leidet und das Verschwinden des Schmerzes anzeigen. Hat der Schmerz nicht nachgelassen, muss der Arzt oder die Ärztin die Medikation überprüfen.

Doch auch wenn formelle und informelle Pflegepersonen vermuten, dass der Pflegebedürftige Schmerzen hat und sie ihre Beobachtungen den medizinischen Fachkräften melden, ist eine Schmerzmittelverschreibung nicht unbedingt sicher. Oft lassen Ärzte und Ärztinnen die Möglichkeit, dass Schmerzen für die Verhaltensänderungen verantwortlich sind, außer Acht und verordnen Psychopharmaka.

Manche schwer demenzkranke Menschen können zwischen der Einnahme von Analgetika und Schmerzlinderung keine Verbindung mehr herstellen und lehnen deshalb, selbst bei eindeutigen Schmerzanzeichen, jede orale Medikation ab. Dann kommt es bei der Medikamenteneinnahme regelmäßig zu Konfrontationen, die die Angehörigen und den Patienten oder die Patientin schwer belasten.

Paracetamol ist eines der bei fortgeschrittener Demenz am häufigsten eingesetzten und wirksamsten Medikamente. Man kann Paracetamol eine Stunde vor einer notwendigen Pflegemaßnahme verabreichen, etwa vor einer Umlagerung oder einem Verbandswechsel. Bleibt Paracetamol wirkungslos, ist ein Versuch mit stärkeren Medikamenten möglich, die allerdings oft Nebenwirkungen haben (etwa die Verwirrtheit verstärken) und stets sorgfältig überwacht werden müssen.

Auch Antibiotika können schmerzlindernd wirken, indem sie Infektionen bekämpfen. Laxativa sind bei Obstipation, Antazida oder Alginate bei Verdauungsstörungen und Kräutertees bei Blähungen hilfreich.

Für Fragen des Schmerzmanagements stehen die Fachleute verschiedener medizinischer Disziplinen zur Verfügung: Pflegeexperten und Pflegeexpertinnen, Palliativdienste, Fachkräfte für Physiotherapie und Massage, spezielle multiprofessionelle Schmerzteams sowie Hausärzte und Hausärztinnen.

Zur nicht medikamentösen Schmerzlinderung können auch sanfte Bewegungsübungen und sorgfältige Lagerung im Bett oder Stuhl beitragen.

12.5 Typische Symptome der letzten Lebensphase erkennen und einfühlsam behandeln

Mit zunehmender Demenz wird die Kommunikation schwieriger, weil im Krankheitsverlauf auch Sprech- und Sprachverständnisstörungen auftreten und zunehmen.

Dann entscheiden Umgebungsfaktoren und die Fähigkeit der Pflegenden, genau hinzuhören, zu interpretieren und wirksam zu kommunizieren, über die Pflegequalität.

12.5.1 Schmerzen

Manchmal wird fälschlicherweise angenommen, Menschen mit Demenz spürten keinen Schmerz. Es kann Demenzbetroffene schwer verstören, wenn ihre Schmerzen nicht erkannt und richtig behandelt werden.

Folgende Dinge erleichtern das Schmerzassessment:

- **Kenntnis der Person** – manche Menschen zeigen, wenn sie Schmerzen haben, stets ein bestimmtes Verhalten, z.B. lautes Schreien oder Rückzug.
- **Beobachtung** – zu den Schmerzanzeichen gehören das Verhalten der Person (z.B. Unruhe, Reizbarkeit, Weinerlichkeit oder Einschlafschwierigkeiten), ihr Gesichtsausdruck (z.B. Grimassieren), die Körpersprache (angespannte Haltung, Schaukelbewegungen oder Ziehen an einem Körperteil) und Vokalisierungen (z.B. lautes Rufen, Schreien, Stöhnen).
- **Körperveränderungen** – hohe Temperatur, auch Schwitzen oder auffallende Blässe können Schmerzanzeichen sein.

12.5.2 Nahrungs- und Flüssigkeitsaufnahme

Wenn eine Person mit Demenz in ihre letzte Lebensphase eintritt, werden die Ernährungsfragen komplexer und ethisch herausfordernder.

Schluckbeschwerden sind dann weit verbreitet und oft der Grund für geringere Nahrungsaufnahme und Mangelernährung.

Das macht die Person anfällig für eine Aspirationspneumonie und kann das Herannahen der Sterbephase anzeigen.

Weitere Gründe können Appetitlosigkeit und fehlende Freude am Essen, starkes Schlafbedürfnis oder Agitiertheit, und/oder nicht gemeldete und nicht entdeckte Beschwerden sein.

All diese Symptome sind für die pflegenden Angehörigen und andere Pflegende äußerst belastend. Erfahrene Pflegefachkräfte müssen Fragen der künstlichen Ernährung und künstlichen Flüssigkeitszufuhr ausführlich mit den Angehörigen besprechen, damit sie eine informierte Entscheidung für oder gegen eine Sondenernährung treffen können. Dann kann „Comfort Care“ angezeigt sein, zu der auch das Anreichen kleiner Bissen oder Flüssigkeitsmengen gehört. Dabei ist alles zu unterlassen, was Unbehagen auslösen könnte. Menschen im Spätstadium der Demenz sollen Nahrung und Flüssigkeit angeboten werden – auch wenn sie nur noch Häppchen aufnehmen und nur schlückchenweise trinken können – solange sie Interesse daran zeigen und sicher schlucken können.

Im Sterbeprozess stellen die meisten Menschen das Essen und Trinken ein. Oft sind die Angehörigen dann besorgt, weil sie Versorgungsmängel vermuten und fürchten, die Person werde nicht angemessen ernährt und hydriert.

Das gesamte Betreuungsteam und die Angehörigen sollen bereit sein, offen über Fragen der Ernährung und Flüssigkeitsaufnahme zu diskutieren und dabei berücksichtigen, wie sich der demenzkranke sterbende Mensch früher dazu geäußert und welche Wünsche er schriftlich niedergelegt hat. Wichtig ist, dass bei allen Entscheidungen das Wohl des Patienten oder der Patientin an erster Stelle steht.

12.5.3 Künstliche Ernährung und Hydrierung

Hat eine Person erhebliche Schwierigkeiten, genügend zu essen und zu trinken und zudem Schluckprobleme, sind vielleicht eine künstliche

Ernährung und künstliche Flüssigkeitszufuhr angezeigt. Für die sog. „Sondenernährung" kann eine

- naso-gastrale Sonde (durch die Nase in den Magen) oder eine
- perkutane endoskopische Gastrostomie (PEG) angelegt werden (die Sonde führt durch die Bauchdecke direkt in den Magen).

Dabei muss stets die individuelle Situation des Patienten oder der Patientin berücksichtigt werden.

Inzwischen sind sich die meisten Fachleute einig, dass Sondenernährung nicht angemessen ist, wenn die Ess-, Trink- und Schluckprobleme der Person auf ihre stark fortgeschrittene Demenz zurückzuführen sind.

12.5.4 Infektionen

Menschen in den Spätstadien der Demenz sind erheblich infektionsgefährdet, etwa anfällig für Harnwegsinfektionen und Bronchopneumonien. Zu den Ursachen zählen zu geringe Trinkmengen, Schluckschwierigkeiten und die eingeschränkte Mobilität.

Die Entscheidung für oder gegen die Gabe von Antibiotika wird von den Fachleuten unterschiedlich gehandhabt.

Der Einsatz von Antibiotika kann angemessen sein, um das Leiden am Lebensende zu lindern, selbst wenn die Infektion damit nicht geheilt werden kann oder später vermutlich erneut auftritt.

Die Frage der Antibiotikatherapie soll am Einzelfall orientiert beantwortet werden. Dabei sind folgende Überlegungen wichtig:

- Welcher Nutzen ist zu erwarten?
- Wie hoch ist die Gefahr unerwünschter Nebenwirkungen?
- Wie hoch ist die Belastung der Medikamentengabe?
- Was wünscht die Person selbst (falls bekannt)?

12.5.5 Gefühle

Die Familien demenzkranker Menschen gehen durch ein Wechselbad mehr oder weniger stark ausgeprägter Gefühle von Verlust, Depression, Angst, Schuld, Frustration und Hoffnungslosigkeit. Oft haben sie keine Gelegenheit, ihren Gefühlen freien Lauf zu lassen, weil sie mit der Pflege so beschäftigt sind und Angst haben, ihrer Empfindungen wegen kritisiert zu werden.

Pflegende Angehörige und andere Pflegende brauchen Raum und Zeit, um über ihre Gefühle sprechen zu können. Sie sollen auch mit ihrer antizipierenden, der sog. „vorweggenommenen" Trauer nicht alleine gelassen werden.

Wir müssen uns über die Ansichten und Präferenzen aller an der Versorgung von Menschen mit Demenz in der letzten Lebensphase beteiligten Personen informieren, um das aktuelle Unterstützungsangebot evaluieren und gegebenenfalls verbessern zu können.

12.6 Menschen mit früh einsetzender Demenz am Lebensende

Junge Erwachsene, die ihre demenzkranke Mutter oder ihren demenzkranken Vater pflegen, kombinieren handlungsorientierte, kognitive und emotionale Strategien, um sich in der letzten Lebensphase ihres Elternteils etwas distanzieren zu können.

Mehreren Studien zufolge haben junge Menschen, die ihren Vater oder ihre Mutter mit früh einsetzender Demenz versorgen, den Eindruck, dass sie übergangen und dass ihre persönlichen Bedürfnisse nicht wahrgenommen werden. Sie werden als „allein gelassene“ Menschen beschrieben, die ganz auf sich gestellt mit den Pflegediensten und dem Gesundheitssystem „kämpfen“ müssen[5]. Diese jungen Erwachsenen müssen aber gesehen, anerkannt und unterstützt werden.

Wer als ärztliche oder pflegerische Fachkraft eine Familie unterstützt, die eine Person mit früh einsetzender Demenz betreut, soll familienorientiert sein, zugleich aber auch bedenken, dass die Demenz das Leben jedes einzelnen Familienmitglieds auf individuelle Art und Weise beeinflusst hat.

12.7 Die Bedürfnisse trauernder Menschen und ihre oft widersprüchlichen Gefühle

Trauer wird ausgelöst durch den Verlust der Beziehungsqualität und Intimität, vom Verlust des Gedächtnisses, der Kommunikationsmöglichkeiten und der sozialen Interaktionen, des Gesundheitsstatus und der Chance, Probleme in der Vergangenheit gemeinsam zu besprechen. Die unsichere Zukunft, Wut, Frustration und Schuldgefühle können zur vorweggenommenen Trauer der Pflegenden beitragen. Dieser Trauerprozess kann sich wegen der langen Dauer und progressiven Natur der Demenz über Monate und Jahre hinziehen.

Verstärkt wird die vorweggenommene Trauer, wenn die demenzkranke Person nicht mehr daheim betreut werden kann und in ein Pflegeheim umziehen muss. Am Ende betrauern die Angehörigen und der Freundeskreis den Tod des Menschen mit Demenz.

Dass die Betreuung eines nahestehenden Menschen mit Demenz eine schwierige und belastende Aufgabe sein kann und für die Angehörigen oft eine Reihe negativer Folgen hat, ist allgemein bekannt.

Während manche Angehörige und Pflegepersonen mit bemerkenswerter Resilienz reagieren, entwickeln andere mehr oder weniger starke Depressionssymptome, Ängste und andere psychische Probleme. Auch erschwerte und komplizierte Trauerprozesse kommen vor.

Erlebt eine Person mit Demenz einen Verlust, erleidet sie möglicherweise einen schweren Schock und reagiert mit Fassungslosigkeit und Verwirrung. Manche erinnern sich nicht mehr an den Verlust oder begreifen nicht, was passiert ist, äußern ihre starke emotionale Betroffenheit aber durch ihr Verhalten und ihre Stimmung.

12.8 Angehörige und Freundeskreis beim Abschiednehmen unterstützen

Vielen Hinterbliebenen hilft es, sich das Leben des verstorbenen Menschen noch einmal vor Augen zu führen und sein Leben zu würdigen. Nicht selten richten sie einen Gedenkort ein, z. B. indem sie an einem emotional bedeutsamen Platz die Lieblingsblumen der oder des Verstorbenen pflanzen. Auch eine formale Grabrede bei der Beerdigung kann hilfreich sein, wenn dabei auch Aspekte des Lebens vor und während der Demenzerkrankung gewürdigt werden.

Die Alzheimer-Gesellschaft hat dazu ein hervorragendes Informationsblatt herausgegeben[6]. Es enthält u. a. folgende Punkte:

- Nehmen Sie sich eine Auszeit. Die Anpassung an die veränderten Lebensbedingungen braucht seine Zeit. Wie lange dieser Prozess dauert, ist individuell verschieden. Bitte seien Sie geduldig und versuchen Sie nicht, die Trauerbewältigung zu beschleunigen.
- Erinnerungen an den verstorbenen Menschen können sehr hilfreich sein.

12.9 Religiös-kulturelle Unterschiede in der Auffassung vom Tod, im Umgang mit Sterbenden und Verstorbenen

Die Trauerrituale und Bräuche am Lebensende sind von Kultur zu Kultur verschieden und oft stark von den Religionen beeinflusst.

Wie und wann die Rituale stattfinden, hängt vom Herkunftsland des sterbenden oder verstorbenen Menschen ab sowie vom Grad seiner kulturellen Anpassung an die Mehrheitsgesellschaft.

Dauer und Intensität des Trauerprozesses können auch von der Todesart, der individuellen Familie und von kulturellen Vorstellungen abhängig sein.

Zwar liegen Beschreibungen der verschiedenen kulturellen Praktiken im Zusammenhang mit dem Tod eines nahestehenden Menschen vor, was bislang allerdings fehlt, sind Auskünfte von Schlüsselpersonen aus diesen Kulturen.

Im Hinduismus beispielsweise werden Schmerz und Leid ganz anders aufgefasst als in westlichen Kulturen. Schmerzen und Leiden gelten als Karma und als Folgen des jetzigen Lebens und aller vorherigen Leben des Menschen. Kurz: Schmerzen und Leiden werden als dem Menschen angemessene Zustände betrachtet.

12.10 Die Bedürfnisse von Menschen mit Demenz in der letzten Lebensphase mit geeigneten Angeboten erfüllen

Alle in Krankenhäusern und Pflegeheimen tätigen Fachkräfte müssen palliative Betreuungskonzepte kennen und beherrschen und ihr Wissen und ihre Fertigkeiten auf diesem Gebiet ständig verbessern.

Auch wenn qualitätsgesicherte Forschungen über fortgeschrittene Demenzen ethisch und praktisch schwierig sind, gibt es keinen Grund, Menschen mit Demenz einen palliativen Versorgungsansatz vorzuenthalten.

Experten und Expertinnen für Palliative Care betonen, dass bei jedem Versorgungsmodell die physiologischen Symptome und körperlichen Bedürfnisse Demenzkranker stets im Mittelpunkt stehen, erkannt und behandelt werden müssen.

Es gibt mehrere Pflegemodelle, etwa das *Gold Standard Framework* (GSF), das den Fokus auf die Versorgung im letzten Lebensjahr bzw. in den letzten Lebensmonaten richtet. Dieser systematische Ansatz unterstützt alle Fachkräfte bei der End-of-Life Care und betont die Wichtigkeit guter Kommunikation, Koordination und Symptomkontrolle, von Kontinuität, Fortbildung, der Unterstützung pflegender Angehöriger und einer guten Sterbebegleitung.

Angehörige und die an der Versorgung beteiligten Fachkräfte sollen sich regelmäßig zum Informationsaustausch treffen, um die Pflegequalität zu verbessern und Verwirrung, Misstrauen und Missverständnisse zu verhindern. Alle sollen wissen, was mit dem demenzkranken sterbenden Menschen geschieht.

Man muss auch die relative Wirksamkeit und Angemessenheit einzelner End-of-Life-Interventionen einschätzen, die speziell für die Bewohner und Bewohnerinnen von Pflegeheimen, insbesondere für die demenzkranke Population entwickelt wurden.

12.11 Wann beginnt die Sterbephase?

Man muss erkennen, ob ein Mensch mit Demenz ins terminale Stadium eingetreten ist und seine Lebenserwartung einschätzen, um gegebenenfalls ein Palliative-Care-Team hinzuziehen und entsprechende Ressourcen bereitstellen zu können.

Auch die Entscheidung für oder gegen die Verlegung des Patienten oder der Patientin in ein Akutkrankenhaus wird davon beeinflusst.

Wer nicht versteht, dass sich das Leben eines Menschen dem Ende zuneigt, belastet ihn womöglich mit einer unnötigen Krankenhauseinweisung.

Studienergebnisse deuten allerdings darauf hin, dass Gesundheitsfachpersonen die Endstadien demenzieller Erkrankungen oft nicht erkennen. Ein Beispiel: In den USA wurden 883 demenzkranke Bewohner und Bewohnerinnen von Pflegeheimen untersucht. In 1 % der Fälle wurde eine Lebenserwartung von unter sechs Monaten angegeben, dann verstarben in dem Zeitraum jedoch 71 % der untersuchten Personen.[7]

In Korea haben Sue und sein Team die Hypothese untersucht, dass Menschen mit Demenz, die in Pflegeheimen leben, eine höhere Mortalität haben als Demenzkranke, die zuhause versorgt werden, und keinen Unterschied gefunden. Prädiktoren des baldigen Todes waren das Alter, die generelle Zustandsverschlechterung, die Krankheitsdauer, Halluzinationen, ruheloses Umherwandern und Depressionen.[8]

Auch der Wert prognostischer Krankheitsindikatoren ist nach wie vor umstritten. Die Skalen zur Prognose der Lebensdauer von Menschen mit Demenz wurden in mehreren Forschungsarbeiten getestet und validiert[9].

12.12 Demenzspezifische End-of-Life Care – Beratung und Hilfestellung

In Großbritannien steht die Verbesserung der Behandlung, Pflege und Begleitung von Menschen mit Demenz in ihrer letzten Lebensphase seit über zehn Jahren im Fokus der Gesundheitspolitik.

Dennoch haben viele Demenzkranke auch heute noch keinen fairen Zugang zu Palliative-Care-Leistungen und Unterstützung. Zudem bleiben viele Angehörige oder andere Pflegende nach dem Tod der Person mit Demenz ohne Trauerbegleitung.

Den Anbietern von Palliative Care, etwa Hospizen, fällt es schwer, zu bestimmen, was sie diesen Kranken anbieten können und wann ihre Leistungen gefragt sind.

Weil die Lebenserwartung steigt, entwickeln Menschen in ihren letzten Lebensjahren oft mehrere Leiden und Behinderungen. Als typische Alterserkrankung geht Demenz meist mit anderen Beschwerden und Gebrechen einher. Multimorbidität bedeutet, dass mehrere Erkrankungen gleichzeitig vorhanden sind, die auf komplexe Weise interagieren, und dass es nicht genügt, nur eine dieser Krankheiten medizinisch zu behandeln.

In der klinischen Praxis ist die medizinische Versorgung multimorbider Menschen mit Demenz oft problematisch, auch Prognosen sind äußerst schwierig.

Dementia UK hat in Großbritannien ein Modell etabliert, das die Betreuung von Menschen mit Demenz spezialisierten Psychiatriepflegekräfte (*Admiral nurses*) überträgt.[10] Sie unterstützen Demenzkranke nicht nur im Lebensalltag, sondern auch in der Sterbephase. Im Kontext von Demenz, Gebrechlichkeit und komplexer Multimorbidität ist es oft schwer zu erkennen, wann die letzten Lebenstage und -stunden eines Menschen angebrochen sind.

Leitende Pflegepersonen wissen inzwischen sehr wohl, dass für eine gute palliative Versorgung und End-of-Life Care von Menschen mit Demenz sowohl demenzspezifische als auch palliativpflegespezifische Kenntnisse, Expertise und Fertigkeiten benötigt werden.

Anmerkungen und Literatur

1. For a discussion of this issue, see chapter 12, ‚Dying well' in Rahman, S. (2017). *Enhancing Health and Wellbeing in Dementia: A Person-Centred Integrated Care Approach*. London: Jessica Kingsley Publishers, especially pp. 296–297.
2. AgeUK. (2017). Factsheet 72: Advance decisions, advance statements and living wills. Retrieved from https://www.ageuk.org.uk/documents/en-gb/factsheets/fs72_advance_decisions_advance_statements_and_living_wills_fcs.pdf ?dtrk=true [04.10.2017]
3. Cited in: Pain in advanced dementia. Retrieved from https://www.scie.org.uk/dementia/advanced-dementia-and-end-of-life-care/end-of-life-care/pain.asp
4. Examples include the Abbey Pain Scale, NOPPAIN, PACSLAC, PADE, CNPI and PAINAD. These are all reviewed in Lichtner, V., Dowding, D., Esterhuizen, P., Closs, S.J., Long, A.F., Corbett, A. & Briggs, M. (2014). Pain assessment for people with dementia: a systematic review of systematic reviews of pain assessment tools. *BMC Geriatr* 17(14), 138. Retrieved from https://www.ncbi.nlm.nih.gov/pmc/articles/PMC4289543 [07.11.2017]
5. For example, Johannessen, A., Engedal, K. & Thorsen, K. (2015). Adult children of parents with young-onset dementia narrate the experiences of their youth through metaphors. *J Multidiscip Healthc* 8, 245–54.
6. https://act.fightdementia.org.au/support-and-services/families-and-friends/taking-care-of-yourself/coping-after-the-death-of-someone-with-dementia
7. Mitchell, S.L., Kiely, D.K. & Hamel, M.B. (2004) Dying with advanced dementia in the nursing home. *Archives of Internal Medicine 164*(3), 321–326.
8. Suh, G.H., Kil Yeon, B., Shah, A. & Lee, J.Y. (2005). Mortality in Alzheimer's disease: A comparative prospective Korean study in the community and nursing homes. *International Journal of Geriatric Psychiatry* 20(1), 26–34.
9. For example, the Advanced Dementia Prognostic Tool (ADEPT): *A Risk Score to Estimate Survival in Nursing Home Residents with Advanced Dementia*.
10. See www.dementiauk.org/get-support/admiral-nursing

13 Forschung und evidenzbasierte Demenzpflege

Es ist eine spannende Zeit, um sich mit Demenzforschung und evidenzbasierten Praktiken in der Demenzpflege zu beschäftigen!

Wer unter #whywedoresearch auf Twitter sucht, findet hervorragende Beispiele für die Verbreitung von Forschungsergebnissen. Als technische Neuerung ist Twitter auch eine gute Plattform, sich über neue Forschungsideen auszutauschen. Twitter ist zwar ein Massenmedium, ermöglicht aber auch die direkte persönliche Kommunikation.

Das Werk von Trisha Greenhalgh *How to Implement Evidence-Based Healthcare*[1] enthält hervorragende Ausführungen über evidenzbasierte Gesundheitsversorgung.

13.1 Audit, Evaluation und Forschung

Zu den drei wichtigsten möglichen Projektarten gehören:

- Forschungsvorhaben
- Evaluationen/Bewertungen von Serviceleistungen
- klinische Audits.

Der Hauptunterschied zwischen einer Service-Evaluation und einem klinischen Audit ist, dass beim Audit ein bestimmter Standard geprüft wird, bei der Evaluation nicht.

Bei beiden Projekten werden meist nur Interventionen überprüft, die in der betreffenden Einrichtung bereits fest etabliert sind, während mit einem Forschungsvorhaben eher neue Interventionen untersucht werden.

Bei einer Service-Evaluation oder einem klinischen Audit entscheiden der Arzt/die Ärztin zusammen mit dem Patienten/der Patientin über die Behandlung, bei einer zielgerichteten Forschungsstudie dagegen erfolgt die Zuordnung zur Behandlungsgruppe in der Regel randomisiert.

Ferner gilt, dass nur im Falle eines Forschungsprojekts die protokollkonforme Zuordnung zu einer Behandlungsgruppe vorgeschrieben ist und nur für ein Forschungsprojekt eine Ethikkommission eingeschaltet werden muss.

In **Tabelle 13-1** werden die Unterschiede zwischen Forschung, klinischem Audit und Service-Evaluation dargestellt.

Tabelle 13-1: Forschung, klinisches Audit und Service-Evaluation im Vergleich[2]

Forschung	klinisches Audit	Service-Evaluation
Versuch, generalisierbares neues Wissen zu gewinnen und zwar mithilfe von Studien, die Hypothesen generieren und mit Studien, die die Hypothesen testen sollen	Planung und Durchführung sollen Informationen gewinnen, die für die bestmögliche Versorgung gebraucht werden	Planung und Durchführung dienen einzig der Definition oder Beurteilung der aktuellen Versorgungsqualität
Randomisierung möglich	keine Randomisierung	keine Randomisierung
hypothesen-gesteuert	keine Hypothese	keine Hypothese
Mit quantitativer Forschung wird eine Hypothese getestet, mit qualitativer Forschung werden Themen mithilfe einer bestimmten Methodologie identifiziert/exploriert.	soll die Frage beantworten: „Erreicht diese Dienstleistung den geforderten Standard?"	soll die Frage beantworten: „Welchen Standard erreicht diese Dienstleistung?"

13.2 Service-Evaluation und Forschung am Arbeitsplatz

Kasten 13-1: Forschung – die Nationalen Berufsstandards

(National Occupational Standards on Research)

- National Occupational Standard R&D8 – „Ausgewählte Forschungs- und Bildungsthemen investigieren"
= Gilt für die Untersuchung ausgewählter Forschungs- und Bildungsthemen. Die Investigation kann von einer Einzelperson oder einem Forschungsteam, innerhalb einer einzelnen Disziplin, von einem multidisziplinären Team und an verschiedenen Orten durchgeführt werden.
- National Occupational Standard R&D11 – „Schlüsse und Empfehlungen dokumentieren, die sich aus den Forschungs- und den Bildungsaktivitäten ergeben"
= die Dokumentation der Schlüsse und Empfehlungen, die sich aus den Forschungs- und den Bildungsaktivitäten ergeben, dokumentieren, um sicherzustellen, dass die Praxis den aktuellen Informationsstand spiegelt und die neuesten Verfahren angewandt werden.
- National Occupational Standard R&D10 – „Die Ergebnisse der Forschungs- und Bildungsaktivitäten interpretieren"
= Die Beteiligung des Forschers oder der Forscherin an der Interpretation der Ergebnisse einer bestimmten Hypothese, einer Forschungsaktivität oder eines eigenen Forschungsprojekts. Er oder sie kann die Ergebnisse auch als Mitglied eines Forschungsteams interpretieren.
- National Occupational Standard R&D9 – „Die Forschungsdaten vergleichen, zusammenstellen und analysieren"
= Das Vergleichen, Zusammenstellen und Analysieren forschungsbezogener Daten und zwar mithilfe der im Forschungsantrag genannten Methoden und Datenarten. Von Forschenden wird erwartet, dass sie die im Forschungsantrag genannten Methoden und Datenarten verwenden.
- National Occupational Standard R&D14 – „Die Erkenntnisse und Ergebnisse der Forschungs- und Bildungsaktivitäten in die Praxis übertragen"

= Für viele verschiedene Aktivitäten gültig. Dazu gehört die Durchführung von Pilotstudien und/oder Feldversuchen, die an die Ergebnisse der Forschungsaktivitäten anknüpfen.

Forscher oder Forscherinnen, die eine wissenschaftliche Studie an Menschen planen, denen sie fürsorgepflichtig sind (wie Lehrkräfte ihren Schülern/Schülerinnen, die Ärzteschaft ihren Patienten/Patientinnen) müssen dafür sorgen, dass sich diese Personen keinesfalls zur Teilnahme gedrängt fühlen und sich die Teilnahme in keiner Weise auf ihre professionelle Behandlung auswirkt. Das muss den Teilnehmenden auch zugesichert werden.

Wer forscht, darf Informationen nutzen, die der Arbeitsplatz bietet, solange sichergestellt ist, dass diese ausschließlich Forschungszwecken dienen.

Der Auftraggeber der Studie ist auch für die Beachtung der Datenschutzgesetze und forschungsethischer Prinzipien verantwortlich. Dazu gehört, dass die auftraggebende Institution dem Forscher oder der Forscherin anonymisierte, nicht identifizierbare Daten zugänglich macht und deren Nutzung gestattet.

Folgende Forschungsansätze sind möglich und stets miteinander verknüpft:

- ein konsumistischer/konsumorientierter
- ein demokratischer
- ein ethischer und ergebnisorientierter
- ein wertebasierter
- ein an Nachhaltigkeit orientierter und
- ein personzentrierter Ansatz.

Die Bedingungen, unter denen heutzutage geforscht wird, sind aus den unterschiedlichen Initiativen unterschiedlicher Gruppen hervorgegangen und zu unterschiedlichen Zeiten auf der Grundlage unterschiedlicher Weltanschauungen und mit unterschiedlichen Zielen erarbeitet worden. Der aktuelle Stand ist kein einfaches Einzelkonzept, vielmehr das Ergebnis vieler verschiedener Perspektiven. Das muss man wissen, um zu verstehen, weshalb manche Menschen bestimmte Formen der Teilnahme akzeptieren, andere dagegen ablehnen.

Bei den aktuellen Forschungsrichtlinien geht es tendenziell um die Rechte der Teilnehmenden und die damit verbundenen ethischen Prinzipien.

Menschen zu finden, die bereit sind, an einer Studie teilzunehmen, ist in der heutigen Zeit ein großes Problem. Andererseits suchen viele Menschen nach Studien, an denen sie mitwirken können, wissen jedoch nicht, wo sie sich informieren können. Infolgedessen haben mehrere Instanzen ihre Kräfte gebündelt und *Join Dementia Research* gegründet, ein Angebot, bei dem sich Menschen registrieren können, die an Demenzforschung interessiert sind und mitmachen wollen. Sie werden dann auf eine passende Studie hingewiesen. Somit haben alle die Möglichkeit, sich über aktuelle lokale und landesweite Demenzforschungsprojekte zu informieren.[3]

13.3 Menschen mit Demenz in die Service-Evaluation und Forschung einbinden

Früher wurde ein Mensch mit Demenz als „Krankheitsentität“ betrachtet und galt als unfähig, etwas zum Verständnis seines Leidens beizutragen. Diese Einstellung hat den Wissenszuwachs behindert und damit künftigen Patienten und Patientinnen den Nutzen neuer Erkenntnisse vorenthalten. Dennoch müssen Forscherinnen und Forscher gute Gründe haben, Menschen mit Demenz an einer Studie zu beteiligen. Ihre spezifischen Forschungsfragen müssen deren Mitwirkung rechtfertigen.

Die Bewegung hin zu personzentrierter Pflege hat die Erkenntnis bewirkt, dass Menschen mit Demenz Rechte haben, auch das Recht auf eine wissenschaftliche Erforschung ihres Krankheitserlebens.

Zu dieser Veränderung beigetragen hat vor allem das Interesse an den psychologischen und biografischen Aspekten des Lebens mit Demenz.

Obwohl in unserer Gesellschaft zunehmend mehr Demenzkranke leben, ist ihre umfassende soziale und kulturelle Teilhabe nicht garantiert, was bedeutet, dass sie auch von Service-Evaluation und qualitativer Forschung ausgeschlossen werden.

Inzwischen sind sich die Fachleute, besonders auf den Gebieten der Gerontologie und Pflege, zunehmend bewusst, dass Menschen mit Demenz nicht nur als Probanden und Probandinnen an der Forschung beteiligt sein sollen, sondern auch einen persönlichen Beitrag leisten können. Das hat Debatten darüber ausgelöst, was Forschungsbeteiligung bedeutet und inwieweit Menschen mit Demenz involviert werden können, ohne sie kognitiv und emotional zu überfordern.

Eine aktive Beteiligung der Öffentlichkeit an Forschungsvorhaben, hätte, INVOLVE[4] zufolge, einige Vorteile:

- dass die richtigen Fragen identifiziert und auf die richtige Art gestellt werden
- dass sich die Gesundheitsforschung den für die Patienten/Patientinnen und die Allgemeinheit wirklich wichtigen Themen widmet
- dass nicht nur Fachleute am Forschungsprozess beteiligt sind, sondern auch andere Personen am Design, am Management und an der Durchführung der Forschungsprojekte sowie an der Verbreitung der Ergebnisse mitwirken.

13.3.1 Die SDWG – ein Beispiel für die Beteiligung einer Arbeitsgruppe

Die *Scottish Dementia Working Group* (SDWG) besteht aus Menschen mit Demenz, die sich für ihre Rechte einsetzen und Entscheidungen, die ihr Leben betreffen, beeinflussen wollen. Die Gruppe führt seit 2001 Kampagnen durch und steht an der Spitze einer wachsenden Bewegung.

Im August 2013 wurde eine Untergruppe der SDWG eingerichtet, die für Forschungsfragen zuständig ist. Die Untergruppe bietet ein Forum, in dem über die zahlreichen Anfragen an die SDWG, ihre Mitglieder mögen sich doch an Forschungsprojekten beteiligen, diskutiert und entschieden wird.

Kasten 13-2 enthält zwei der sechs von der Arbeitsgruppe entwickelten Grundprinzipien.

Kasten 13-2: Zwei der sechs von der SDWG entwickelten Grundprinzipien[5]

„Die Forscherinnen und Forscher sollen die Menschen mit Demenz fragen, in welcher Form sie an der Forschung mitwirken möchten und worüber sie auf welche Art auf dem Laufenden gehalten werden wollen".
„Die Forscherinnen und Forscher sollen uns Gelegenheit geben, unsere Forschungskompetenz zu verbessern, damit auch wir das Wissen über Demenz beeinflussen können".

13.4 Mit systematischer Forschung evidenzbasiertes Handeln ermöglichen

In der direkten Pflege tätige Fachkräfte sparen viel Zeit, wenn sie sich auf die Expertise anderer verlassen können, von Personen, die wissenschaftliche Erkenntnisse bereits gesichtet und vorsortiert haben. Experten und Expertinnen auf einem wichtigen Gebiet können die methodisch besten Studien und die belastbarsten Daten zu einem bestimmten Thema auswählen und präsentieren.

Systematische Übersichtsarbeiten (reviews) sind eine gute Möglichkeit, sich über die besten Evidenzen zu informieren. Reviews synthetisieren die Ergebnisse zahlreicher Originalstudien und begrenzen mit geeigneten Strategien unbewusste Fehler und Verzerrungen (bias).

Petticrew und Roberts[6] zufolge „halten sich systematische Übersichtsarbeiten eng an ein Set wissenschaftlicher Methoden, mit dem Ziel, systematische Verzerrungen (bias) zu begrenzen, vor allem aber mit dem Ziel, alle relevanten Studien (ungeachtet ihres Designs) zu identifizieren, zu bewerten und zu synthetisieren, um eine bestimmte Frage (oder mehrere Fragen) zu beantworten". Systematische Reviews sparen viel Zeit und Expertise, die nötig wären, um einzelne Studien ausfindig zu machen, zu bewerten und deren Ergebnisse zusammenzufassen.

13.5 Evidenzbasierte Entscheidungsfindung, Pflegepraktiken und Dienstleistungen

Systematische Reviews und Meta-Analysen sind aus der modernen Gesundheitspflege nicht mehr wegzudenken. Ärzte und Ärztinnen lesen sie, um ihr Fachwissen auf dem neuesten Stand zu halten, und oft sind sie der Ausgangspunkt für die Entwicklung klinischer Leitlinien und praktischer Handlungsanweisungen.

Viele Bewilligungsbehörden verlangen systematische Reviews, um weitere Forschungsbemühungen zu rechtfertigen und auch einige Gesundheitsfachzeitschriften bewegen sich in diese Richtung.

Eine systematische Übersichtsarbeit oder ein systematisches Review ist die Zusammenfassung medizinischer Literatur zu einem bestimmten Thema, die mit spezifischen und reproduzierbaren Methoden systematisch gesucht, kritisch bewertet und synthetisiert wurde. Sie synthetisiert die Ergebnisse zahlreicher einschlägiger Primärstudien und zwar mit Strategien, die systembedingte und zufällige Verzerrungen reduzieren.

Systematische Reviews können deshalb eine statistische Synthese, eine sog. Meta-Analyse enthalten oder auch nicht, je nachdem, ob sich die Studien ähnlich genug sind und eine sinnvolle Kombination ihrer Ergebnisse gestatten.

David Sackett, ein Mediziner, der den Begriff *evidence-based* populär gemacht hat, bietet folgende Definitionen an:

> *„Review: Sammelbegriff für alle Versuche, die Ergebnisse und Schlussfolgerungen zweier oder mehrerer Publikationen zu einem bestimmten Thema systematisch zusammenzufassen.*
> *Überblick/Übersichtsstudie: Review mit dem Ziel, sämtliche Studien zu einem Thema ausfindig zu machen (wird auch „systematische Literaturrecherche" genannt).*
> *Meta-Analyse: Eine bestimmte Statistikstrategie, wobei die Daten einzelner Studien zusammengeführt und gemeinsam neu berechnet werden."*[7]

Systematische Reviews haben strenge wissenschaftliche Vorgaben und bedienen sich expliziter, vorgegebener und reproduzierbarer Methoden. Gute systematische Reviews liefern verlässliche Daten über die Auswirkungen von Interventionen, weshalb auch die aus Reviews gezogenen Schlussfolgerungen belastbar sind.

Mit systematischen Reviews werden vor allem folgende Bereiche und Themen untersucht: klinische Testverfahren (Diagnostik, Screening, Prognostik), Public-Health-Interventionen, unerwünschte Nebenwirkungen, ökonomische Evaluationen (Kostenbewertungen) sowie die

Wirkmechanismen und Effektivität von Interventionen.

Cochrane-Reviews sind systematische, von Mitgliedern der Cochrane-Collaboration durchgeführte Reviews. Die Cochrane-Collaboration ist eine internationale Non-Profit-Organisation, die Meta-Analysen über die Wirksamkeit gesundheitsbezogener Interventionen durchführt und systematische Reviews öffentlich zugänglich macht, um wohlinformierte Gesundheitsentscheidungen zu ermöglichen.

Für eine Meta-Analyse werden die Daten mehrerer unabhängiger Primärstudien mit der gleichen Fragestellung zusammengeführt und neu berechnet. Die einzelnen Studien erhalten damit eine neue Aussagekraft, z. B. über die Wirksamkeit einer Behandlung oder einen Risikofaktor. Sie ist die statistische Analyse einer umfangreichen Sammlung einzelner Studienanalysen und -ergebnisse, mit der Absicht, sämtliche Befunde zu integrieren.

Die wichtigste Funktion einer Meta-Analyse ist die Reduzierung der aus den verschiedenen Quellen stammenden Datenmenge, zudem erleichtert sie die Forschungsplanung und die Formulierung von Richtlinien.

Sie leistet einen Beitrag zur effizienten Nutzung vorhandener Daten, sorgt für deren Generalisierbarkeit, prüft die Konsistenz der Bezüge, erklärt Dateninkonsistenzen und quantifiziert die Daten. Eine Meta-Analyse, die sich expliziter Methoden bedient, ermöglicht auch exaktere Risikoeinschätzungen.

13.6 Dienstleistungen evaluieren, ihre Auswirkungen messen und die Erfahrungen Demenzkranker einbeziehen

Verbesserungen und Leistungssteigerungen lassen sich nur erreichen, wenn die Akteure ein gemeinsames Ziel haben, das die Interessen und Aktivitäten aller Beteiligten bündelt – das gilt für jedes Fachgebiet.

In der Gesundheitspflege haben die Beteiligten allerdings unzählige, oft widersprüchliche Ziele: Gesundheitsdienstleistungen sollen allen zugänglich, gewinnbringend, von hoher Qualität, kostengünstig, sicher, zweckmäßig und patientenzentriert sein sowie eine hohe Patientenzufriedenheit garantieren.

Jede Gesundheitsdienstleistung soll zur Wertschöpfung beitragen, die an den Gesundheitsergebnissen pro eingesetztem Geldbetrag gemessen wird. Künftig sollte der Mehrwert für die Patienten und Patientinnen das übergeordnete Ziel der Gesundheitsversorgung sein. Dieses Ziel vereint die Interessen sämtlicher Akteure im Gesundheitssystem und ist vor allem für die Patienten und Patientinnen entscheidend wichtig. Eine verbesserte Wertschöpfung nützt allen: den Kranken, den finanzierenden Krankenkassen und Geldgebern sowie den Auftraggebern und Anbietern von Serviceleistungen. Sie macht das gesamte Gesundheitssystem zukunftsfähig.

Da der Wert einer Dienstleistung vom Kosten-Nutzen-Verhältnis bestimmt wird, geht es stets um Effizienz. Kostenreduzierung ohne den Kostennutzen im Blick zu haben, ist allerdings gefährlich und selbstzerstörerisch, führt zu trügerischen „Einsparungen" und kann die effektive Gesundheitsversorgung gefährden.

Zur Messung des gesellschaftlichen Nutzens (d. h. der Breitenwirkung) von Forschung wurde bislang noch keine verlässliche und valide Standardmethode – wie z. B. die Bibliometrik eine ist – entwickelt. In Großbritannien hat *Dementia UK* das GEANS-Programm eingeführt (*Getting Evidence into Admiral Nurse Services*), um zu ermitteln, wie Psychiatriepflegekräfte, die auf die Versorgung von Menschen mit Demenz spezialisiert sind, mit betroffenen Familien arbeiten und ob ihr Einsatz die modernsten und besten Demenzpflegepraktiken fördert.[8] Ziel dieses innovativen Programms ist es, die Botschaft von der Wirksamkeit dieses speziellen Dienstleistungsangebots zu verbreiten und dessen Zusatznutzen für die klinische Praxis kritisch zu evaluieren.

13.7 Ethische Aspekte der Forschung mit kognitiv beeinträchtigten Menschen

Es ist unstrittig, dass hinsichtlich der Behandlung von Demenzen, der palliativen Versorgung Demenzkranker sowie des Umgangs mit ihren Symptomen Forschungsbedarf besteht.

Forschungsvorhaben, die sich mit Menschen mit Demenz, also mit einer vulnerablen Population, befassen, lösen eine Vielzahl ethischer Überlegungen aus. Da Demenzbetroffene besonderen Risiken ausgesetzt sind, werden Studien nur zögerlich genehmigt und ist die Forschungsdurchführung erschwert.

Besondere Maßnahmen sind erforderlich, um ihre Privatsphäre zu schützen, Vertraulichkeit zu gewährleisten und sicherzustellen, dass während des gesamten Forschungsprozesses die Menschenrechte der Probanden und Probandinnen gewahrt bleiben. Oft fehlt es am Studienbeginn auch an kohärenter Beratung durch die Genehmigungsbehörden und Institutionen.

Das kann dazu führen, dass Menschen mit Demenz regelmäßig von Studien ausgeschlossen werden, weil man sie für zu verletzlich hält und meint, sie könnten keine informierte Zustimmung geben, wodurch ihre Autonomie weiter beschnitten wird.

13.8 Informierte Zustimmung

Voraussetzung für die Teilnahme an einer klinischen Studie ist, dass die Person ihre informierte Zustimmung (*informed consent*) erteilt. Informierte Zustimmung ist mehr als ein schlichtes Ja zur Teilnahme. Sie setzt voraus, dass die Person ausreichend über das Forschungsvorhaben informiert ist und tatsächlich versteht, worum es geht.

Die Studienverantwortlichen sollen potenzielle Teilnehmerinnen und Teilnehmer ausführlich und in verständlicher Form über die Studie informieren und ihnen genügend Zeit für Fragen einräumen. Der ganze Vorgang ist als Prozess zu betrachten, bei dem es nicht nur um das Unterschreiben einer Einwilligungserklärung geht.

Die Person soll über das Forschungsziel unterrichtet werden, sich in aller Ruhe eine Meinung bilden und sich dann bewusst für oder gegen eine Teilnahme entscheiden können.

Bei klinischen Medikamentenstudien ist das Zustimmungsverfahren medizinrechtlich geregelt. Solche Studien müssen dem Ethik-Kodex des Weltärztebundes entsprechend durchgeführt werden.

13.9 Was tun, wenn eine informierte Zustimmung nicht oder nur eingeschränkt möglich ist?

Viele Menschen mit Demenz sind in den frühen Stadien ihrer Erkrankung noch in der Lage, sich für oder gegen die Teilnahme an einer Studie zu entscheiden.

Dennoch müssen Forscherinnen und Forscher wissen, dass viele Demenzbetroffene gewisse Verständnisschwierigkeiten, eine kurze Aufmerksamkeitsspanne sowie Gedächtnis- und Kommunikationsprobleme haben. Sie müssen sich also stets vergewissern, dass die Person die Informationen tatsächlich verstanden hat und das Tempo ihrer Erklärungen individuell anpassen.

Schriftliches Informationsmaterial kann eine Gedächtnisstütze sein, und oft ist die mehrmalige Wiederholung des Gesagten eine Verständnishilfe. Manchmal wird die Verständigung leichter, wenn man eine Pflegeperson einbezieht – was jedoch das Einverständnis des oder der Demenzkranken voraussetzt.

13.10 Stellvertretende Entscheidungen und Forschung

Manche wissenschaftlichen Studien können nur an Menschen mit Demenz im fortgeschrittenen Stadium durchgeführt werden (z. B. wenn es um Fragen der Palliative Care geht oder Medikamente für die späteren Demenzstadien erprobt werden sollen). Schwer Demenzkranke sind dann nicht mehr in der Lage, eine bewusste informierte Zustimmung zu erteilen – ein ethisches Dilemma.

Den Bestimmungen der Menschenrechtskonvention und dem Menschenrechtsausschuss für Biomedizin (1997) zufolge ist eine stellvertretende Zustimmung möglich, wenn eine Person nicht mehr zustimmungsfähig ist. Eine gültige Zustimmung kann die gesetzlich bestimmte Betreuungsperson, eine bevollmächtigte Person oder eine befugte Behörde erteilen.[9]

Dennoch soll die Person mit Demenz möglichst weitgehend in den Entscheidungsfindungsprozess eingebunden werden. Manchmal hat sie am Beginn einer Studie ihre Zustimmung erteilt, im Laufe der Zeit jedoch ihre Entscheidungsfähigkeit verloren, was besonders bei Langzeitstudien zum Problem werden kann.

Stellvertretende Entscheider (ob gerichtlich bestellte Betreuungsbevollmächtigte oder Angehörige) sollen die Sache mit der Person mit Demenz besprechen, sich mit dem Forschungsteam über die Interpretation der Patientenverfügung unterhalten, den Forschungsprozess beobachten und Probleme sofort melden.

Menschen mit Demenz, die in Gesundheitsangelegenheiten von einer bevollmächtigten Person vertreten werden, sollen ihr mitteilen, welche Art der Versorgung sie wünschen und, wenn es um die Teilnahme an einer Studie geht, auch mögliche Bedenken äußern.

13.11 Forschungsergebnisse disseminieren – die Grundsätze

Drei Nationale Berufsstandards beschäftigen sich mit der Dissemination und Präsentation von Forschungsergebnissen und mit Wissensverbreitung.

Kasten 13-3: Forschungsergebnisse präsentieren – die nationalen Berufsstandards

(National Occupational Standards on Presenting Research Findings)

- National Occupational Standard R&D13 – „Forschungsergebnisse und Entwicklungsaktivitäten präsentieren“
= Mündliche Präsentationen vorbereiten und durchführen. Die Präsentation kann der Forscher/die Forscherin selbst übernehmen oder im Rahmen der Weiterverbreitung von Forschungsergebnissen durch andere autorisierte Personen erfolgen. Das Präsentationsmaterial soll zweckdienlich sein sowie eine den Vorschriften entsprechende Bibliographie und Literaturhinweise enthalten, die auf die Bedeutung der Forschungsergebnisse und das Publikum abgestimmt sind.
- National Occupational Standard R&D15 – „Den Anwendungsbereich der Forschung und die praktische Entwicklung der Ergebnisse evaluieren und darüber berichten“
= Die Verantwortung für die Evaluation der Pilot- und Feldstudien übernehmen und sämtliche Empfehlungen der Forschung und Entwicklungsprojekte sowie der jeweiligen Pilot- und Feldstudien ermitteln. Den Evaluationsbericht einschließlich zielgruppenrelevanter Empfehlungen erstellen.
- National Occupational Standard R&D12 – „Forschungsergebnisse und Entwicklungsaktivitäten schriftlich präsentieren“

= Die formale Dokumentation vorbereiten, die von den Forschern/den Forscherinnen selbst oder im Rahmen der Weiterverbreitung von Forschungsergebnissen von anderen autorisierten Personen präsentiert werden kann. Das Präsentationsmaterial soll zweckdienlich sein sowie eine den Vorschriften entsprechende Bibliographie und Literaturhinweise enthalten, die auf die Bedeutung der Forschungsergebnisse und das Publikum abgestimmt sind. Das Abschlussdokument kann ein einfacher interner Forschungsbericht aber auch ein formelleres, zur Veröffentlichung bestimmtes Dokument sein.

Disseminieren wird meist als „verbreiten oder ausstreuen" definiert.[10] **Abbildung 13-1** zeigt die einzelnen Schritte im Vorgehen des Disseminierens.

- frühere Verbreitungsstrategien überprüfen
- Verbreitungsziele formulieren
- Zielpublikum definieren
- Botschaften entwickeln
- Verbreitungskanäle bestimmten
- vorhandene Ressourcen überprüfen
- auf den besten Zeitpunkt und die besten Gelegenheiten achten
- die Verbreitungsbemühungen evaluieren

Abbildung 13-1: Wissen verbreiten (disseminieren) [11]

13.12 Instrumente für die Wissensverbreitung

Forschungsteams, die ihre Forschungsergebnisse disseminieren und anderen zugänglich machen wollen, stehen mehrere Instrumente zur Verfügung. Sie sollen jedoch nicht als Einzelteile, vielmehr als Teile eines Ganzen verstanden werden. Als geeignete Verbreitungsinstrumente werden in **Kasten 13-4** Forschungsberichte, Peer-Reviews, Pressemitteilungen und Kurzdossiers vorgestellt.

Kasten 13-4: Instrumente für die Wissensverbreitung

Forschungsberichte	Der Inhalt eines Forschungsberichts richtet sich nach der Bewilligungsbehörde und deren spezifischen Bestimmungen.
Peer-Reviews	Für viele Forschende ist die Publikation in einer von Fachleuten geprüften Fachzeitschrift ein wichtiges Ziel.
Presseerklärungen	Die Medien sind eine wichtige Zielgruppe zur Verbreitung von Forschungsergebnissen, weil sie die Erfolge bekannt machen und Feedback fördern.
Kurzdossiers	Kurzdossiers fassen die Forschungsergebnisse für ein Laienpublikum zusammen.

13.13 Berufliche Weiterbildung

Nur wer sich ständig beruflich weiterbildet ist in der Lage, mit validen und verlässlichen Methoden zu arbeiten. *Continuing professional development* (CPD) wurde vom Direktorium des CPD-Unterausschusses der *Academy of Medical Royal Colleges* kürzlich folgendermaßen definiert:

> *„Als fortlaufender Prozess außerhalb des formalen Medizinstudiums, der es jedem Arzt/jeder Ärztin ermöglicht, durch den Erwerb von Wissen, Kompetenzen, inneren Einstellungen und Verhaltensweisen die Standards ärztlichen Handelns zu erfüllen und zu verbessern, soll die CPD auch gewisse Veränderungen der Praktiken unterstützen".*[12]

Bei dieser Definition geht um zwei Dinge, um:

- Wissenserwerb und
- Verbesserung der Patientenversorgung.

Hauptziel jeder beruflichen Fort- und Weiterbildung ist die Sicherstellung der bestmöglichen Versorgungsqualität. Best Practice beruht immer auf der Gewinnung neuer Erkenntnisse und der Entwicklung neuer Fertigkeiten und Techniken oder innovativer Praktiken.

Etwas Neues lernen kann bedeuten, sich beruflich „auf dem Laufenden oder auf dem neuesten Stand halten". Die Art des neu Gelernten variiert je nach beruflicher Rolle und Fachgebiet: Es kann um Wissenserwerb gehen, um psychomotorische Fertigkeiten, Management- und Führungskompetenz, Implementierungsmethoden, Literaturanalyse, die Bearbeitung von Forschungsanträgen oder um Mediation.

Aus Sicht der Organisation kann die berufliche Weiterbildung auch externen Anbietern überlassen werden. Werden deren Angebote jedoch nicht ausreichend wahrgenommen, ist ihr Einfluss auf die Praxis begrenzt.

Bildungs- und Lernprozesse verlaufen zyklisch und gleichen einer Spiralbewegung. Der Lernzyklus nach David Kolb[13] ist ein gutes Beispiel für erfahrungsbasiertes Lernen und reflektierende Praxis.

Kolb zufolge besteht Lernen aus abstrakter Begriffsbildung und individuellen Erfahrungen, die zu Wissen werden, das dann flexibel in realen Situationen angewandt wird. In Kolbs Lerntheorie geben neue Erfahrungen den Impuls für die Entwicklung neuer Konzepte: „Lernen ist der Vorgang, bei dem durch die Transformation von konkreter Erfahrung Wissen entsteht".[14]

Anmerkungen und Literatur

1. Greenhalgh, T. (2017). *How to Implement Evidence-Based Healthcare*. Oxford: Wiley-Blackwell.
2. See, for example, Central and North West London NHS Foundation Trust. *Research projects, service evaluations and clinical audits*. Retrieved from https://www.cnwl.nhs.uk/health-professionals/icapt/research-knowledge-base/research-projects-service-evaluations-clinical-audits [05.10.2017]
3. See www.joindementiaresearch.nihr.ac.uk/content/about
4. National Institute for Health Research. (2009). *INVOLVE: Promoting public involvement in NHS, public health and social care research*. Retrieved from https://www.rds-london.nihr.ac.uk/RDSLondon/media/RDSContent/files/PDFs/Good-practice-in-active-public-involvement-in-research.pdf [05.10.2017]
5. The Scottish Dementia Working Group Research Sub-group. *Core principles for involving people with dementia in research*. Retrieved from https://www.dementiaallianceinternational.org/wp-content/uploads/2014/08/Core-Principles_SGWG.pdf [50.10.2017]
6. Petticrew, M. & Roberts, H. (2006). *Systematic Reviews in the Social Sciences: A Practical Guide*. Malden, MA: Blackwell Publishing, p. 9.
7. Sackett, D.L., Rosenberg, W.M., Muir Gray, J.A., Haynes, R.B. & Richardson, W.S. (1996). *Evidence based medicine: What it is and what it isn't. BMJ* 312, 7023, 71–72, cited in Gopalakrishnan & Ganeshkumar, P. (2013) Systematic reviews and meta-analysis: Understanding the best evidence in primary healthcare. *Journal of Family Medicine and Primary Care 2*(1) 9–14.
8. Retrieved from https://www.dementiauk.org/for-healthcare-professionals/research-and-evaluation/geans-getting-evidence-admiral-nurse-services/
9. Alzheimer Europe. *Ethical issues: Participating in research*. Retrieved from https://www.alzheimer-europe.org/Research/Understanding-dementia-research/Participating-in-research/Ethical-issues
10. *Collins English Dictionary*, 3rd edition (1994).
11. Redrawn from Figure 1: Steps in developing a dissemination strategy, Module 5: Disseminating the research findings, World Health Organization. (2014). Implementation research toolkit, p. 158. Retrieved from https://www.who.int/tdr/publications/year/2014/participant-workbook5_030414.pdf
12. www.gmc-uk.org/Item_6e Annex_D_AoMRC_CPD_Report.pdf_28991004.pdf
13. Kolb, D.A. (1984) Experiential Learning: Experience as the Source of Learning and *Development* (Vol. 1). Englewood Cliffs, NJ: Prentice-Hall.
14. Kolb (1984), p. 38.

14 Demenzpflege transformieren

Führungskräfte haben den Auftrag, Demenzpflege zu transformieren. „Führung“ (Leadership) ist die Fähigkeit, eine Person oder eine Personengruppe zu beeinflussen, um ein gemeinsames Ziel zu erreichen.[1]

Laura Damschroder und ihr Team beschreiben vier verschiedene Führungstypen. Alle vier sollen die Mitarbeiter und Mitarbeiterinnen motivieren, sich am Veränderungsprozess zu beteiligen:[2]

1. **Meinungsführer** sind Betriebsangehörige, die „die Haltungen und Überzeugungen ihrer Kolleginnen und Kollegen formell oder informell beeinflussen“.
2. **formell bestimmte interne Implementierungsbeauftragte** – z.B. Teamleiter oder Projektleiterinnen
3. „**Champions**“ sind Personen, die als Botschafter den Wandel nachdrücklich unterstützen, für Veränderungen werben und Widerstände innerhalb der Organisation überwinden helfen.
4. **externe Betriebsberater/Change-Agents** mit dem formellen Auftrag, den Veränderungsprozess in die gewünschte Richtung zu lenken.

14.1 Entscheidungsträger und politische Vorgaben beeinflussen die nationale Demenzstrategie und Service-Entwicklung

Kasten 14-1: Politische Richtungsentscheidungen und die Service-Entwicklung beeinflussen – die Nationalen Berufsstandards

(National Occupational Standards on Contributing to Policy and Practice)

- National Occupational Standard SCDHSC0439 – „Sich an der Entwicklung politischer Richtungsentscheidungen und geeigneter Praktiken beteiligen“ = Verbesserungsmöglichkeiten identifizieren und Informationen und Ideen zur Weiterentwicklung der Organisation präsentieren.

Voraussetzung für eine geordnete Versorgung von Menschen mit Demenz ist die Existenz einer nationalen Demenzstrategie.

Die *National Dementia Strategy*[3] geht von dem Grundsatz aus, dass sich die Betreuung und Versorgung von Menschen mit Demenz mithilfe gut ausgebildeter und effektiv eingesetzter Pflegekräfte verbessern lässt. Infolgedessen verweisen die vier „Leitplanken“ der *Prime Minister's Challenge on Dementia 2020*[4] auf die Kernaufgaben der aktuellen Demenzpolitik in Großbritannien:

- Gesundheit und pflegerische Versorgung
- demenzfreundliche Kommunen
- Risikoreduzierung
- Forschung.

Verbesserte „Pflegekulturen" wird es vermutlich nur geben, wenn Demenzpflegekräfte intensiver geschult, unterstützt und supervisiert werden.

Eine höhere Versorgungsqualität lässt sich erreichen, indem man die Führungskompetenz professionell Pflegender fördert und sie bei der Klärung ihrer beruflichen Wertvorstellungen unterstützt.

14.2 Demenzinterventionen und Demenzpflege – evidenzbasierte Forschung, Innovationen und Entwicklungen

Ziel unseres Gesundheits- und Sozialsystems ist die umfassende Unterstützung von Patienten und Patientinnen und ihrer Familien. Die Hilfe beginnt bei der Feststellung der Erkrankung und der zeitgerechten Diagnose, erstreckt sich auf die Zeit nach der Demenzdiagnose und auf die Anpassung an die Diagnose, auf die fortschreitenden und unvorhersehbaren Funktionsverluste, die häusliche Versorgung und die notwendigen Veränderungen der Lebensführung, auf Hospitalisierungen, Fragen der Wohnsituation, auf den Umzug in ein Pflegeheim und die komplexen Themen im letzten Lebensabschnitt.

Bei all diesen Aufgaben gilt es, sensibel vorzugehen und den Lebensstil der Person zu respektieren. Dabei sollen auch ihre familiären und gesellschaftlichen Lebensumstände berücksichtigt werden.

Wenn es uns nicht gelingt, die Dienstleistungsstrukturen zu verändern, steigen die Kosten für die Versorgung und Pflege von Menschen mit Demenz vermutlich schneller, als die Gesamtprävalenz der Erkrankung im gleichen Zeitraum. Im sehr personalintensiven Pflegesektor steigen nämlich die Löhne in der Regel schneller als die Preise insgesamt (eine geringe Automatisierung vorausgesetzt).

Diese Entwicklung kann die heute bereits angespannten Budgets des Gesundheits- und Sozialsystems weiter belasten, mit der Folge, dass die Angehörigen noch stärker in die Pflicht genommen werden.

Ein hervorragendes Beispiel für innovative Demenzpflege ist das MODEM-Projekt: *A comprehensive approach to MODelling outcome and costs impacts of intervention for DEMentia*. Damit wird untersucht, wie sich eine Strukturveränderung der Dienste auf die Behandlung und Betreuung von Menschen mit Demenz und die Unterstützung pflegender Angehöriger auswirken könnte. Ferner soll das Projekt die Frage beantworten, ob damit bessere Ergebnisse erzielt und die Ressourcen effizienter eingesetzt werden.

Das MODEM-Team trägt internationale Evidenzen über wirksame und potenziell kosteneffiziente Interventionen in der Demenzpflege zusammen. Anschließend ermittelt es mithilfe dieser Befunde und mit Analysen der bereits vorliegenden und neuen Kohortendaten, wie sich eine Ausweitung dieser Intervention auf das ganze Land ab heute bis zum Jahr 2040 auf die Lebensqualität auswirken würde und welche Kosten dabei entstünden. Das MODEM-Projekt wurde 2014 begonnen, läuft bis Februar 2018 und wird vom *Economic and Social Research Council* (ESRC) und vom *National Institute for Health Research* (NIHR) finanziert.[5]

14.3 Mit neuen evidenzbasierten Praktiken schlechte Praktiken verdrängen

Kasten 14-2: Veränderungen des Betreuungsangebots anstoßen und Change-Management übernehmen – die Nationalen Berufsstandards

(National Occupational Standards on Leading and Managing Change)

- National Occupational Standard SCDLMCA2 – „Veränderungen des Betreuungsangebots anstoßen und das Change-Management übernehmen“ = Die Voraussetzungen für Veränderungen des Betreuungsangebots schaffen und das Change-Management übernehmen. Die gemeinsame Vision eines verbesserten Dienstleistungsangebots verwirklichen und mit geschickter Führung alle an der Betreuung beteiligten Personen inspirieren, sich den veränderten Bedürfnissen anzupassen, um die Versorgungsergebnisse zu verbessern.

In der Fachliteratur werden zahlreiche Initiativen beschrieben, die zur Verbesserung der Pflegequalität beitragen können.

Ein Beispiel ist der Einsatz von „Demenz-Champions“, die die besten Pflegepraktiken fördern und dafür sorgen, dass Pflegepersonen unterstützt werden und lernen, wie Menschen mit Demenz am wirksamsten betreut werden.

Eine ähnliche Rolle spielen Demenzpflegeexperten und Demenzpflegeexpertinnen, zu deren Aufgabenbereich es gehört, Arbeitskräfte im Gesundheitswesen über Demenzerkrankungen aufzuklären und sicherzustellen, dass Demenzbetroffene und ihre Angehörigen das beste Informationsmaterial an die Hand bekommen.

Das Gesundheitsministerium und die *Royal Colleges* appellieren an ihre Mitglieder, sich für Demenzpflege zu interessieren und Pflegekompetenz zu erwerben.

Strategische klinische Netzwerke bringen die Nutzer, Erbringer und Auftraggeber von Serviceleistungen zusammen, um mit einem ganzheitlichen sektorübergreifenden Ansatz komplexe Pflegepfade zu optimieren und bessere Versorgungsergebnisse zu erzielen. Sie arbeiten mit Einrichtungsträgern, Auftraggebern und lokalen Behörden partnerschaftlich zusammen und unterstützen sie bei ihren Entscheidungsfindungsprozessen und strategischen Planungen.

14.4 Mit angemessenen, spezifischen und evidenzbasierten Interventionen arbeiten

Die Pflegeplanung soll mit angemessenen, spezifischen und evidenzbasierten Interventionen zur bestmöglichen Versorgung beitragen. Die WHO hat Langzeitpflege folgendermaßen definiert:

> *„Sämtliche Maßnahmen informeller Betreuungspersonen (Angehörige, Freunde/Freundinnen und/oder Nachbarn/Nachbarinnen) und/oder der Fachkräfte (der Gesundheits- und Sozialpflege u. a.), die sie durchführen, damit ein Mensch, der sich nicht vollkommen selbst versorgen kann, mit der bestmöglichen, seinen persönlichen Präferenzen entsprechenden Qualität leben kann, den höchstmöglichen Grad an Unabhängigkeit, Autonomie, Teilhabe und persönlicher Erfüllung erreicht und die Pflege mit seiner Menschenwürde im Einklang steht“.*[6]

Langzeitpflege soll vor allem gewährleisten, dass:

- pflegebedürftige Menschen mit ihrer Gemeinschaft, ihren sozialen Netzwerken und Familien verbunden bleiben können

- das Wohnumfeld und die technischen Hilfsmittel ihren Bedürfnissen entsprechend angepasst werden
- die Beeinträchtigung mit geeigneten Maßnahmen reduziert oder durch Prävention und Gefahrenabwehr nicht weiter verstärkt wird
- die spirituellen, emotionalen und psychologischen Bedürfnisse erkannt und erfüllt werden
- die Angehörigen, Freunde/Freundinnen und andere informelle Betreuungspersonen unterstützt werden.

14.5 Koordinierendes Case-Management

Case-Management ist eine Möglichkeit, verschiedene Dienste zu koordinieren, die Versorgung zu verbessern und Kosten zu senken. In einer neueren systematischen Übersichtsarbeit wurden die Auswirkungen von Case-Management auf Gesundheitskosten und Ressourcenverteilung untersucht und Case-Management-Interventionen präzisiert als:

> *„jede Intervention, die mit einer Interaktion zwischen Case-Manager und der Dyade aus pflegender und gepflegter Person einhergeht, die für Kontinuität und Unterstützung sorgt, über kommunale Dienste, den Verlauf der Betreuung und der Krankheit informiert und der Beratung über finanzielle und rechtliche Angelegenheiten dient. Ein Case-Manager kann auch der Zersplitterung der Dienstleistungen entgegenwirken, die Medikation überwachen, um Nebenwirkungen zu verhindern, und Strategien für den Umgang mit schwierigen Verhaltensweisen aufzeigen, die auf die Bedürfnisse der Patienten/Patientinnen und Familien zugeschnitten sind".*[7]

Die oft langwierige Suche nach einem Pflegeheimplatz kann das Entlassungsmanagement erschweren. Transferverzögerungen bedeuten, dass die Person mit Demenz länger als nötig in einer Akutpflegeeinrichtung versorgt werden muss und dort womöglich als „Fehlbeleger" wahrgenommen wird.

Dawn Brooker hat die Koordinierungsaufgaben mit einer „Flussfahrt" verglichen (s. **Abb. 14-1**).

Heute weiß man, dass Versorgung und Entlassungsmanagement einen multidisziplinären Ansatz brauchen. Alle für die stationäre und ambulante Betreuung von Menschen mit Demenz zuständigen Fachkräfte müssen einander respektvoll begegnen und wirksam kommunizieren – nur dann ist ein „nahtloser Übergang" in eine andere Versorgungsform möglich.

Das Management ist verpflichtet zu prüfen, wie im Akutpflegesetting mit Demenzkranken umgegangen wird. Die Pflegepfade sollen für möglichst weitgehende Regelmäßigkeit sorgen und störende Unterbrechungen auf ein Minimum reduzieren.

Die Anbieter von Pflegeleistungen haben längst erkannt, dass an Alzheimer erkrankte Menschen sinnvolle Beschäftigungen brauchen. Sie wissen aus Erfahrung, dass sich sinnvoll beschäftigte Demenzkranke nützlich fühlen, dass sie weniger depressiv sind und dann mit ihrer Verwandtschaft besser zurechtkommen.

Pflegende Angehörige und andere Pflegepersonen wissen sehr wohl, dass die körperliche Leistungsfähigkeit eine wichtige Komponente der Lebensqualität des Menschen mit Demenz ist.

14.6 Vorbild sein

Führungskräfte müssen anderen ein Vorbild sein und mitfühlende personzentrierte Demenzpflege vorleben. Tom Kitwood hat das Konzept der personzentrierten Pflege entwickelt[9] und eine neue Pflegekultur gefordert, die den ge-

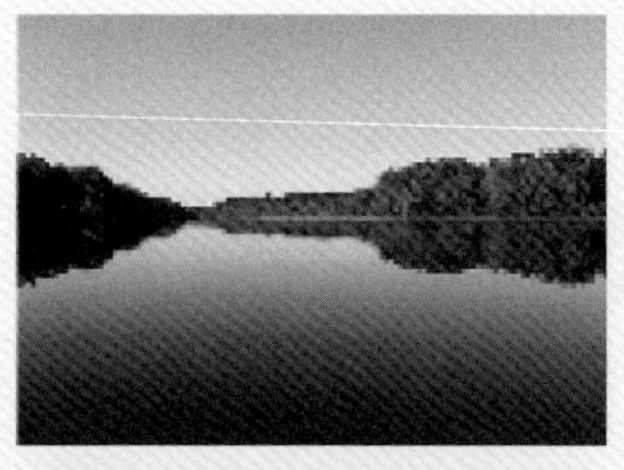

Sauberes und ruhiges Gewässer
Stichworte: demenzfreundliche Kommunen, in denen Demenz nicht stigmatisiert ist, Demenzbetroffene benutzen die öffentlichen Einrichtungen wie alle anderen Leute auch, genießen die gleichen bürgerlichen Rechte, haben Spaß, leben bei ihren Familien und sind überall willkommen

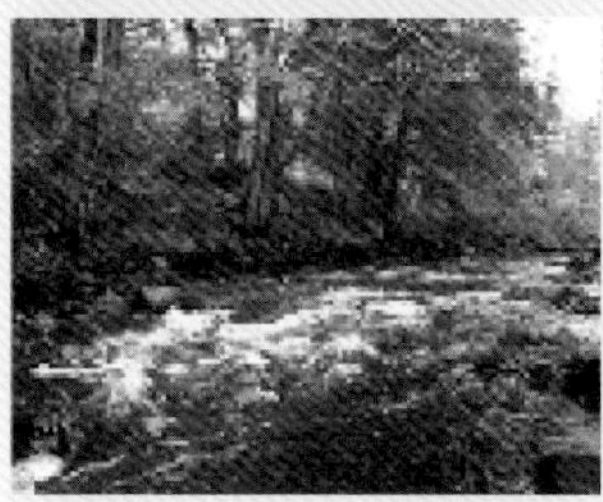

Flussfahrt
Stichworte: Sozialbetreuung, einfühlsame qualitativ hochwertige Versorgung, Unterstützung der ganzen Familie, damit sie die Pflege weiter übernehmen kann und nicht überfordert wird, Information, Schulung, Finanzierung, Rechtsberatung, Beschilderung, technische Hilfsmittel, Anpassung, Unterstützung, Umarmungen, Beratung, Peer-Support, Erholungspausen, ambulante Hilfen, Pflegeheime, Wohnverhältnisse, pflegerische Zusatzleistungen, Treffpunkte, Unterstützungsprogramme

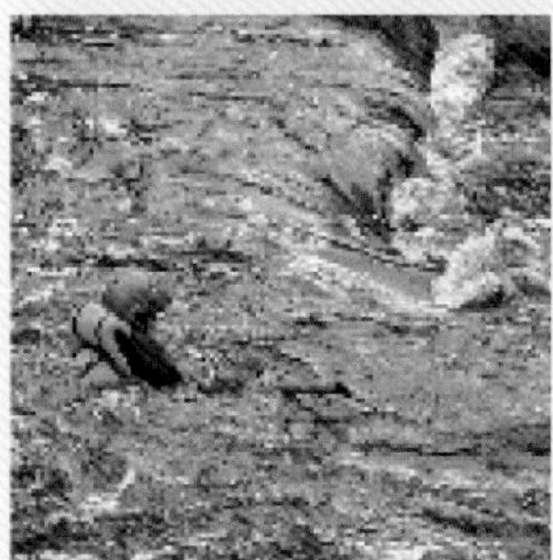

Das Boot läuft auf Grund
Stichworte: Gesundheit, zeitgerechte Diagnose, Begleiterkrankungen, therapeutische Interventionen, medikamentöse und nichtmedikamentöse, in der Krise Unterstützung durch Experten/Expertinnen, schwierige Verläufe, spezielle Betreuung komplexer Familien, oft ist mehr als eine Person im Boot

Abbildung 14-1: Der Flussvergleich

samten Krankheitsverlauf über dem Erhalt des Personseins demenzbetroffener Menschen verpflichtet ist.

Führungsgeschick spielt eine Schlüsselrolle, wenn es darum geht, Pflegekräfte für die Bedürfnisse und Werte ihrer Schutzbefohlenen zu sensibilisieren, sie für Neuerungen zu gewinnen, Veränderungen zum Erfolg zu führen und eine positive Pflegekultur zu etablieren.

Wer ein Pflegeheim leitet, muss Führungsstärke beweisen, um Verbesserungen zu bewirken und zu erhalten, die über die Lebensqualität der Bewohner und Bewohnerinnen entscheiden.

Pflegende müssen unterstützt und gefördert werden und brauchen eine starke Führung, damit sie personzentrierte Praktiken und mitfühlendes Verhalten verinnerlichen.

Die Förderung von Transformationsprozessen zur Entwicklung personzentrierter Pflegepraktiken ist eine anspruchsvolle Aufgabe, die Expertise und Kompetenzen erfordert. Schließlich gibt es in allen Einrichtungen der Gesundheitsversorgung vielschichtige zwischenmenschliche Beziehungen, Subkulturen, komplexe Strukturen und Dynamiken.

Führungskräfte müssen auf schwierige Situationen mit flexiblen Techniken und praxisorientiert reagieren. Es wird in jeder Einrichtung immer wieder problematische Situationen geben, die sich einfacher technischer Erklärungen und Lösungen entziehen.

Da Personzentriertheit offenbar auch humanistischere Umgangsformen fördert, müssen Führungskräfte Rollenmodelle sein, d.h. den personzentrierten Ansatz vorleben und auch ihre Beziehungen zu den Mitarbeiterinnen und Mitarbeitern ebenfalls personzentriert gestalten. Im komplexen und dynamischen Kontext moderner Gesundheitspflege ist es nicht leicht, eine personzentrierte Führungskraft zu sein. Personzentriertes „Sein" hat in der Philosophie Martin Heideggers einen starken historischen Hintergrund und vermag allerhand innere Spannungen auszulösen[10].

Qualitativ hochwertige Pflege und mitfühlende Betreuung handelt von Menschen, nicht von Institutionen. Damit das Pflegepersonal möglichst effektiv arbeiten kann, brauchen Organisationen starke und effektive Führungskräfte, die eine Kultur fördern, die es den Mitarbeitern und Mitarbeiterinnen ermöglicht,

Tabelle 14-1: Die zehn Bestandteile des personzentrierten Pflegekonzepts[11]

Individualität und Werte respektieren	Menschen als Individuen wertschätzen und ihre Unterschiedlichkeit beachten, ihre Werte und Kultur, ihre einzigartigen Stärken, Bedürfnisse und Rechte respektieren, auch das Recht auf Würde und Privatsphäre
Sinn, Bedeutung	die besondere Sichtweise der Person akzeptieren, die Ausdruck der phänomenologischen und subjektiven Natur des Krankheitserlebens und ihrer selbst definierten Ziele ist, um möglicherweise zu einer gemeinsamen Auffassung vom Sinn der Erkrankung zu gelangen
therapeutische Allianz	sie soll von echter Empathie und bedingungsloser Wertschätzung getragen sein
sozialer Kontext und Beziehungen	Menschen sind soziale Wesen; Betonung von Beziehungen und des jeweiligen Kontexts der zwischenmenschlichen Verbindungen und der wechselseitigen Abhängigkeit
ganzheitliches Modell von Gesundheit und Wohlbefinden	biopsychosoziales Menschenbild; Geborgenheit, Bindung, Beschäftigung, Identität und Inklusion erzeugen Wohlbefinden
Laienwissen ist Expertenwissen	das Expertenwissen und Krankheitserleben der Person und ihrer pflegenden Angehörigen als gültig anerkennen
gemeinsame Verantwortung	Macht, Verantwortung und Kontrollbefugnisse sollen geteilt und Pläne miteinander abgestimmt werden; das Geben und Nehmen soll wechselseitig sein
Kommunikation	Gespräche und Dialoge sollen behutsam geführt werden
Autonomie	die Person kann unabhängig von anderen eigene Entscheidungen treffen; für sie und ihre Angehörigen gilt das Prinzip der Selbstbestimmung
Fachkraft als Person	die Erbringer der Dienstleistungen bekommen die gleiche Wertschätzung wie die Empfänger

stolz auf ihre Arbeit zu sein. In der Demenzpflege tätige Menschen brauchen Anleitung und Schulungen und müssen beim Erhalt ihrer Gesundheit und ihres Wohlbefindens unterstützt werden.

Einer Literaturrecherche zufolge besteht personzentrierte Pflege aus neun Komponenten (s. **Tab. 14-1**). Das wichtigste kulturelle Merkmal einer Einrichtung, das Veränderungen und Entwicklung nachweislich begünstigt, ist der Führungsstil und die Art, wie das Management die Belegschaft unterstützt und wertschätzt. Wie bereits in früheren Studien festgestellt, sind regelmäßige Supervision und kollegiale Beratung wesentliche Faktoren, die Pflegefachpersonen befähigen, personzentriert zu arbeiten.

In einer Zeit knapper Kassen und steigender Gesundheitskosten, in der zugleich der Bedarf an Gesundheitsdienstleistungen und die Erwartungen der Öffentlichkeit an das Gesundheitssystem steigen, ist es existenziell wichtig, dass Einrichtungen ihre Strukturen überprüfen und überlegen, wie sie ihre Ressourcen und Arbeitskräfte effizienter einsetzen und ihre Aufgaben optimaler erfüllen können. Im Fünfjahresplan des *National Health Service* ist die Schließung der „Finanzierungslücke" vorgesehen.[12]

14.7 Qualitätssicherung und Reform des Dienstleistungsangebots

Unter „Qualität" und „Qualitätsverbesserung" versteht jeder etwas anderes, je nach Gegenstand und Gegebenheit. Das kann ziemlich verwirrend sein.

Im Gesundheitswesen gibt es keine allgemein gültige Definition von „Qualität". Die folgende vom US-amerikanischen *Institut of Medicine* vorgelegte Definition ist allerdings weit verbreitet (zitiert in Beaulieu[13]): Qualität ist „der Grad, in dem Gesundheitsdienste für Einzelpersonen und Populationen die Wahrscheinlichkeit erhöhen, die gewünschten Gesundheitsergebnisse zu erzielen und die Gesundheitsdienste dem aktuellen Wissensstand entsprechen".

Das *Institute of Medicine* hat sechs Dimensionen qualitativ hochwertiger Gesundheitsversorgung identifiziert.[14] Demnach müssen Gesundheitsdienstleistungen

- sicher
- zeitgerecht
- wirksam
- effizient
- personzentriert und
- fair sein.

Eine allgemein akzeptierte Definition von Qualitätsverbesserung gibt es nicht. Oft wird sie als systematischer Ansatz beschrieben, der mithilfe spezifischer Techniken die Qualität verbessert. Wichtig für erfolgreiche und nachhaltige Verbesserungen ist die Art des Veränderungsmanagements – entscheidend sind ein konsistenter Ansatz und ein klares Konzept.

14.8 Pflegende schulen und bei der Erfüllung der Bedürfnisse demenzkranker Menschen unterstützen

Kasten 14-3: Veränderung und Führung – die Nationalen Berufsstandards

(National Occupational Standards on Change and Leadership)

■ National Occupational Standard CFAM&LBA2 – „Im eigenen Verantwortungsbereich die Führung übernehmen"
= Den in einem bestimmten Bereich oder einer Abteilung der Einrichtung tätigen Personen die Richtung weisen und sie unterstützen, damit sie ihre Vision verwirklichen und die Ziele ihres Bereichs erreichen.

■ National Occupational Standard CFAM&LCA3 – „Die Menschen am Veränderungsprozess beteiligen"
= Alle von Veränderungen betroffenen Personen – innerhalb der eigenen Einrichtung und andere Akteure – sollen sich an den Veränderungsprozessen beteiligen.

Nirgends ist Führung wichtiger als bei der Verbesserung der Qualität in der direkten Pflege – am Krankenbett, auf den Stationen, in Kliniken und Hausarztpraxen.

Oft sind praxiserfahrene Fachleute in Zusammenarbeit mit der Geschäftsführung die besten Führungskräfte (Ärzte/Ärztinnen, Fachkräfte für Pflege und Soziale Arbeit und ähnliche Berufsgruppen).

Sie alle kennen die entscheidenden Erfolgsfaktoren – Teamarbeit, interdisziplinäre Kommunikation, standardisierte Pflegeprozesse und deren Einhaltung – und wissen um ihre hohe Glaubwürdigkeit und ihre Vorbildfunktion.

Führungskräfte haben die nicht immer leichte Aufgabe, Ziele zu identifizieren, die dem ganzen Team und den diversen Berufsgruppen wichtig sind, aber auch den Werten und Prioritäten der Einrichtung entsprechen.

Ziele von unten nach oben zu entwickeln kann mit der Tendenz kollidieren, Ziele von oben zu bestimmen. Sie müssen spezifisch, ambitioniert, messbar und realistisch sein.

Hauptziel soll stets die bessere Zusammenarbeit des Teams mit anderen – internen und externen – Teams sein.

Ganz wichtig: Führungskräfte müssen den Teams konstruktives Feedback geben und sie anhand verlässlicher Daten über ihre Leistungen informieren. Fortschritte und verbesserte Praktiken sollen gewürdigt und belohnt werden.

14.9 Partnerschaftliche Zusammenarbeit

Um Menschen mit Demenz gut versorgen und pflegende Angehörige wirksam unterstützen zu können, ist eine partnerschaftliche Zusammenarbeit aller Beteiligten unerlässlich. Im Kontext einer Demenzerkrankung ist es allerdings schwierig, Entscheidungen gemeinsam zu treffen, weil Menschen mit Demenz aufgrund ihrer kognitiven Einbußen viele Dinge nicht mehr selbst bestimmen können.

Sie wollen zwar möglichst lang an Entscheidungen, die ihr Leben betreffen, mitwirken, merken aber, dass sie sich zunehmend auf ihre pflegenden Angehörigen verlassen müssen. Diesen wiederum fällt es nicht leicht, stellvertretend für ihren Verwandten mit Demenz zu entscheiden.

Zusammenarbeit bedeutet, dass verschiedene Menschen gemeinsam ein bestimmtes Ziel anstreben. Dabei kommt es nicht so sehr darauf an, einen Konsens zu erreichen, viel wichtiger ist der Vorgang des Zusammenwirkens selbst.

14.10 Die Rollen und Verantwortungsbereiche der verschiedenen Akteure

Kasten 14-4: Zusammenarbeit – die Nationalen Berufsstandards

(National Occupational Standards on Collaborative Working)

■ National Occupational Standard SCDHSC0433 – „Die Voraussetzungen für die Zusammenarbeit der Anbieter von Gesundheitsdienstleistungen und Sozialhilfe schaffen"
= Der Standard zeigt auf, wie eine sektorübergreifende Zusammenarbeit vereinbart wird und wie Gesundheitsdienstleistungen und soziale Dienstleistungen gemeinsam am effektivsten erbracht werden.

■ National Occupational Standard SFHGEN126 – „Die verschiedenen für Gesundheit und Wohlbefinden zuständigen Service-Einrichtungen überwachen, evaluieren und verbessern"
= Die Teams der verschiedenen Dienste und Organisationen müssen überwacht, evaluiert und geführt werden, damit sie ihre Leistungen und Angebote verbessern und die Gesundheitsbedürfnisse der Nutzer erfüllen können. Dafür müssen die Nutzer und die Anbieter der Dienstleistung ein Arbeitsbündnis eingehen.

Das wohl wichtigste gemeinsame Ziel multidisziplinärer Teams, in welchem Setting auch immer, ist die personzentrierte, koordinierte, an den Wünschen des pflegeabhängigen Menschen orientierte Pflege. Die demenzkranke Person soll wissen: „Ich kann meine Versorgung mit Leuten planen, die zusammenarbeiten und versuchen, mich zu verstehen. Die Pflegekräfte achten mein Recht auf Selbstbestimmung und koordinieren die verschiedenen Dienste, damit ich Ziele erreiche, die mir wichtig sind".

In vielen Studien und Publikationen wurde nach einer Erklärung für den Erfolg von multidisziplinärer Teamarbeit gesucht. Welche Grundprinzipien und Schlüsselfaktoren sind erfolgsentscheidend? Was bedeuten in diesem Zusammenhang Leadership, Beziehungen, Kultur, Praxiserfahrung, Personalentwicklung, Information, Kommunikation, gemeinsame Ermittlung des Versorgungsbedarfs und der Ressourcenverteilung?

Die Bedingungen für eine sektorübergreifende Zusammenarbeit der verschiedenen Akteure sind nicht ganz einfach. Es gibt:

- unterschiedliche Verfahrensweisen – je nach Berufsgruppe und Fachbereich
- systembedingte Hürden und bürokratische Vorgaben, die den Zugang zu koordinierten spezialisierten und nicht spezialisierten Diensten und die Ausstattung mit den nötigen Betriebsmitteln erschweren
- Fragen der Finanzierung und der Budgets.[15]

Sektorübergreifende Zusammenarbeit eröffnet neue Chancen, weil sie

- dank transferierbarer, flexibler Leitlinien, Instrumente und Techniken trotz unterschiedlicher Verfahrensweisen die Weitergabe von Wissen, Fertigkeiten und Expertise erlaubt, was allen nützt – Gesundheitsversorgung, Soziale Arbeit und Public Health profitieren davon
- Gesundheit, Gesundheitsergebnisse und Gesundheitsförderung in den Fokus rückt – zum Wohle aller
- in einer Kultur des Zusammenwirkens die Führungskompetenz der Beteiligten fördert und dabei über die Grenzen des jeweiligen Fachgebiets hinaus Verfahren eingesetzt werden, die sich am Bedürfnis/an den Bedürfnissen der Patienten und Patientinnen orientieren.[16]

14.11 Gleichbehandlung gewährleisten und Diversität respektieren

Grundsätzlich müssen alle Menschen den gleichen Zugang zu Serviceleistungen haben, gleich gut behandelt und gepflegt werden.

Der *Equality Act* von 2010[17] [in Deutschland: Allgemeines Gleichbehandlungsgesetz von 2016. Anm. d. Ü.] verpflichtet alle öffentlichen Einrichtungen und Funktionsträger, die Diskriminierung bestimmter Bevölkerungsgruppen zu verhindern. Sie sind überdies verpflichtet, Gleichberechtigung und Gleichbehandlung aktiv zu fördern und Konflikte zu entschärfen.

Geschlechtergerechtigkeit bezüglich des Zugangs zu und der Erbringung von Gesundheitsdienstleistungen zu erreichen ist eine gewaltige Herausforderung. Weltweit leben mehr Frauen mit Demenz als Männer. Da die Bevölkerung überall auf der Welt altert und Alter ein bekannter Risikofaktor ist, werden Demenzkrankheiten rapide zunehmen und Frauen besonders betroffen sein. Staatliche Gesundheitsbehörden und zivilgesellschaftliche Lobbygruppen können bei der Entwicklung frauenspezifischer Demenzpläne und Demenzstrategien auf internationale Rahmenvereinbarungen zurückgreifen, z.B. auf den „Globalen Aktionsplan für Maßnahmen des öffentlichen Gesundheitswesens gegen Demenzerkrankungen 2017–2025" der WHO[18].

Diese Vereinbarungen enthalten klare Vorgaben – die in manchen Fällen sogar verpflichtend sind – und erklären, wie sich die Gender-Perspektive in nationale Aktionspläne gegen Demenzerkrankungen integrieren lässt.

Das Fehlen der Gender-Perspektive in den heutigen Demenzstrategien und Demenzprogrammen beweist, dass autonome Frauenorganisationen mit Demenzfachkräften und politischen Entscheidungsträgern zusammenarbeiten müssen, damit künftige Aktionspläne die unterschiedlichen Auswirkungen auf die Lebenssituationen von Frauen und Männern systematisch berücksichtigen.

Es muss Mechanismen geben, die diese Vereinbarungen überwachen und sicherstellen, dass die Menschenrechte Demenzkranker gewahrt und ihre Bedürfnisse erfüllt werden. Wir müssen die besten Methoden finden, um Frauen in der „Demenz-Agenda" nach vorn zu bringen.

Anmerkungen und Literatur

1. Northouse, P.G. (2013) *Leadership Theory and Practice* (6th edition). Thousand Oaks, CA: SAGE.
2. Damschroder L.J., Aron, D.C., Keith, R.E., Kirsh, S.R., Alexander, J.A. & Lowery, J.C. (2009). Fostering implementation of health services research findings into practice: A consolidated framework for advancing implementation science. *Implementation Science* 4, (50).
3. Department of Health. (2009). *Living Well with Dementia: A national dementia strategy.* Retrieved from https://www.gov.uk/government/publications/living-well-with-dementia-a-national-dementia-strategy [05.10.2017]
4. Department of Health (2015) *Prime Minister's Challenge on Dementia 2020.* Retrieved from https://www.gov.uk/government/uploads/system/uploads/attachment_data/file/414344/pm-dementia2020.pdf
5. See Comas-Herrera, A., Knapp, M., Wittenberg, R., Banerjee, S., Bowling, A., Grundy, E.., ... McDaic, D.. & MODEM Project Group (2017). MODEM: A comprehensive approach to modelling outcome and costs impacts of interventions for dementia. Protocol paper. *BMC Health Services Research* 17(25). Retrieved from https://eprint.ncl.ac.uk/file_store/production/232504/B1969A36-C9D1-40C5-9307-63C6E76F00B9.pdf [05.10.2017]
6. www.euro.who.int/en/health-topics/Life-stages/healthy-ageing/data-and-statistics/health-and-social-care-systems
7. Pimouguet, C., Lavaud, T., Dartigues, J.F. & Helmer, C. (2010). Dementia case management effectiveness on health care costs and resource utilization: A systematic review of randomized controlled trials. *Journal of Nutrition, Health and Aging 14*(8), 669–676.
8. See www.ksseducation.hee.nhs.uk/files/2014/08/Person-Centred-Leadership-in-Dementia-Care-Professor-Dawn-Brooker.pdf
9. Kitwood, T. (1997). *Dementia Reconsidered: The Person Comes First.* Buckingham: Open University Press.
10. Stanford Encyclopedia of Philosophy, Martin Heidegger (1889–1976). Retrieved from https://plato.stanford.edu/entries/heidegger [05.10.2017]
11. Adapted from Box 1 (Framework of components of person-centred care), Kirkley, C., Bamford, C., Poole, M., Arksey, H., Hughes, J. & Bond, J. (2011). The impact of organisational culture on the delivery of person-centred care in services providing respite care and short breaks for people with dementia. *Health and Social Care in the Community 19*(4), 438–448. https://doi.org/10.1111/j.1365-2524.2011.00998.x
12. NHS England. (2014). *Five Year Forward View.* Retrieved from https://www.england.nhs.uk/wp-content/uploads/2014/10/5yfv-web.pdf [05.10.2017]

13. Cited in Beaulieu, M.-D. (2013). Assessing quality: Giving patients a voice. *Canadian Family Physician 59*(3), 317. Retrieved from https://www.ncbi.nlm.nih.gov/pmc/articles/PMC3596213
14. The Health Foundation. (2013). *Quality improvement made simple: What everyone should know about health care quality improvement.* Retrieved from https://www.health.org.uk/sites/health/files/QualityImprovementMadeSimple.pdf [05.10.2017]
15. NHS England. (2014). *MDT Development: Working toward an effective multidisciplinary/multiagency team.* Retrieved from https://www.england.nhs.uk/wp-content/uploads/2015/01/mdt-dev-guid-flat-fin.pdf [05.10.2017]
16. NHS England. (2014). *MDT Development: Working toward an effective multidisciplinary/multiagency team.* Retrieved from https://www.england.nhs.uk/wp-content/uploads/2015/01/mdt-dev-guid-flat-fin.pdf [05.10.2017]
17. See https://www.legislation.gov.uk/ukpga/2010/15/contents?
18. Retrieved from https://www.who.int/mental_health/neurology/dementia/zero_draft_dementia_action_plan_5_09_16.pdf [05.10.2017]

Nachwort

Einige der im Kapitel 13 (Forschung und evidenzbasierte Demenzpflege) behandelten Themen werden hier noch einmal aufgegriffen.

Die Struktur dieses Werks wurde vom *Department of Health* vorgegeben, das auch das *Dementia Core Skills Education and Training Framework*[1] in Auftrag gegeben hat. Dieses Lehrbuch wurde von *Health Education England and Skills for Health* entwickelt. Es enthält genaue Angaben über die Mindeststandards der Ausbildung und über die Lernziele der Ebenen 1, 2 und 3.

Wir empfehlen, das Lehrbuch zu studieren und generell möglichst viele Publikationen zum Thema Demenz zu lesen.

Hier einige Beispiele für aktuelle Informationsquellen:

- *The British National Formulary* ist ein pharmazeutisches Nachschlagewerk, das ein breites Spektrum an Informationen über Verschreibungen und Arzneimittel und viele diesbezügliche Ratschläge enthält, zudem spezifische Fakten und Details über alle Medikamente, die der *UK National Health Service* zur Verfügung stellt. Das Werk ist unter www.bnf.org/products/bnf-online abrufbar.
- Das *National Institute for Health and Clinical Excellence* (NICE) publiziert verbindliche Richtlinien, damit Menschen mit Demenz, die von Gesundheits- und Sozialdiensten betreut werden, die bestmögliche evidenzbasierte Pflege erhalten. Sämtliche Informationen sind leicht unter www.nice.org.uk abrufbar.
- Das *Social Care Institute for Excellence* (SCIE) trägt zur Verbesserung der Gesundheitsversorgung und der Sozialbetreuung bei. Es arbeitet unabhängig, ehrenamtlich und landesweit mit den Erbringern von Dienstleistungen für Erwachsene, Familien und Kinder zusammen. Die Publikationen des Instituts sind für die allgemeine Öffentlichkeit wie für das Fachpublikum interessant und relevant: www.scie.org.uk
- Die *National Occupational Standards* (NOS) sind Aussagen über die Leistungen, die Personen an ihrem Arbeitsplatz erbringen müssen, und geben Auskunft über die dafür benötigten Kenntnisse. Die Standards sind unter www.ukstandards.org.uk abrufbar.

Forschungslücken entdecken

Die Website des *National Institute for Health Research* (NIHR) ist dazu einen Besuch wert: www.nihr.ac.uk

Meist sind es stets die gleichen Gesundheitsfachpersonen, die im Rahmen des staatlichen Gesundheitswesens Menschen behandeln und pflegen und dabei Forschung betreiben. Sie suchen nach besseren Möglichkeiten, ihre Patienten und Patientinnen zu betreuen und Menschen gesund zu halten.

Es gibt viele verschiedene Forschungsaktivitäten, z. B. die Arbeit in einem wissenschaftlichen Labor oder das genaue Aufzeichnen von Gesundheits- und Krankheitsmustern, um neue Behandlungen zu entwickeln.

Alle in Gesundheitsberufen tätigen Fachkräfte sind aufgefordert, ihrer praktischen Arbeit forschungsbasiertes Wissen zugrunde zu legen. Alljährlich erscheinen hunderte Fachzeitschriften mit tausenden Forschungsberichten. Wer sich mit der Fachliteratur befasst, wird vermutlich feststellen, dass es Quellen unterschiedlicher Qualität, Verständlichkeit und Praxisrelevanz gibt.

Jedes Forschungsvorhaben beginnt mit einer Idee, die dann als Forschungsfrage formuliert wird. Viele potenziell nutzbringende Forschungsfragen entstehen aus den Beobachtungen von Menschen in Heil- und Pflegeberufen.

Eine Forschungsfrage ist eine klare, kurz gefasste, prägnante Aussage, die das Forschungsziel und die möglichen Erkenntnisse benennt. Sie bestimmt über den Erfolg des Forschungsverlaufs und soll die Entwicklung eines Forschungsprotokolls vorantreiben. Forschungsfragen sollen verständlich und unkompliziert formuliert sein.

Die Ärzteschaft und andere in der Gesundheitsversorgung tätigen Fachkräfte wissen sehr viel über Gesundheit, Krankheiten und Behandlungen, doch nicht alles. Die Forschung kann helfen, Antworten zu finden, Wissenslücken zu füllen und Betreuungsangebote zu verändern.

Die *Cochrane Dementia and Cognitive Improvement Group* (http://dementia.cochrane.org) der *Oxford University* im *Radcliffe Department of Medicine* ist eine gute Informationsquelle. Unter www.evidentlycochrane.net findet man hervorragende Blogs zu diesem Thema. Sie beschäftigen sich mit kognitiven Beeinträchtigungen allgemeiner und spezifischer Art, die im Kontext von Gehirnerkrankungen auftreten, viele Beiträge handeln jedoch ausschließlich von Demenzerkrankungen.

Wissenschaftliche Artikel lesen

Bei einem neuen Forschungsergebnis lautet die naheliegende Frage nicht: „Ist das die erste Studie zu diesem Thema?“, sondern: „Trägt dieses neue Wissen etwas zur bereits vorhandenen Fachliteratur bei?“ und: „Worum geht es bei dieser Studie und an wen richtet sie sich?“

Bitte stellen Sie sich, bevor Sie von der Relevanz der Studienergebnisse für Ihre praktische Arbeit ausgehen, folgende Fragen:

- Wer hat an der Studie teilgenommen und weshalb?
- Wurden die Probanden und Probandinnen unter realen Lebensbedingungen untersucht?
- War das Studiendesign sinnvoll?
- Es ist immer wichtig zu prüfen, ob die Outcome-Messung mit einem validierten Instrument erfolgt ist. Wurden systematische Verzerrungen (Bias) verhindert oder minimiert? Bias entstehen durch ungeeignete Untersuchungsmethoden, die die Ergebnisse verfälschen und deren Vergleichbarkeit behindern. Bitte überlegen Sie, inwiefern verschiedene Studiendesigns verschiedene Schritte erfordern, um systematische Verzerrungen zu reduzieren.
- War das Assessment „verblindet“? Eine Blindstudie ist ein Experiment, bei dem die Versuchspersonen nicht darüber informiert werden, ob sie der Behandlungs- oder der Experimentalgruppe zugeordnet sind. Das soll bewusste und unbewusste Verzerrungen reduzieren oder eliminieren. Sind beide Seiten, d.h. Versuchsperson und Versuchsleitung „blind“, spricht man von einer Doppelblindstudie.
- Selbst wenn peinlich genau auf die Vergleichbarkeit der Kontrollgruppe geachtet wird, bleiben die Bemühungen vergeblich, wenn die auswertenden Personen über die Gruppenzuteilung informiert sind.
- Wurden Fragen der Statistik vorab geklärt?

- Der Methodenabschnitt eines Artikels enthält oft drei wichtige Angaben, nämlich die Größe der Stichprobe, die Dauer der Nachbeobachtung und die Vollständigkeit der Nachbeobachtung.
- Sind die Ergebnisse glaubwürdig?

Kasten A-1: Welche Studiendesigns werden am häufigsten eingesetzt?

Randomisierte kontrollierte Studien (RCT)

Das Design randomisierter kontrollierter Studien ist darauf ausgelegt, systematische Verzerrungen zu vermeiden, indem die Teilnehmenden aus einer bestimmten Bevölkerungsgruppe rekrutiert und dann randomisiert zwei verschiedenen Gruppen zugeteilt werden.

Nicht-randomisierte kontrollierte klinische Studien

Generell gilt, dass bei der Beurteilung einer nicht-randomisierten kontrollierten klinischen Studie der gesunde Menschenverstand gefragt ist. Man muss überlegen, ob die Unterschiede zwischen den Interventions- und den Kontrollgruppen bereits bei Behandlungsbeginn so groß waren, dass Vergleiche nicht möglich sind und die Interventionswirkung nicht verlässlich nachweisbar ist.

Kohortenstudien

Bei einer Kohortenstudie werden zwei oder mehrere Bevölkerungsgruppen aufgrund ihres unterschiedlichen Expositionsstatus ausgewählt, d. h. danach, wie lange sie einem bestimmten Risikofaktor ausgesetzt waren. Sie werden dann über einen gewissen Zeitraum hinweg beobachtet, um festzustellen, wie sich die Exposition auswirkt und viele Personen der einzelnen Gruppen eine bestimmte Krankheit oder Komplikation entwickelt haben.

Fall-Kontroll-Studien

Dabei werden die Erfahrungen einzelner erkrankter und nicht erkrankter Individuen retrospektiv analysiert, um mögliche Krankheitsauslöser zu identifizieren.

Reflektierendes Lernen

Beim reflektierenden Lernen tritt die Person einen Schritt vom erfahrungsbasierten Lernen zurück, um ihr kritisches Denkvermögen schärfen, ihre Erfahrung analysieren und so ihre künftigen Leistungen verbessern zu können.

Lioba Howatson-Jones (2016) schreibt dazu:[2]

> *„Reflexion wurde oft als mentaler Rückgriff auf Erlebtes definiert, um implizites und intuitives Wissen zu entwickeln, als Transformationsvorgang, der die lernende Person und ihre Handlungen verändert, sowie als Möglichkeit zu erkennen, wie und weshalb die Dinge geschehen sind. „Implizites Wissen" bedeutet stillschweigende Übereinstimmung, „intuitiv" bedeutet die Verknüpfung des Wissens mit konkreten Erfahrungen".*

Lernende sollen die Assessmentkriterien kennen und auf Feedback reagieren, damit sie das Gelernte reflektieren können und Verbesserungsmöglichkeiten erkennen.

Wer pro Woche zehn Minuten für ein „Lerntagebuch" reserviert, begreift sehr bald, was Reflexion bedeutet. Ein Lerntagebuch zu führen ist nicht schwer, weil es einer bestimmten Form folgt, die die Dokumentation wichtiger Einzelheiten erleichtert.

Es gibt vier Dinge, die Lernende schriftlich festhalten sollen:

- die Erfahrung, die Situation, das Ereignis
- wie sie spontan auf das Erlebte reagiert haben
- was sie anschließend getan haben
- was sie aus der Erfahrung, der Situation oder dem Ereignis gelernt haben.

Trisha Greenhalgh hat ein Buch zu diesem Thema geschrieben, das wir wärmstens empfehlen: *Einführung in die evidenzbasierte Medizin*, Bern: Huber 2015 (3. Aufl.).

Alles Gute und viel Erfolg dabei!

Anmerkungen und Literatur

1. See www.skillsforhealth.org.uk/services/item/176-dementia-core-skills-education-and-training-framework
2. Howatson-Jones, L. (2016). *Reflective Practice in Nursing*, 3rd edition, London: Sage Publications, p. 7.

Literaturverzeichnisse

Bibliografie weiterführender Literatur

Die Hauptquelle, auf die in diesem Buch zurückgegriffen wurde, ist das „Dementia Core Skills Education and Training Framework". Das Framework wurde vom Departement of Health beauftragt wie auch gegründet und durch die Zusammenarbeit von „Skills for Health" und „Health Education England" (HEE) umgesetzt, in Partnerschaft mit „Skills for Care". Die Entwicklung des Frameworks wurde von einer Expertengruppe angeleitet, die eine Bandbreite an Gesundheits- und Pflegeorganisationen, Royal Colleges und weiteren Ausbildungsstätten umfasst.

www.skillsforhealth.org.uk/services/item/176-dementia-core-skills-education-and-training-framework

Weiterführende Publikationen zum Thema:

Brooker, D. & Latham, I. (2016). *Person-Centred Dementia Care*, 2nd edition. London: Jessica Kingsley Publishers.

Dt.: Brooker, D. (2008). Person-zentriert pflegen. Das VIPS-Modell zur Pflege und Betreuung von Menschen mit einer Demenz. Bern: Huber.

Dementia UK, Higher Education for Dementia Network (HEDN). (2013). *Curriculum for UK Dementia Education.* Accessed on 5 October 2017 at https://www.dementiauk.org/for-healthcare-professionals/free-resources/download-the-curriculum-for- dementia-education

Department of Health. (2015). *Prime Minister's Challenge on Dementia 2020.* www.gov.uk/government/publications/prime-ministers-challenge-on-dementia-2020

Hodges, J.R. (2007). *Cognitive Assessment for Clinicians.* Oxford: Oxford University Press.

Husain, M. & Schott, J. (2016). *Oxford Textbook of Cognitive Neurology and Dementia* (Oxford Textbooks in Clinical Neurology). Oxford: Oxford University Press.

London Dementia Strategic Clinical Network. (2014). *Guide to Dementia Training for Health and Social Care Staff in London: Improving Quality of Care.* Accessed on 5 October 2017 at https://hee.nhs.uk/sites/default/files/documents/Guide%20to%20Dementia%20Training%20for%20Health%20and%20Social%20Care%20Staff%20in%20London.pdf

McCormack, B. & McCance, T. (eds). (2017). *Person-Centred Practice in Nursing and Health Care*, 2nd edition. Oxford: Wiley-Blackwell.

Rahman, S. (2015). *Living Better with Dementia: Good Practice and Innovation for the Future.* London: Jessica Kingsley Publishers. (This book includes a description of the drive to reduce inappropriate prescribing of antipsychotics, and reviews many aspects, including stigma and delirium).

Rahman, S. (2017). *Enhancing Health and Wellbeing in Dementia: A Person- Centred Integrated Care Approach.* London: Jessica Kingsley Publishers. (This book gives an account of a ‚living well' pathway, comparable to the NHS England Transformation Network).

Worcestershire Health and Care NHS Trust. (2011). *Stand by Me: Promoting Good Communication with People Living with Dementia and Their Families.* Accessed on 5 October 2017 at www.worcester.ac.uk/documents/Stand_By_Me_Book_sample.pdf

Menschen mit Demenz begleiten, pflegen und versorgen

Dementia Care Programm im Hogrefe Verlag

Aktivierung

- Spector, A., Thorgrimsen, L., Woods, B. & Orrell, M. (2012). *Kognitive Anregung (CST) für Menschen mit Demenz*. Bern: Huber.
- Tschan, E. (2014). *Integrative Aktivierende Alltagsgestaltung – Konzept und Anwendung*. Bern: Huber.
- Tuntland, H. (2019). *Das ADL/ IADL-Handbuch. Das Selbstversorgungshandbuch für Pflegende und Ergotherapeuten*. Bern: Hogrefe.
- Waldboth, V., Suter-Riederer, S., Föhn, M., Schneiter-Ulmann, R. & Imhof, L. (2017). *Pflanzengestützte Pflege*. Bern: Hogrefe.
- Zoutewelle-Morris, S. (2019). *Wenn es Schokolade regnet – 99 kreative Ideen für die Arbeit mit Menschen mit Demenz* (2. Aufl.). Bern: Hogrefe.

Angehörigenarbeit

- Wilz, G., Schinkötte, D. & Kalytta, T. (2015). *Therapeutische Unterstützung für pflegende Angehörige von Menschen mit Demenz*. Göttingen: Hogrefe.
- Woods, B., Keady, J. & Seddon, D. (2009). *Angehörigenintegration*. Bern: Huber.

Assessment

- Becker, S., Kaspar, R. & Kruse, A. (2010). *H.I.L.DE – Heidelberger Instrument zur Erfassung der Lebensqualität demenzkranker Menschen*. Bern: Huber.
- Gupta, A. (2012). *Assessmentinstrumente für alte Menschen*. Bern: Huber.
- Riesner, C. (Hrsg.). (2014). *Dementia Care Mapping (DCM) – Evaluation und Anwendung im deutschsprachigen Raum*. Bern: Huber.

Beratung/Patientenedukation

- Lippinska, D. (2010). *Menschen mit Demenz person-zentriert beraten*. Bern: Huber.

Demenz-Begleiter

- Werner, S. (2019). *Pflegeassistenz Notes*. Bern: Hogrefe.
- Werner, S. (2017). *Demenzbegleiter Notes*. Bern: Hogrefe.
- Werner, S. (2016). *Alltagsbegleiter Notes*. Bern: Hogrefe.
- Werner, S. (2015). *Praxishandbuch für Alltagsbegleiter*. Bern: Hogrefe.
- Werner, S. (2013). *Praxishandbuch für Demenzbegleiter*. Bern: Huber.

Demenzerkrankung

- Hafner, M. & Meier, A. (2005). *Geriatrische Krankheitslehre I – Psychiatrische und neurogene Symptome*. Bern: Huber.
- Hülshoff, T. (2008). *Das Gehirn*. Bern: Huber.
- Jahn, T. (2015). *Demenzen*. Göttingen: Hogrefe.
- Martin, M. & Schelling, H.R. (Hrsg.). (2005). *Demenz in Schlüsselbegriffen*. Bern: Huber.

Demenz-Forschung/Epidemiologie

- Innes, A. (Hrsg.). (2014). *Demenzforschung.* Bern: Huber.
- Doblhammer, G. (2012). *Demografie der Demenz.* Bern: Huber.

Demenz und Zivilgesellschaft

- Robert Bosch Stiftung. (Hrsg.). (2007). *Gemeinsam für ein besseres Leben mit Demenz.* Bern: Huber.
- Whitehouse, P.J. & George, D. (2009). *Mythos Alzheimer.* Bern: Huber.
- Wißmann, P., Eisenberg, S., Grambow, E., Koczy, P., Kruse, A., Kuhn, C., ... Zegelin, A. (2007). *Demenzkranken begegnen.* Bern: Huber.

Empirisch neurokognitive Ansätze

- Bonner, C. (2013). *Stressmindernde Pflege bei Menschen mit Demenz.* Bern: Huber.
- Held, C. (2018). *Was ist gute Demenzpflege?* (2. Aufl.). Bern: Hogrefe.
- Lind, S. (2011). *Fortbildungsprogramm Demenzpflege.* Bern: Huber.
- Lind, S. (2007). *Demenzkranke Menschen pflegen.* Bern: Huber.
- Savaskan, E. & Haasemann, W. (2017). *Leitlinie Delir.* Bern: Hogrefe.
- Smith, P.T.M. (2017). *Stressreduzierende Pflege von Menschen mit Demenz.* Bern: Hogrefe.
- Weih, M. (2011). *Wie war das noch mal? – Lernen, Vergessen und die Alzheimer-Krankheit.* Bern: Huber.

Ernährung

- Rückert, W., Arnold, R., Bauer-Söllner, B., Brinner, C., Ding-Greiner, C., Kolb, C., ... Vanorek, R. (2007). *Ernährung bei Demenz.* Bern: Huber.

Ethik

- Petzold, C., Brucker, U., Ohnsorge, K., Reisach, B., Robertz-Grossmann, B., Roser, T., ... Wilkening, K. (2007). *Ethik und Recht.* Bern: Huber.

Evaluation

- Becker, S., Kaspar, R. & Kruse, A. (2010). *H.I.L.DE – Heidelberger Instrument zur Erfassung der Lebensqualität demenzkranker Menschen.* Bern: Huber.
- Innes, A. & McCabe, L. (Hrsg.). (2013). *Demenzevaluation.* Bern: Huber.
- Riesner, C. (Hrsg.). (2014). *Dementia Care Mapping (DCM) – Evaluation und Anwendung im deutschsprachigen Raum.* Bern: Huber.

Frühe Demenz

- Bölicke, C., Mösle, R., Romero, B., Sauerbrey, G., Schlichting, R., Weritz-Hanf, P. & Zieschang, T. (2007). *Ressourcen erhalten.* Bern: Huber.
- Bredenkamp, R., Albota, M., Beyreuther, K., Bruder, J., Kurz, A., Langehennig, M., ... Weyerer, S. (2007). *Die Krankheit frühzeitig auffangen.* Bern: Huber.
- Moniz-Cook, E. & Manthorpe, J. (2010). *Frühe Diagnose Demenz. Rechtzeitige evidenzbasierte psychosoziale Intervention bei Menschen mit Demenz.* Bern: Huber.
- Swaffer, K. (2017). *„Was zur Hölle geschieht in meinem Hirn?“* Bern: Hogrefe.

Gedächtnistraining

- Oswald, W.D. (2014). *Aktiv gegen Demenz.* Göttingen: Hogrefe.

Herausforderndes Verhalten bei Menschen mit Demenz (BPSD)

- Barrick, A.E. (2010). *Körperpflege ohne Kampf.* Bern: Huber.
- Bonifas, R. (2018). *Mobbing und Bullying unter alten Menschen.* Bern: Hogrefe.
- James, I.A. (2019). *Herausforderndes Verhalten bei Menschen mit Demenz* (2. Aufl.). Bern: Hogrefe.

- Marshall, M. & Allan, K. (2010). *„Ich muss nach Hause". Ruhelose Menschen mit einer Demenz verstehen* (2. Aufl.). Bern: Huber.
- Urselmann, W. (2019). *Schreien und Rufen – Herausforderndes Verhalten bei Menschen mit Demenz* (2. Aufl.). Bern: Hogrefe.
- Urselmann, W. (2013). *Schreien und Rufen – Herausforderndes Verhalten bei Menschen mit Demenz*. Bern: Huber.
- Weber-Long, S. (2019). *Herausforderndes Verhalten*. Bern: Hogrefe. (Plan)
- White, E. (2013). *Sexualität bei Menschen mit Demenz*. Bern: Huber.

Kommunikation

- Böhme, G. (2007). *Förderung der kommunikativen Fähigkeiten bei Demenz*. Bern: Huber.
- Ellis, M. & Astell, A. (2019). *Nonverbale Kommunikation bei Menschen mit Demenz*. Bern: Hogrefe.
- McCarthy, B. (2012). *Nur nicht den Verstand verlieren. Gute Kommunikation trotz(t) Demenz*. Bern. Huber.
- Sachweh, S. (2019). *Spurenlesen im Sprachdschungel. Kommunikation und Verständigung mit demenzkranken Menschen*. (2. Aufl.). Bern: Hogrefe.
- Sachweh, S. (2012). *„Noch ein Löffelchen?" – Effektive Kommunikation in der Altenpflege* (3. Aufl.). Bern: Huber.

Kunstgestützte, kreative Therapien

- Basting, A.D. (2012). *Vergiss das Vergessen. Besser leben mit Demenz*. Bern: Huber.
- Killick, J. & Craig, C. (2013). *Kreativität und Kommunikation bei Menschen mit Demenz*. Bern: Huber.
- Sulser, R. (2010). *Ausdrucksmalen für Menschen mit Demenz*. (2. Aufl.). Bern: Huber.
- Zeisel, J. (2011). *„Ich bin noch hier" Menschen mit Alzheimer-Demenz kreativ begleiten – eine neue Philosophie*. Bern: Huber.

Körperorientierte Therapien bei Menschen mit Demenz

- Tanner, L.J. (2018). *Berührungen und Beziehungen bei Menschen mit Demenz*. Bern: Hogrefe.

Management, Patientensicherheit, Risikomanagement

- Baker, C. (2015). *Exzellente Pflege von Menschen mit Demenz entwickeln*. Bern: Huber.
- Loveday, B. (2015). *Demenzteams führen und leiten*. Bern: Huber.
- McCormack, B., Manley, K. & Garbett, R. (Hrsg.). (2008). *Praxisentwicklung in der Pflege*. Bern: Huber.
- Sanderson, H. & Bailey, G. (2015). *Praxishandbuch person-zentrierte Pflege*. Bern: Huber.

Mäeutik

- van der Kooij, C. (2017). *Das* mäeutische Pflege- und Betreuungsmodell (2. Aufl.). Bern: Hogrefe.
- van der Kooij, C. (2015). *Die Magie der Bewohnerbesprechung*. Bern: Hogrefe.
- van der Kooij, C. (2012). *„Ein Lächeln im Vorübergehen" – Erlebnisorientierte Altenpflege mit Hilfe der Mäeutik*. Bern: Huber.

Montessori-basierte Ansätze

- Camp, C. (2015). *Tatort Demenz – Menschen mit Demenz verstehen. Praxishandbuch für Demenz-Detektive*. Bern: Hogrefe.

Naturgestützte Therapie, Dementia Green Care

- Chalfont, G. (2019). *Praxishandbuch Dementia Green Care*. Bern: Hogrefe.
- Chalfont, G. (2009). *Naturgestützte Therapie*. Bern: Huber.
- Föhn, M. & Dietrich, C. (Hrsg.). (2013). *Gärten und Demenz – Gestaltung und Nutzung von Außenanlagen für Menschen mit Demenz*. Bern: Huber.

- Germann-Tillmann, T., Merklin, L. & Näf, A.S. (2019). *Tiergestützte Intervention* (2. Aufl.). Bern: Hogrefe.
- Gilliard, J. & Marshall, M. (Hrsg.). (2014). *Naturgestützte Pflege von Menschen mit Demenz.* Bern: Huber.
- Schneiter, R. & Föhn, M. (Hrsg.). (2019). *Lehrbuch Gartentherapie* (2. Aufl.). Bern: Hogrefe.
- Waldboth, V., Suter-Riederer, S., Föhn, M., Schneiter-Ulmann, R. & Imhof, L. (2017). *Pflanzengestützte Pflege.* Bern: Hogrefe.

Palliative Dementia Care

- Dibelius, O., Offermanns, P. & Schmidt, S. (2016). *Palliative Care von Menschen mit Demenz.* Bern: Hogrefe.
- Kostrzewa, S. (2013). *Menschen mit geistiger Behinderung palliativ pflegen und begleiten.* Bern: Huber.
- Kostrzewa, S. (2010). *Palliative Pflege von Menschen mit Demenz* (2. Aufl.). Bern: Huber.

Person-zentrierte Pflege, Dementia Care Mapping (DCM)

- Baker, C. (2015). *Exzellente Pflege von Menschen mit Demenz entwickeln.* Bern: Huber.
- Brooker, D. (2008). *Person-zentriert pflegen. Das VIPS-Modell zur Pflege und Betreuung von Menschen mit Demenz.* Bern: Huber.
- Kitwood, T. (2016). *Demenz* (7. Aufl.). Bern: Hogrefe.
- Kuhn, D., Verity, J. (2012). *Die Kunst der Pflege von Menschen mit Demenz.* Bern: Huber.
- Loveday, B. (2015). *Demenzteams führen und leiten.* Bern: Huber.
- Riesner, C. (Hrsg.). (2014). *Dementia Care Mapping (DCM) – Evaluation und Anwendung im deutschsprachigen Raum.* Bern: Huber.
- Sanderson, H., Bailey, G. (2015). *Praxishandbuch person-zentrierte Pflege.* Bern: Huber.

Pflegeprozess und Pflegephänomene bei Menschen mit Demenz

- Barrick, A.E. (2010). *Körperpflege ohne Kampf.* Bern: Huber.
- Fischer, T. (2012). *Schmerzeinschätzung bei Menschen mit schwerer Demenz.* Bern: Huber.
- Gogl, A. (Hrsg.). (2013). *Selbstvernachlässigung bei alten Menschen.* Bern: Huber.
- Gupta, A. (2012). *Assessmentinstrumente für alte Menschen.* Bern: Huber.
- Handel, E. (Hrsg.). (2009). *Praxishandbuch ZOPA – Schmerzeinschätzung bei Patienten mit kognitiven und/oder Bewusstseinsbeeinträchtigungen.* Bern: Huber.
- James, I.A. (2019). *Herausforderndes Verhalten bei Menschen mit Demenz. Einschätzen, verstehen, behandeln* (2. Aufl.). Bern: Hogrefe.
- Lindesay, J., MacDonald, A. & Rockwood, K. (2009). *Akute Verwirrtheit – Delir im Alter.* Bern: Huber.
- Marshall, M. & Allan, K. (2010). *„Ich muss nach Hause". Ruhelose Menschen mit einer Demenz verstehen.* Bern: Huber.
- May, H., Edwards, P. & Brooker, D. (2011). *Professionelle Pflegeprozessplanung. Person-zentrierte Pflegeplanung für Menschen mit Demenz.* Bern: Huber.
- Urselmann, W. (2019). *Schreien und Rufen – Herausforderndes Verhalten bei Menschen mit Demenz* (2. Aufl.). Bern: Huber.
- Urselmann, W. (2013). *Schreien und Rufen – Herausforderndes Verhalten bei Menschen mit Demenz.* Bern: Huber.
- Weber-Long, S. (2019). *Herausforderndes Verhalten.* Bern: Hogrefe.
- White, E. (2013). *Sexualität bei Menschen mit Demenz.* Bern: Huber.

Positive Demenzpflege

- Clarke, C. & Wolverson, E. (2019). *Positive Demenzpflege.* Bern: Hogrefe.

Ratgeber (Außenansichten)

- Basting, A.D. (2012). *Vergiss das Vergessen. Besser leben mit Demenz.* Bern: Huber.
- Bowlby Sifton, C. (2011). *Das Demenz-Buch* (2. Aufl.). Bern: Huber.
- Buell-Whitworth, H. & Whitworth, J. (2019). *Das Levy-Body-Demenz-Buch* (2. Aufl.). Bern: Hogrefe.
- Klessmann, E. (2011). *Wenn Eltern Kinder werden und doch die Eltern bleiben* (7. Aufl.). Bern: Huber.
- Mace, N.L. & Rabins, P.V. (2012). *Der 36-Stunden-Tag* (6. Aufl.). Bern: Huber.
- Whitehouse, P.J. & George, D. (2009). *Mythos Alzheimer.* Bern: Huber.

Ratgeber (Innenansichten)

- Bryden, C. (2016). *Nichts über uns, ohne uns!* Bern: Hogrefe.
- Bryden, C. (2011). *Mein Tanz mit der Demenz – Trotzdem positiv leben.* Bern: Huber.
- Inauen, F. (2016). *Eins nach dem anderen – Texte und Zeichnungen einer Demenz.* Bern: Hogrefe.
- Snyder, L. (2011). *Wie sich Alzheimer anfühlt.* Bern: Huber.
- Swaffer, K. (2017). *„Was zur Hölle passiert in meinem Hirn?“* Bern: Hogrefe.
- Taylor, R. (2013). *Hallo Mr. Alzheimer.* Bern: Huber.
- Taylor, R. (2011a). *Alzheimer und Ich* (3. Aufl.). Bern: Huber.
- Taylor, R.(2011b). *Der Moralische Imperativ des Pflegens.* Bern: Huber.
- Taylor, R. (2011c). *Im Dunkeln würfeln.* Bern: Huber.

Rehabilitation

- Gogia, P.P. & Rastogi, N. (2014). *Alzheimer-Rehabilitation. Menschen mit Demenz stabilisieren und rehabilitieren.* Bern: Huber.
- Röse, K.M. (2017). *Betätigung von Menschen mit Demenz im Kontext Pflegeheim.* Bern: Hogrefe.

Reminiszenz/Biografiearbeit/ROT

- Schweitzer P. & Bruce, E. (2010). *Das Reminiszenzbuch.* Bern: Huber.

Technische Unterstützung

- Heeg, S., Heusel, C., Kühnle, E., Külz, S., von Lützau-Hohlbein, H., Mollenkopf, H., ... Schweizer, R. (2007). *Technische Unterstützung bei Demenz.* Bern: Huber.

Transkulturelle Pflege und Kompetenz

- Dibelius, O., Feldhaus-Plumin, E. & Piechotta-Henze, G. (Hrsg.). (2015). *Lebenswelten von Menschen mit Migrationserfahrung und Demenz.* Bern: Hogrefe.
- Krasberg, U. (2013). *„Hab ich vergessen, ich hab' nämlich Alzheimer“.* Bern: Huber.

Umgebungsgestaltung, Milieu, Wohnen, Architektur

- Chalfont, G. (2019). *Praxishandbuch Dementia Green Care.* Bern: Hogrefe.
- Chalfont, G. (2009). *Naturgestützte Therapie.* Bern: Huber.
- Föhn, M. & Dietrich, C. (Hrsg.). (2013). *Gärten und Demenz – Gestaltung und Nutzung von Außenanlagen für Menschen mit Demenz.* Bern: Huber.
- Germann-Tillmann, T., Merklin, L. & Näf, A.S. (2019). *Tiergestützte Intervention* (2. Aufl.). Bern: Huber.
- Gilliard, J. & Marshall, M. (Hrsg.). (2014). *Naturgestützte Pflege von Menschen mit Demenz.* Bern: Huber.
- Schneiter, R. & Föhn, M. (Hrsg.). (2019). *Lehrbuch Gartentherapie* (2. Aufl.). Bern: Hogrefe.
- Waldboth, V., Suter-Riederer, S., Föhn, M., Schneiter-Ulmann, R. & Imhof, L. (2017). *Pflanzengestützte Pflege.* Bern: Hogrefe.

Zusammenstellung: Jürgen Georg, Antonia Halt (Stand: 1-2019)

Sachwortverzeichnis

E

F